Travail du Laboratoire de l'Hôpital de la Porte d'Aubervilliers

ÉTUDE

SUR LE THYMUS

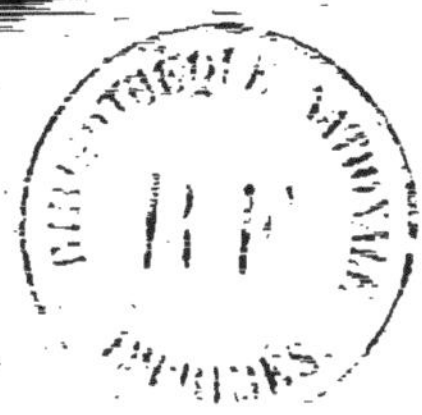

PAR

Le Dr Charles GHIKA
Ancien interne des hôpitaux de Paris

PARIS
G. STEINHEIL, ÉDITEUR
2, RUE CASIMIR-DELAVIGNE, 2

1901

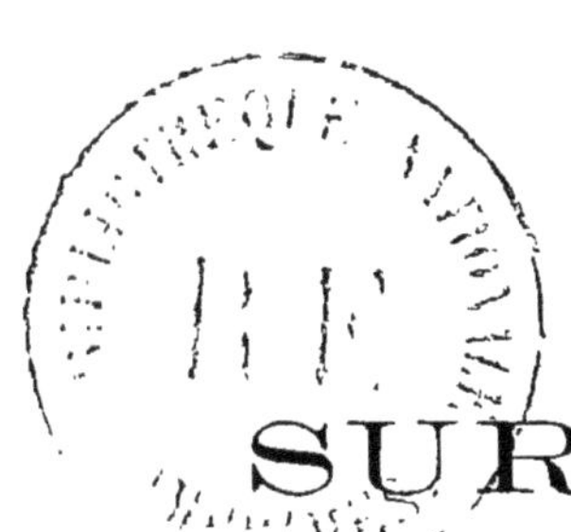

ÉTUDE

SUR LE THYMUS

HAVRE — IMPRIMERIE A.-G. LEMALE — HAVRE

Travail du Laboratoire de l'Hôpital de la Porte d'Aubervilliers

ÉTUDE
SUR LE THYMUS

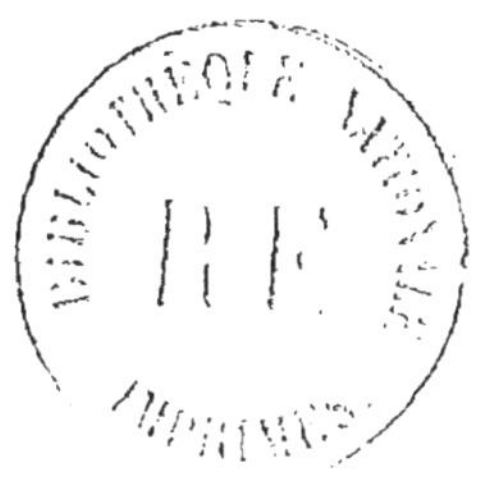

PAR

Le Dr Charles GHIKA
Ancien interne des hôpitaux de Paris

PARIS
G. STEINHEIL, ÉDITEUR
2, RUE CASIMIR-DELAVIGNE, 2

1901

A MA MÈRE

A MON PRÉSIDENT DE THÈSE

MONSIEUR LE PROFESSEUR HAYEM

Témoignage de profonde reconnaissance.

A MON CHER MAITRE

MONSIEUR LE PROFESSEUR AGRÉGÉ H. ROGER

Témoignage de vive gratitude.

A TOUS MES MAITRES DANS LES HÔPITAUX

MESSIEURS LES PROFESSEURS PROUST, LANDOUZY, DEJERINE.

MESSIEURS LES PROFESSEURS AGRÉGÉS POLAILLON, LETULLE, NETTER

MESSIEURS LES DOCTEURS VARIOT, A. PETIT, JACQUET, E. LABBÉ, FERRAND, BABINSKI, THIBIERGE, GALLIARD, QUEYRAT, LION, PARMENTIER, PAUL TISSIER.

ÉTUDE
SUR LE THYMUS

INTRODUCTION

Le thymus est encore très imparfaitement connu ; on aurait tort, cependant, de croire que tout dans cet organe est obscur et énigmatique ; on possède sur ses origines, sa constitution anatomique, ses lésions, ses fonctions, des données très précises dont la valeur ne saurait être contestée.

Dans une série de recherches poursuivies depuis près de trois ans nous nous sommes efforcé de préciser l'*histogenèse* et la *structure, fine* de la glande, pendant la vie intra et extra-utérine (chez l'homme et quelques animaux) ; nous avons recherché, d'autre part, les modifications apportées dans cette structure par les maladies et surtout par les *maladies infectieuses ;* nous avons étudié, enfin, les conséquences fonctionnelles de la *déthymisation* chez le lapin et chez le chat.

Tous nos thymus ont été fixés par le sublimé acétique ou le Flemming, inclus dans la paraffine et débités en coupes très minces ($\frac{1}{150}$, $\frac{1}{300}$ de millim.). Nous avons fréquemment examiné le suc thymique frais étalé sur des lames de verre, desséché rapidement et fixé par la méthode d'Ehrlich (chaleur à 110°) ou de Nikiforoff (alcool-éther).

Pour chaque thymus, nous avons employé comme colorants : l'hématéine-éosine, la thionine, le triacide d'Ehrlich et quelquefois même la nigrosine-éosine-aurantia, c'est-à-dire les colorants des globules blancs.

Nous n'avons pas voulu consacrer notre thèse au simple exposé de nos recherches personnelles. Il nous a paru plus intéressant de faire une étude complète du thymus, en nous servant de tous les documents que nous avons pu nous procurer; il n'existe, en effet, aucun travail d'ensemble *complet* et *récent* sur ce sujet. Les publications de Friedleben, Hahn et Thomas, Sanné, Marchant, etc., sont relativement anciennes ; une Revue générale publiée tout recemment par Bonnet est consacrée exclusivement à la physiologie.

Notre thèse comprendra donc une analyse détaillée de tous les travaux intéressants susceptibles de nous éclairer sur la question ; elle contiendra, d'autre part, l'exposé de nos propres recherches.

C'est sur les conseils et sous la direction de notre maître, M. le professeur agrégé H. Roger, que nous avons entrepris ce travail, au cours de notre dernière année d'internat (1899-1900). M. Roger nous a prêté un appui incessant, il a bien voulu mettre à notre disposition toutes les ressources de son service et de son laboratoire. Nous tenons à le remercier de sa haute collaboration et de la bienveillance extrême qu'il nous a toujours témoignée.

M. le professeur G. Hayem nous a fait l'honneur d'accepter la présidence de notre thèse; nous avons eu la bonne fortune d'être son élève pendant deux ans (deuxième année d'externat et deuxième année d'internat); nous le prions de croire à notre profond dévouement et à notre vive reconnaissance.

Nous sommes heureux d'adresser les mêmes remercîments à M. le professeur Dejerine (troisième année d'internat), à M. le professeur agrégé A. Netter et à M. le Dr Variot (première année d'internat), à M. le professeur Proust, à MM. les Drs A. Petit et Jacquet (internat provisoire, 1895), à M. le professeur agrégé M. Letulle (troisième année d'externat), à nos regrettés maîtres MM. les Drs E. Labbé et Ferrand (première année d'externat) et à tous nos maîtres dans les hôpitaux, M. le professeur Landouzy, M. le professeur agrégé Polaillon, MM. les Drs Babinski, Thibierge, Galliard, Queyrat, Lion, Parmentier, Paul Tissier.

Notre travail comprendra quatre parties :

La première, consacrée à l'embryologie; la deuxième, à l'anatomie normale ; la troisième, à la pathologie et surtout à l'anatomie pathologique; la quatrième, à la physiologie.

PREMIÈRE PARTIE

DÉVELOPPEMENT DU THYMUS

CHAPITRE PREMIER

Historique.

Tous les auteurs sont d'accord, aujourd'hui, pour faire dériver le thymus de l'appareil branchial.

Déjà Arnold (9), Ch. Robin, Remak avaient soupçonné cette origine, mais sans pouvoir la démontrer.

Kœlliker, le premier, a reconnu que le thymus provenait, chez le lapin, de l'épithélium d'une des fentes branchiales tout entière : cette fente, en s'isolant, formerait un tube creux qui, par bourgeonnement, donnerait naissance à l'organe.

Stieda a confirmé et complété les observations de Kœlliker, mais il n'a pu préciser si l'ébauche thymique partait de la troisième ou de la quatrième fente : ce dernier point a été élucidé par Born, qui, chez le porc, a vu la troisième fente seule intervenir dans le développement de la glande.

Presque tous les embryologistes considèrent le thymus comme une formation entodermique; His (136 e. f.), au contraire, le fait dériver de l'ectoderme.

Les arcs branchiaux, d'abord parallèles et exactement superposés, se développeraient inégalement en longueur et en largeur; le second, plus volumineux que les suivants, viendrait recouvrir le troisième, et ce dernier recouvrirait de même le quatrième. De ce tassement résulterait la formation, de chaque côté du cou, d'un sillon profond : le « sinus précervical » de His.

L'entrée du sinus se rétrécirait ensuite progressivement et finirait même par s'oblitérer complètement. Comme His admet que les fentes branchiales ne sont pas perforées, mais qu'elles sont réunies par une membrane continue, l'occlusion du sinus aurait pour conséquence la production d'une cavité close de toutes parts, tapissée naturellement par les cellules ectodermiques des deux dernières fentes branchiales, d'une partie de la seconde et des arcs branchiaux correspondants : c'est du bourgeonnement de ces cellules ectodermiques que dériverait le thymus.

Les recherches de Maurer, de Meuron, Jacobi (141 a), Schaffer, Nicolas, Prenant ne sont pas favorables à la conceptien de His.

Ces recherches prouvent d'une façon certaine que le thymus est d'origine entodermique.

CHAPITRE II

Aperçu général sur le développement du thymus chez les vertébrés (TOURNEUX et HERMANN, MARCHANT, SCHAFFER, etc.).

Lucæ, Haugsted (121), Ecker (81) ont constaté la présence du thymus dans presque toute la série des vertébrés ; c'est donc à tort que J. Simon (259) niait l'existence de cet organe chez les animaux non pourvus de poumons.

Le thymus a été décrit, chez les poissons cartilagineux, par A. Ecker et Ch. Robin ; ce dernier l'a d'ailleurs confondu avec l'ébauche latérale du corps thyroïde.

Chez les poissons osseux, il est représenté par les follicules branchiaux de Leydig.

Chez les Sélaciens, Dhorn le fait naître de plusieurs paires de bourgeons épithéliaux partis de l'extrémité dorsale des fentes branchiales (cinq paires chez la raie, quatre chez le squale).

Stannius et plus tard Leydig ont signalé sa présence chez les Téléostéens ; Maurer, surtout, l'a bien étudié chez la truite. Chez cette dernière, il se développe aux dépens de quatre paires de bourgeons pleins et symétriques.

Schaffer n'admet pas l'existence du thymus chez les Petromyzon planeri et chez les Cyclostomes ; il considère la glande comme très développée chez les Sélaciens et dit que chez les Ammocètes elle se forme aux dépens d'une série de bourgeons, nés de l'épithélium de sept sacs branchiaux.

Chez les Batraciens, d'après de Meuron, l'organe dériverait de la deuxième fente seule, tandis que chez le lézard, les deuxième, troisième et quatrième fentes prendraient part à sa formation.

Chez le poulet et chez les mammifères, d'après le même auteur, la glande ne serait constituée que par deux paires de bourgeons répondant aux troisième et quatrième fentes ; mais, tandis que chez tous les vertébrés inférieurs, les bourgeons thymiques naissent de l'extrémité *dorsale* des fentes branchiales, chez les mammifères, la principale ébauche de l'organe provient d'un cæcum *ventral,* né de la troisième fente.

De Meuron admet néanmoins que, même chez ces animaux, le thymus dorsal existe, et est représenté par un double épaississement de la partie postérieure de la troisième et de la quatrième fente : le premier de ces épaississements resterait seul en relation avec la portion du thymus née du cæcum ventral ; l'autre viendrait s'appliquer à la partie postérieure du corps thyroïde. Aujourd'hui, ce dernier bourgeon est rattaché non plus au thymus, mais au corps thyroïde lui-même.

Nous ne suivrons pas le développement du thymus dans toute la série des vertébrés ; nous ne l'étudierons que chez les mammifères.

Chez ces derniers, le thymus embryonnaire forme un système complexe qui, tout entier, dérive de l'épithélium de la troisième fente entodermique branchiale.

Ce système comprend : la queue du thymus, la tête, la vésicule thymique, le nodule thymique et enfin les thymus accessoires.

Nous éliminerons tout de suite ces dernières formations, que l'on peut considérer comme des bourgeons anormaux, échappant par conséquent à toute description, ou, plus vraisemblablement, comme des lobes erratiques de la glande.

CHAPITRE III

Développement du thymus chez les mammifères (PRENANT, CH. SIMON, etc.).

§ 1. — **Origine des différents segments du thymus des mammifères.**

Chez des embryons de mouton de 15 millim., la troisième poche entodermique branchiale se compose, d'après Prenant (291 b.), de deux branches : l'une externe, l'autre interne, formant entre elles un angle droit ou presque droit ouvert en avant et en dehors. L'externe répond : en avant, à la carotide ; en arrière, au ganglion plexiforme du pneumogastrique ; en dehors, elle s'adosse au fond de la poche ectodermique (fundus præcervicalis de Kastschenko). L'interne répond : en dedans, au pharynx ; en dehors, à la carotide ; son extrémité libre regarde en avant et un peu en dedans.

La branche interne donne naissance, par sa paroi ventrale, à un diverticule qui constitue la *queue* du thymus ; la branche externe présente, au niveau de cette même paroi, un épaississement qui forme le *nodule* thymique ; elle émet. plus tard, par sa paroi dorsale un second diverticule qui devient la *vésicule* thymique ; enfin, tout ce qui reste de la troisième fente, après ces diverses formations, prend part à la constitution de la *tête* du thymus ou, du moins, d'une partie de celle-ci.

A. Vésicule thymique. — La vésicule thymique est encore très imparfaitement connue. D'après Kastschenko, qui l'a découverte sur des embryons de porc, elle se développerait aux dépens du fundus præcervicalis, c'est-à-dire aux dépens des cellules *ectodermiques* ; Prenant, chez le mouton, l'a vue se former au niveau de la paroi dorsale de la troisième fente *entodermique*, mais très latéralement, tout près du fundus præcervicalis : l'hypothèse de l'origine ectodermique de cette formation reposerait donc sur une erreur d'interprétation.

Quoi qu'il en soit, la vésicule thymique n'est, au début, qu'un simple diverticule de la fente branchiale. Plus tard, tandis que cette fente s'efface peu à peu par suite du développement incessant de la tête du thymus, le diverticule augmente, au contraire, rapidement de volume; il s'enfonce en arrière dans l'épaisseur du ganglion plexiforme du pneumogastrique et se transforme bientôt en une cavité assez régulièrement arrondie, dont les trois quarts postérieurs sont inclus dans le ganglion, et dont le quart antérieur répond: aux restes de la fente branchiale, au nodule thymique situé en avant de celle-ci, et un peu plus en dedans à la tête du thymus. L'épithélium qui tapisse l'intérieur de cette cavité est plat dans la portion intraganglionnaire, cylindrique dans la partie opposée (Prenant).

Chez des embryons plus âgés, l'organe s'éloigne, puis se sépare complètement du ganglion; ses cellules de revêtement subissent alors une transformation complète: elles s'aplatissent en avant et deviennent cylindriques en arrière (*ibidem*).

Les auteurs ne s'entendent pas sur l'évolution ultérieure de cette formation. Sur un embryon de mouton de 26 millim., Prenant a constaté que la vésicule émettait, par sa paroi antérieure « en contact avec la tête du thymus », un certain nombre de bourgeons. Sur un embryon de 28 millim., l'organe était remplacé par une vaste cavité anfractueuse, à parois bourgeonnantes, « jouant manifestement un rôle dans la constitution de la tête du thymus ». Bien qu'il n'ait pu saisir de stade de transition entre ces deux formations, d'aspect si différent, Prenant estime que la seconde dérive de la première; il considére la vésicule « comme un organe épithélial de réserve, dont la prolifération produit la majeure partie de la tête du thymus ».

Simon et Jacobi ne partagent pas l'avis de Prenant. Ils pensent que cet organe contribue à former le groupe externe des parathyroïdes. Nous reviendrons plus loin sur cette question.

B. **Nodule thymique.** — Le nodule thymique n'est pas mieux connu que la vésicule. Stieda, qui l'a décrit le premier chez des embryons de porc et de brebis, n'a pu déterminer d'une façon précise la fente qui lui donnait naissance; il l'a vu s'isoler de l'épithélium branchial sous forme d'un corps triangulaire interposé entre le thymus et la cavité du pharynx; il le décrit, ensuite, comme s'unissant au bourgeon thyroïdien latéral, et pour ce motif le rattache à la quatrième fente. Cette dernière proposition est considérée, aujourd'hui, comme erronée. Il résulte, en effet, des recherches de de Meuron (188) que le nodule thymique se développe aux dépens de la troisième et non de la quatrième fente; mais, tandis que cet auteur le fait naître de la paroi dorsale de cette fente et le considère comme l'homologue du thymus dorsal des vertébrés inférieurs, Prenant, au contraire, l'a vu se former au niveau de la paroi ventrale; il l'identifie, après Rabl (211) et Fischelis (93), à la glande carotidienne.

Prenant estime que Stieda n'a réellement vu le nodule thymique qu'aux premiers stades de son évolution, et que plus tard il l'a confondu avec un corps tout à fait analogue, qui naît effectivement de la quatrième fente et accompagne ensuite le bourgeon thyroïdien latéral, mais qui est absolument indépendant du thymus et doit être rattaché au système thyroïdien.

Le nodule thymique, aussitôt après sa naissance, répond en arrière aux restes de la fente branchiale et par suite à la vésicule thymique et au ganglion plexiforme du pneumo-gastrique; en avant et en dedans, il adhère intimement au côté postéro-externe de la carotide qui le sépare de la première ébauche de la tête du thymus, située plus en dedans et plus bas. Mais, bientôt, celle-ci subissant un accroissement rapide se porte successivement en avant, en dehors et même un peu en arrière de la carotide; elle entre alors en relation, par son extrémité supérieure, avec le nodule thymique et finit même par le recouvrir complètement.

A partir de ce moment, le nodule se sépare peu à peu de la carotide et contracte de fortes adhérences avec « la partie postéro-externe de l'extrémité supérieure de la tête du thymus ».

« De *glande carotidienne*, dit Prenant, il est devenu glande annexe du thymus ou *glandule thymique.* »

Comme ses origines le laissent supposer, le nodule thymique est un organe épithélial. Il présente, d'après Stieda et Prenant, un aspect réticulé, et est composé essentiellement de cordons cellulaires, irrégulièrement anastomosés, entre lesquels chemine une quantité considérable de vaisseaux (vasa-vasorum de la carotide). Les cellules sont polyédriques; quelques-unes d'entre elles, appartenant peut-être au tissu de soutien ou à l'endothélium vasculaire, présentent des granulations pigmentaires (Prenant).

Après la naissance, le tissu épithélial disparaît complètement; la glande est alors réduite à un lacis de vaisseaux.

Kastschenko et Piersol conçoivent d'une tout autre façon l'évolution du nodule thymique; ils admettent que cet organe intervient dans la formation de la tête du thymus.

Simon et Jacobi le rattachent, comme la vésicule thymique, au groupe externe des parathyroïdes (1).

C. **Tête du thymus**. — La tête du thymus, constituée d'abord par quelques bourgeons émanés de la troisième fente, répond primitivement au côté interne de la carotide; elle s'avance ensuite, comme nous l'avons vu, sur la face antérieure, sur la face externe et même un peu sur la face postérieure de ce vaisseau, de façon à l'englober aux trois quarts. Plus tard elle s'accroît aux dépens de la vésicule thymique (et peut-être aussi du nodule thymique).

Chez des fœtus de mouton presque à terme, la tête du thymus, très volumineuse, embrasse par sa face interne concave la carotide primitive et la glande carotidienne et répond par sa face externe à la glande sous-maxillaire, qui la recouvre en partie. Ces deux organes adhèrent intimement entre eux. Il est même impossible de les séparer l'un de l'autre. Ils se reconnaissent pourtant à l'aspect différent de leur lobulation et de leur coloration (Prenant).

(1) Les travaux de Nicolas et Prenant ont montré que ces dernières formations avaient une constitution extrêmement complexe. Théoriquement, elles sont au nombre de quatre : deux de chaque côté, l'une interne, l'autre externe, annexées toutes deux au lobe correspondant du corps thyroïde, l'interne incluse au sein du parenchyme glandulaire, l'externe plus ou moins indépendante, accolée le plus souvent à la face postérieure ou interne de l'organe.

Chacune d'elles comprend trois parties distinctes : une glandule, un lobule thymique, une ou plusieurs vésicules ciliées. Les glandules dériveraient de la quatrième fente, et par conséquent seraient d'origine thyroïdienne. Les lobules thymiques naîtraient : *a)* dans les parathyroïdes internes, d'une partie encore inconnue du thymus ; *b)* dans les parathyroïdes externes, du nodule thymique de Stieda. Les vésicules ciliées proviendraient des débris du canal thyréo-pharyngien, unissant le bourgeon thyroïdien latéral à la quatrième fente, et peut-être, dans les parathyroïdes externes, de la vésicule thymique de Kastschenko.

La tête du thymus, chez le mouton, se compose alors de deux parties : l'une interne, comprenant un grand nombre de lobes très petits ; l'autre externe, formée de cinq ou six lobes volumineux, parmi lesquels se trouve, en arrière et en haut, la glande carotidienne ; celle-ci ressemble beaucoup à ces derniers lobes ; sa forme, toutefois, est plus régulière et sa couleur plus foncée (Prenant).

D. **Queue du thymus**. — Pendant que « la portion crâniale » du thymus subit les modifications que nous venons de décrire, le diverticule qui donne naissance à la « queue » s'allonge rapidement ; il forme un tube creux qui descend dans le cou devant le paquet vasculo-nerveux, s'accole sur la ligne médiane avec le tube venu du côté opposé, et finalement pénètre dans le médiastin antérieur entre le sternum et les gros vaisseaux de la base du cœur.

Chez l'homme, au stade de 20 millim., le tube est encore tout entier intracervical ; au stade de 30 millim., il entre dans le thorax. Chez le lapin, au dix-huitième jour il atteint déjà le péricarde.

En arrivant dans le thorax, la queue du thymus, jusque-là indivise, émet par son extrémité inférieure une série de bourgeons. A ces premiers bourgeons en succèdent d'autres qui apparaissent successivement de bas en haut sur toute la longueur de l'organe.

En même temps, la lumière centrale du tube s'efface peu à peu, également de bas en haut ; elle finit par disparaître complètement (dès le vingtième jour chez le lapin). Pour quelques auteurs, les premiers bourgeons présentent d'abord une cavité centrale ; pour d'autres, au contraire, cette cavité fait défaut ; elle existe certainement, mais ne persiste que pendant un temps très court.

Le bourgeonnement ne se fait pas partout avec la même intensité. Il est toujours beaucoup plus marqué dans le segment inférieur. Il en résulte qu'au bout d'un certain temps les deux tubes primitifs sont remplacés : en haut, par un double cordon plein, grêle, irrégulier ; en bas, par deux amas glandulaires, nettement lobulés, allongés en forme de massue.

Ces deux amas représentent la partie principale du thymus, le *corps* de l'organe, les *deux lobes du thymus proprement dit*. Au début, le corps du thymus est situé dans la région cervicale inférieure et un peu dans le médiastin ; plus tard, il devient surtout intra-thoracique.

Ainsi se forment les thymus de l'homme, du lapin, du cobaye, du rat, etc. Chez d'autres animaux, l'accroissement du tube primitif porte non seulement sur son extrémité inférieure, mais encore sur un segment limité de sa partie moyenne. Le thymus est alors composé de quatre lobes distincts : deux lobes cervicaux et deux lobes thoraciques ; un cordon très grêle réunit de chaque côté le lobe cervical aux restes de la fente branchiale, un autre cordon le relie également au lobe thoracique correspondant : nous avons observé avec M. Roger cette disposition chez le chat (237).

Enfin, il peut arriver que les deux lobes cervicaux se fusionnent et que les deux lobes thoraciques se fondent également en une seule masse ; il existe alors un thymus cervical unique relié en haut, par un double cordon, aux restes de la fente branchiale et en bas, par deux autres cordons, à un thymus intrathoracique également unique : cette particularité a été observée par Prenant chez le mouton.

Aux deux cordons supérieurs, Prenant donne le nom de *cordons intermédiaires ;* aux deux cordons inférieurs, celui de *cordons cervico-thoraciques.* Chez des embryons plus jeunes ces derniers se terminent en pointe dans le thorax sous forme d'« *appendices terminaux* ». Ce n'est que plus tard que ces appendices s'unissent au niveau de leur extrémité inférieure pour donner naissance au thymus thoracique. Ainsi donc, toutes ces formations : cordons intermédiaires, thymus cervical, cordons cervico-thoraciques, thymus thoracique ne sont autre chose que la queue du thymus, dont les différents segments ont subi un développement inégal.

Primitivement, les origines de la queue et celles de la tête du thymus sont parfaitement distinctes, quoique extrêmement voisines puisqu'elles se font toutes deux aux dépens de la troisième fente. Plus tard, par suite de la disparition totale de la lumière de cette fente et de l'accroissement excessif de la tête thymique, la partie supérieure de la queue (représentée par le cordon intermédiaire) entre en contact direct avec la partie interne de la tête, de sorte que chez le fœtus à terme, le cordon intermédiaire sert de trait-d'union entre celle-ci d'une part, et le thymus cervical de l'autre.

Chez la plupart des animaux, la portion crâniale du thymus disparaît de bonne heure, et le corps de la glande perd rapidement toute connexion avec les parties supérieures. Dès le vingtième jour, chez le lapin, l'organe cesse d'être en rapport avec la fente branchiale (Kœlliker).

Chez d'autres animaux au contraire, ces connexions persistent pendant toute la vie intra-utérine, et même un peu au delà : il en est ainsi chez le mouton (Prenant).

Le développement du thymus de l'homme, surtout du thymus crânial, est mal connu.

Il est probable que chez tous les mammifères, les origines de la glande sont très sensiblement les mêmes ; mais ces origines n'ont été étudiées que chez un très petit nombre d'espèces ; ce n'est donc que par analogie que l'on conclut de ces dernières à l'homme.

E. **Résumé.** — En résumé, le thymus des mammifères forme un système complexe qui tout entier dérive de la troisième fente entodermique branchiale.

Ce système comprend quatre parties distinctes, paires et symétriques :

Le *nodule thymique*, qui naît d'un épaississement de la paroi ventrale de la branche externe de la fente, devient la glande carotidienne et s'annexe plus tard à la tête du thymus.

La *vésicule thymique*, qui provient d'un diverticule dorsal de cette même branche et qui concourt à la formation de la tête thymique.

La *tête du thymus* qui se développe aux dépens de la vésicule thymique et de tout ce qui reste de la troisième fente après la naissance des autres parties constituantes de l'organe.

La *queue du thymus*, qui tire ses origines d'un diverticule ventral de la branche interne de la fente et qui forme le thymus proprement dit (portion cervicale, portion thoracique et cordons d'union).

§ 2. — Structure du thymus pendant la vie intra-utérine.

A. Premier stade. — **Stade embryonnaire. Thymus épithélial.** — Au début de la vie intra-utérine, le thymus a la même structure que la fente entodermique qui lui donne naissance. Les parois du tube creux, qui représente la première ébauche de l'organe, sont formées, d'après Kœlliker, de plusieurs couches de cellules épithéliales hautes, fusiformes, qui plus tard se rapetissent et présentent des dimensions à peu près égales dans tous les sens. Les premiers bourgeons glandulaires sont constitués par des amas de cellules rondes ou polyédriques plus ou moins tassées les unes contre les autres, ressemblant beaucoup à des lymphocytes : l'absence de bosselure des noyaux et le volume énorme des mitoses démontrent seuls la nature épithéliale de ces éléments.

Les bourgeons sont plongés, d'aprés Renaut, dans un tissu muqueux extrêmement délicat, semé de quelques cellules étoilées, formant à leur surface un revêtement léger de cellules plates. Dans ce tissu cheminent des vaisseaux embryonnaires, riches en pointes d'accroissement; les veines apparaissent les premières, les artères se montrent plus tardivement.

Nous avons étudié avec soin la structure du thymus épithélial sur un embryon humain de six à sept semaines (coupé en série). Voici ce que nous avons constaté :

Dans la partie moyenne du cou, le thymus est représenté par deux tubes creux situés de part et d'autre de la trachée ; ces tubes ne commencent à être bien visibles qu'à partir de l'extrémité inférieure du larynx, de là ils se dirigent en bas vers le thorax.

Leur paroi comprend une tunique externe, très mince, composée d'une couche de cellules plates à noyau allongé, et une tunique interne beaucoup plus épaisse, formée de quatre à cinq rangées de cellules épithéliales polyédriques. Dans la rangée la plus interne, les cellules sont plus élevées, prismatiques ; la lumière centrale du canal est très étroite. Les noyaux de ces cellules sont assez gros, ovalaires et renferment des grains chromatiques bien distincts; quelques-uns présentent des figures mitotiques dont les détails sont tout à fait invisibles par suite d'un mode de fixation défectueux (la pièce avait été placée directement dans l'alcool).

Un peu plus bas, au-dessous de l'extrémité inférieure du corps thyroïde, le tube épithélial émet un bourgeon plein, rempli de cellules polyédriques à noyau un peu plus foncé arrondi ou en « sablier ».

A la partie inférieure du cou, les deux lobes, formés chacun de trois ou quatre bourgeons, placés très latéralement, se rapprochent peu à peu de la ligne médiane. A l'entrée du thorax, ils ne sont séparés l'un de l'autre que par de gros vaisseaux (artère et veine thyroïdiennes inférieures); dans le thorax, ils sont réunis en une seule masse; chacun d'eux, pourtant, est entouré d'une capsule distincte, très mince, formée d'une couche de cellules plates; le tube épithélial primitif est encore très net à droite ; à gauche, il a complètement disparu. La glande peut être suivie jusqu'à la partie inférieure des oreillettes.

A un fort grossissement (Nachet, ocul. 2., obj. imm. $\frac{1}{10}$), on distingue dans les lobes glandulaires deux sortes de noyaux : les uns clairs, vésiculeux, renfermant un ou deux nucléoles et un fin réseau chromatique ; les autres, très peu nombreux, compacts, un peu plus foncés, fréquemment en cinèse. Ces deux sortes d'éléments ont un protoplasma fort peu abondant, les derniers ressemblent beaucoup à des lymphocytes ; mais la glande, à cette époque, est dépourvue de vaisseaux, on ne constate tout autour d'elle aucun signe de diapédèse ; on ne peut donc admettre que ces cellules soient de nature lymphatique, elles proviennent évidemment des cellules épithéliales.

A un stade plus avancé, des capillaires pénètrent dans l'intérieur des bourgeons thymiques.

Cette pénétration coïncide avec un changement radical dans la structure de l'organe, elle marque le passage de la première période du développement à la seconde, c'est-à-dire *la transformation de la glande épithéliale primitive en un organe lymphoïde.*

B. **Phase de transition**. — Cette transformation ne se produit pas simultanément dans toutes les parties de la glande ; pour la majorité des auteurs, elle débute par la partie inférieure. Chez le mouton, d'après Prenant, elle est plus précoce au niveau de la tête ; au stade de 77 millim., le cordon intermédiaire est déjà entièrement lymphoïde ; par contre, les cordons cervico-thoraciques ne se modifient que très tardivement ; dans le corps de la glande, les premiers éléments lymphoïdes apparaissent au stade de 36 millim. ; au stade de 11 centim., l'organe est presque tout entier transformé. Il en est de même chez l'homme au troisième mois.

Le mécanisme qui préside à cette transformation a donné lieu à un grand nombre de théories, qu'on peut ramener à trois principales :

La théorie de la *substitution.*

Celle de la *transformation directe.*

Celle de la *juxtaposition.*

1° Théorie de la substitution. — D'après His, O. Hertwig, Stieda, Gulland, le thymus épithélial primitif est refoulé, détruit par la pénétration de nombreux lymphocytes ; ceux-ci se substituent aux cellules épithéliales qui disparaissent complètement, ou à peu près complètement, ne laissant comme résidus que des éléments particuliers, décrits pour la première fois par Hassall, sous le nom de *corps concentriques.*

O. Hertwig précise de la manière suivante le mode de pénétration des leucocytes : les masses épithéliales se laissent envahir en tous sens par du tissu conjonctif et des vaisseaux; des lymphocytes sortis par diapédèse de ces derniers viennent former dans le tissu conjonctif des îlots lymphoïdes, qui dissocient le tissu épithélial; les restes de ce tissu constituent les corpuscules de Hassall.

Stieda, sur des embryons de mouton de 33 millim., note la présence d'un anneau de tissu lymphoïde richement vascularisé, interposé entre le tube épithélial primitif et sa paroi propre; par la suite, cet anneau se développe seul à l'exclusion du tissu épithélial et amène bientôt l'atrophie complète de ce dernier. Ce tissu lymphoïde, de nouvelle formation, ne contient d'abord aucun corpuscule de Hassall; ces éléments n'apparaissent que sur des embryons plus âgés (100 millim.).

Gulland (111 a) admet nettement, comme les auteurs précédents, l'immigration des lymphocytes à l'intérieur du thymus; le rôle de ces éléments, « identique à celui que Kowalewski a décrit dans le développement des muscidés, serait de détruire un tissu inutilisé » (Prenant).

De Meuron hésite entre la théorie de la substitution et celle de la transformation directe. Chez les Téléostéens, il a constaté que les cellules épithéliales prenaient un aspect nettement lymphoïde, mais il n'a pu saisir de formes de transition entre les éléments cellulaires du thymus épithélial et ceux du thymus lymphatique; il pense donc que, dans un stade plus avancé, les cellules primitives, après avoir épuisé leurs facultés de reproduction, reprennent leur caractère épithélial du début, tandis que des vaisseaux pénètrent dans la glande et laissent sortir par diapédèse des lymphocytes qui viennent constituer le thymus définitif.

2° Théorie de la transformation directe. — La théorie de la transformation directe a été défendue par Kœlliker, A. Dahms, Tourneux et Hermann, Retterer, Schaffer, Prenant, etc. D'après Kœlliker, les lobules épithéliaux perdent leur cavité centrale, les cellules qui les constituent se rapetissent, la glande, envahie par des vaisseaux et du tissu conjonctif, prend l'aspect et la structure des follicules clos.

Anna Dahms, en se basant sur l'examen d'un embryon de dauphin, conclut aussi, mais par simple analogie, à l'origine épithéliale des lymphocytes du thymus.

Pour Retterer, toutes les glandes closes (thymus, rate, pituitaire, thyroïde, plaques de Peyer, follicules clos, bourse de Fabricius chez les oiseaux) dérivent de l'épithélium digestif, toutes les cellules propres de ces glandes sont et restent épithéliales, le mésoderme leur fournit simplement leur trame conjonctive et leurs vaisseaux; d'où la formation d'un tissu mixte : le *tissu angiothélial* ; « les cellules des follicules clos thymiques ont une valeur morphologique et embryonnaire tout autre que les cellules lymphatiques du tissu conjonctif purement mésodermique » (230 b).

Retterer se demande même si les ganglions lymphatiques n'ont pas une origine épithéliale, opinion semblable à celle de Kuppfer, pour qui les organes lymphoïdes (comme la moelle des os) sont vraisemblablement d'origine entodermique.

Tourneux et Hermann font dériver les lymphocytes du thymus des cellules épithéliales primitives par simple rapetissement; ils n'ont jamais observé dans la glande la moindre diapédèse.

Prenant est parvenu à saisir des formes de transition entre les cellules épithéliales et les éléments du thymus définitif. Son travail est très important. Nous le reproduirons presque intégralement.

D'après cet auteur, sur des embryons de mouton de 26 et 28 millim., les cellules épithéliales du thymus présentent de nombreuses figures de karyocinèse ; on observe, en outre, un certain nombre d'éléments dont les noyaux ont subi d'importantes modifications : les formes en bissac ne sont pas rares ; quelquefois, deux noyaux de dimensions très inégales, l'un gros, l'autre petit, sont accolés dans un même corps cellulaire, ou dans deux cellules séparées par un simple trait; d'autres fois, un noyau émet un bourgeon, ordinairement unique, cinq ou six fois plus petit que le noyau lui-même ; parfois, enfin, à côté d'un noyau de taille normale il existe, dans une même cellule, un petit corps nucléaire adjacent très foncé, tout à fait analogue comme structure et comme aspect aux bourgeons précédents.

Prenant interprète toutes ces formes comme des stades successifs de la division directe ; il assimile complètement ce processus au mode de division directe décrit par Steinhaus dans l'épithélium intestinal de la salamandre sous le nom de « gemmation indirecte ».

Ces petits corps nucléaires, dérivés par bourgeonnement du noyau, sont destinés à remplacer ce dernier : ce sont les *noyaux secondaires* de Steinhaus.

Dans un stade plus avancé (36 millim., 40 millim.), apparaissent d'autres noyaux constitués par une masse fortement colorée, au milieu de laquelle on distingue à peine trois ou quatre corpuscules chromatiques ; ces derniers éléments forment l'immense majorité des cellules du thymus définitif ; à partir de cette époque, en effet, la glande comprend deux types principaux de cellules, les unes à noyau petit et foncé, les autres à noyau plus gros et plus clair. Très souvent un élément à noyau clair est accolé à une cellule à noyau foncé, « comme si l'une dérivait de l'autre ».

On trouve encore, à ce stade avancé, de nombreuses figures de cinèse, mais ces figures sont bien différentes de ce qu'elles étaient dans les cellules épithéliales du début. « On a, dit Prenant, un type *confus* et *compact*, au lieu d'un type *distinct* et *disséminé;* les mitoses de petite taille sont les plus nombreuses (219 b, p. 127).

« L'auréole claire qui entoure normalement la figure mitotique fait défaut, les chromosomes sont courts et épais; ils ont tendance à s'agglomérer en une masse compacte à détails indistincts, il n'existe ni fuseaux, ni corpuscules centraux.

« Dans les cellules épithéliales primitives, au contraire, on observe un fuseau court mais net, des corpuscules centraux et des corpuscules polaires, les chromosomes sont distincts, tortueux, souvent coupés en plusieurs tronçons; l'auréole claire existe (p. 141). »

Prenant fait remarquer qu'Hansemann a signalé, dans les ganglions, les mêmes différences entre les mitoses des lymphoblastes et celles des cellules du réticulum.

Il fait remarquer, d'autre part, que jamais au cours du développement il n'a observé d'amas de leucocytes dans le tissu conjonctif périthymique et de signes de diapédèse. De ces différentes constatations, il conclut que, dans un premier stade, les *cellules épithéliales* se multiplient activement par cinèse et donnent naissance à des *cellules-filles de même nature;* dans un second stade, ces dernières produisent soit par cinèse, soit par bourgeonnement ou sténose, des *cellules petites-filles* ou *lymphoblastes*, représentées par les éléments à noyau clair ; ceux-ci, à leur tour, forment par cinèse les *lymphocytes* proprement dits, c'est-à-dire les cellules à noyau petit et foncé : il existe, d'ailleurs, de nombreuses formes de transition entre ces deux sortes d'éléments.

Comme nous le verrons plus loin, Prenant a observé, dans le thymus définitif, d'autres cellules beaucoup plus volumineuses qu'il considère comme des cellules de charpente ; ces cellules sont toujours au repos, elles ne présentent jamais de figures mitotiques ; néanmoins, d'après leur aspect, leur forme, leur constitution, il se croit autorisé à les assimiler aux cellules épithéliales de l'ébauche, il les considère comme les restes de l'épithélium non transformé.

« On pourrait, dit-il, comparer les cellules de charpente du thymus, tant par leur destinée que pour leur forme et pour la constitution de leur noyau, aux cellules de soutien du testicule, tandis que les couvées de lymphocytes seraient comparables aux grappes d'éléments séminaux (p. 144). »

3° Théorie de la juxtaposition. — Aux deux théories précédentes de la genèse des lymphocytes du thymus, il convient d'en ajouter une troisième, toute récente, c'est la théorie de la juxtaposition de Ver Eecke.

D'après cet auteur, il n'y a ni substitution ni transformation directe, mais juxtaposition des cellules lymphatiques venues du dehors aux cellules épithéliales primitives de la glande : d'où formation d'un tissu mixte, le *tissu lymphothélial.*

L'épithélium, loin de disparaître, continue à se multiplier ; la dernière phase de son évolution est le corpuscule de Hassall.

Nous étudierons en détail cette évolution à propos du corpuscule lui-même.

4° Conclusion. — Chez un embryon humain de 4 centim. ½, nous avons observé des formes de transition entre les cellules épithéliales du début et les cellules lymphatiques définitives.

Nous n'hésitons donc pas à adopter la théorie de la transformation directe. Voici ce que nous avons constaté :

Embryon de 4 centim. ½, coupé en série.

Le thymus s'étend de la partie inférieure du cou (portion immédiatement sous-jacente aux lobes latéraux du corps thyroïde) jusqu'à la partie moyenne du cœur; il se compose de deux lobes, limités chacun par une coque de cellules plates; les lobes se subdivisent eux-mêmes en un certain nombre de lobules (quatre à cinq sur une coupe transversale passant à la hauteur des oreillettes); ceux-ci *se laissent pénétrer par quelques capillaires* provenant de vaisseaux interlobulaires assez volumineux.

Les lobules ont un aspect homogène, ils renferment deux variétés *principales* de cellules, souvent en division cinétique : des cellules à noyau clair et des cellules à noyau foncé, toutes deux à protoplasma indistinct.

Les premières sont les plus nombreuses, elles présentent deux tailles différentes : les unes, grandes, mesurent de 9 à 10 μ, les autres, un peu plus petites, ont de 7 à 8 μ de diamètre ; leur noyau, qui remplit tout le corps protoplasmique, a une forme ovalaire ; il contient de petits grains chromatiques colorés en bleu par l'hématoxyline et disposés surtout à la périphérie; l'enchylème est teintée en rose par l'éosine; le protoplasma ne devient distinct que lorsque le noyau se trouve par hasard légèrement plissé et rétracté.

Les cellules à noyau foncé sont plus petites, puisqu'elles ne mesurent que 5 à 6 μ; elles présentent tout à fait les caractères des lymphocytes, leur noyau bien arrondi se colore en masse d'une façon brutale, leur corps protoplasmique est entièrement masqué.

Entre ces deux types extrêmes de cellules, il existe plusieurs formes de transition.

Les types les mieux définis sont les suivants : des éléments à noyau clair (déjà décrits), les uns volumineux (9 à 10 μ), les autres un peu plus petits (7 à 8 μ) ; des éléments de même taille que ces derniers (8 μ), mais à noyau déjà plus foncé, des éléments semblables à ceux-ci, quant à l'aspect du noyau, mais un peu plus petits (6 μ); enfin des éléments à noyau foncé, véritables lymphocytes (6 μ). Quelques-uns de ces noyaux présentent un étranglement central ou émettent un véritable bourgeon (division directe).

L'existence de ces formes de transition prouve que les cellules à noyau foncé dérivent des cellules à noyau clair. Celles-ci, d'autre part, sont sinon identiques, du moins très analogues aux cellules (manifestement épithéliales) que nous avons décrites chez notre embryon de 6 à 7 semaines. Les premières proviennent évidemment des secondes.

Indépendamment de ces différentes formes cellulaires qui à ce stade (4 centim. ½), constituent l'immense majorité des cellules thymiques, on voit encore un petit nombre de grands éléments à noyau fusiforme clair, ne contenant que quelques grains chromatiques, à protoplasma étroit, légèrement ramifié : ce sont évidemment des cellules de charpente de nature épithéliale, elles contribuent à former le réticulum qui commence à se dessiner.

On distingue, d'autre part, de grandes cellules arrondies à lame protoplasmique très large, de contour un peu irrégulier, à noyau très foncé en cinèse, et des cellules semblables, plus petites, à disque protoplasmique plus sombre, parfaitement arrondi : ces deux dernières variétés de cellules sont très probablement des mononucléaires de moyenne et de grande taille.

Enfin, autour de chaque lobule, mais en dehors de lui, dans le tissu cellulaire circonvoisin, on aperçoit quelques lymphocytes à noyau très foncé.

C. Deuxième stade. — **Stade fœtal. Thymus lymphatique.** — En changeant de structure le thymus change en même temps d'aspect. Dans les premières phases du développement, chacun des lobes de la glande se compose essentiellement de bourgeons épithéliaux rayonnant autour d'un cordon épithélial central. Ces bourgeons, d'abord peu nombreux, se multiplient et plus tard se vascularisent. Leurs vaisseaux proviennent pour la plupart d'un ou plusieurs troncs communs qui cheminent le long du cordon central. Celui-ci subit, comme le reste de la glande, la transformation lymphoïde; il se pelotonne fortement sur lui-même et bientôt cesse d'être distinct. L'organe se compose alors d'un grand nombre de lobules adhérant plus ou moins les uns aux autres aux points de pénétration des principaux rameaux vasculaires. Du tissu conjonctif lâche s'interpose entre les lobules. Ce tissu contient, d'après Renaut, de nombreux vaisseaux embryonnaires à endothélium cubique très épais, de grandes cellules lymphatiques granuleuses ou vacuolaires, et parfois aussi des pseudo-canalicules munis d'une paroi propre anhiste tapissée d'une ou plusieurs rangées de cellules cubiques. Ces canalicules simulent absolument des conduits glandulaires. Renaut les considère comme des restes de la glande épithéliale primitive.

Les lobules du thymus lymphatique se divisent eux-mêmes en un certain nombre d'éléments plus petits : les *nodules glandulaires* des anciens auteurs, les *follicules* de Jendrassik et Klein, les *lobules fondamentaux* de Schedel.

Les lobules fondamentaux sont formés d'un fin réticulum renfermant dans ses mailles différentes variétés de cellules lymphoïdes. Au début, les éléments cellulaires sont répartis d'une façon à peu près uniforme dans toute l'étendue du lobule; il en résulte que celui-ci offre partout le même aspect. Un peu plus tard, dans la partie centrale, les cellules deviennent moins nombreuses, les éléments à noyau clair dominent, les premiers corpuscules de Hassall apparaissent; les lobules fondamentaux présentent alors deux zones distinctes : l'une périphérique, corticale, reste du thymus des stades précédents; l'autre centrale, médullaire, de nouvelle formation.

Certaines parties du thymus, du moins chez le mouton, ne se différencient pas. C'est ainsi, par exemple, que, d'après Prenant, les cordons intermédiaires et les cordons cervico-thoraciques sont composés exclusivement de substance corticale. Au niveau de la tête du thymus, la substance médullaire n'apparaît que dans les lobes volumineux de la portion externe. Les petits lobes de la partie interne conservent leur structure corticale; ils rayonnent irrégulièrement autour d'une zone de substance médullaire qui se prolonge jusqu'à eux sous forme de petits pédicules; ceux-ci ont été décrits pour la première fois par J. Simon (259).

« On pourrait croire, dit Prenant, en n'examinant que des stades avancés, que dans les nodules glandulaires la substance médullaire est centrale. En réalité, elle est marginale et interne..... comme on peut le voir sur un embryon de brebis de 7 centim. Seulement, dans la suite du développement, elle tendra à être entourée de plus en plus par la substance corticale, jusqu'à ce qu'il ne reste plus qu'un ou plusieurs hiles ménagés entre les nodules élémentaires par où les vaisseaux et le tissu conjonctif pénètrent dans l'intérieur de l'organe..... On remettra les parties en leur situation respective véritable et primitive en déroulant en quelque sorte le nodule ou l'ensemble nodulaire (p. 139). »

Chez le mouton, la différenciation commence au stade de 85 millim. (Prenant). La substance corticale est plus foncée, plus compacte, elle renferme beaucoup plus de cellules à petits noyaux foncés que de cellules à grands noyaux clairs. Ces cellules présentent de nombreuses mitoses et aussi des figures de division directe.

La substance médullaire est plus claire, plus lâche, elle renferme un nombre à peu près égal de cellules de chaque type, dont quelques-unes seulement sont en karyocinèse.

Sur un embryon de mouton de 11 centim., Prenant a vu la substance corticale se différencier, à son tour, en deux zones : l'une externe (de nouvelle formation), mince, compacte et claire, l'autre interne (l'ancienne substance corticale), épaisse, compacte et foncée.

A ce moment, chaque lobule fondamental comprend donc trois parties :

1° La *zone périphérique* (de nouvelle formation), *mince, compacte* et *claire*, qui renferme un nombre modéré d'éléments, parmi lesquels les cellules à noyau clair dominent.

2° La *zone moyenne* (anciennement formée), *épaisse*, *compacte* et *foncée*, extrêmement riche en cellules et surtout en cellules à noyau foncé.

3° La *zone interne* (de nouvelle formation), *lâche* et *claire*, pauvre en cellules, contenant plutôt des cellules à noyau clair et renfermant des corpuscules de Hassall.

Schedel n'a pas vu la zone externe, décrite plus tard par Prenant. Pour lui, les lobules fondamentaux comprennent seulement deux parties : une partie centrale, claire, contenant très peu de vaisseaux et de cellules lymphatiques, et une partie périphérique compacte et serrée, très riche en vaisseaux et en cellules.

C'est dans la zone corticale périphérique qu'il localise la néoformation cellulaire. Dans la zone centrale il n'a vu, chez le veau et chez la chèvre, qu'un très petit nombre de figures cinétiques et, chez le chat, qu'un nombre de mitoses encore plus restreint.

Il pense donc que, sous ce rapport, le thymus diffère complètement des autres organes lymphoïdes, où la régénération des cellules a lieu dans la zone médullaire et, pour ce motif, il ne croit pas devoir admettre, dans cet organe, l'existence d'un *centre germinatif* analogue à celui décrit par Flemming (95 a) dans les ganglions, par Möbius (194 c) dans les corpuscules de Malpighi de la rate, et par Drews (75) dans les amygdales.

Flemming (95 b) adopte les conclusions de Schedel.

Prenant, au contraire, admet que le thymus obéit à la même loi de régénération cellulaire que les ganglions.

C'est dans la substance médullaire surtout, et aussi dans la zone marginale externe qu'il a vu le plus grand nombre de mitoses.

L'analogie entre les lobules fondamentaux du thymus et les ganglions lymphatiques est donc pour lui complète : même zone marginale externe ; même zone moyenne folliculaire lymphoïde ; même zone centrale médullaire.

A cette dernière, comme pour les ganglions, conviennent les noms de *vacuole de His*, de *nodule secondaire de Flemming*, de *centre germinatif de Brücke* : « *vacuole*, à cause de la grande laxité du tissu ; *nodule secondaire*, parce que ce sont bien réellement des nodules de seconde formation ; *centre germinatif*, parce que c'est là que se localisent presque exclusivement les mitoses ».

Prenant, toutefois, fait remarquer que cette dernière proposition n'est vraie que pour les stades avancés du développement. Au début (36 millim., 40 millim.) il existe déjà de nombreuses mitoses et pourtant la substance corticale est seule formée. Dans les cordons intermédiaires et les cordons cervico-thoraciques où la substance médullaire fait toujours défaut, on observe également des figures mitotiques.

Plus tard (85 millim.), après l'apparition de la substance médullaire, c'est encore, pendant un certain temps, dans la substance corticale que les figures de division indirecte dominent.

En dernier lieu seulement (11 centim. et surtout 30 centim. et 40 centim.), le processus se localise, comme pour les ganglions, dans la substance médullaire et aussi dans la zone marginale externe ; à cette époque, la zone moyenne seule ne présente pas de cinèse.

Pour terminer ce qui a trait au développement du thymus, nous devrions indiquer les différentes variétés de cellules qui, à ce stade avancé de la vie intra-utérine, entrent dans la constitution de l'organe, nous devrions également décrire la genèse et la structure des corpuscules de Hassall, mais, comme à partir de cette époque le thymus, complètement développé, ne se modifie plus, nous renverrons au chapitre suivant l'étude de ces diverses questions.

DEUXIÈME PARTIE

ANATOMIE NORMALE DU THYMUS

Pendant les derniers mois de la vie intra-utérine et les premières années qui suivent la naissance, le thymus, complètement développé, ne subit plus de changements appréciables. Pendant toute cette période, il possède la même structure. Un peu plus tard, avec une lenteur extrême, il entre en régression et se modifie profondément.

L'évolution de la glande passe donc par deux étapes successives, qu'il convient d'étudier séparément : une période d'état et une période de régression.

Dans un premier chapitre, nous décrirons la configuration générale et la structure du thymus complètement développé ; dans un second chapitre, nous exposerons l'involution de l'organe.

Dans cette description, nous aurons surtout en vue le thymus de l'homme ; nous dirons également un mot du thymus des animaux dont nous nous sommes servi dans nos expériences.

CHAPITRE PREMIER

Thymus complètement développé.

§ 1. — Situation. — Forme. — Rapports.

A. **Chez l'homme.** — Au moment de la naissance, le thymus est logé dans le médiastin antérieur, sa partie inférieure empiète légèrement sur la région cervicale inférieure. D'après A. Dahms, on ne peut décrire chez l'homme une portion cervicale du thymus. A. Cooper, Farret admettent, au contraire, l'existence de cette portion. En réalité, s'il est toujours facile de saisir au-dessus de la fourchette sternale l'extrémité supérieure du thymus, il n'y a pas grand intérêt à la décrire séparément.

L'organe, de consistance molle, très friable, se laisse déchirer avec la plus grande facilité. Il laisse écouler par la pression un suc abondant, épais, d'apparence laiteuse. Avec l'âge, le tissu thymique devient plus ferme et plus sec.

Le thymus des nouveau-nés a une coloration rouge plus ou moins foncée, plus tard sa teinte devient beaucoup plus pâle. Il nous a paru que la coloration dépendait surtout du mécanisme de la mort : lie de vin, ecchymotique, dans le cas de mort par asphyxie, blanc rosé chez les sujets cachectiques.

Le poids de la glande, chez l'enfant à terme, varie dans des proportions considérables.

Il est en moyenne de 3 gr. pour Haller; 5 gr. pour Testut; 6 à 8 gr. pour Sappey; 10 gr. 3 pour Farret; 8 à 12 gr. pour Haugsted; 16 à 25 (moy. 13 gr. 7) pour Kœlliker et Friedleben; 16 à 20 gr. pour Meckel.

Friedleben, et après lui A. Dahms, ont essayé d'établir des

rapports entre l'âge du sujet et le volume, le poids et la densité de l'organe. Comme on peut s'en convaincre par les courbes et les tableaux de Friedleben annexés à la thèse d'A. Dahms, ces rapports existent bien réellement, mais ils sont extrêmement variables. Nous n'en parlerons donc pas.

Il n'y a plus lieu de se demander aujourd'hui si la glande possède un canal excréteur. Cooper, Ecker et Kœlliker dans ses premiers travaux, avaient admis l'existence de ce canal. Friedleben, un des premiers, a montré que cette croyance était erronée. Il a décrit chez le veau, dans chaque moitié de la glande, un simple cordon fibreux, « destiné à soutenir les lobules glandulaires ». A. Dahms n'a retrouvé qu'un rudiment de ce cordon. La question est donc définitivement tranchée : le thymus n'a certainement pas de canal excréteur; les lobules glandulaires sont également dépourvus d'une cavité centrale. Lorsque celle-ci semble exister, elle résulte d'un phénomène de putréfaction. Sous l'influence de l'altération cadavérique le centre du lobule se ramollit, il se forme, comme dans les capsules surrénales, une cavité artificielle (A. Dahms).

Le thymus est composé de deux lobes enfermés chacun dans une capsule conjonctive distincte, et se recouvrant plus ou moins l'un l'autre.

Le plus souvent indépendants, les deux lobes peuvent être unis par un isthme médian, ainsi qu'Ammann l'a constaté.

La forme générale de l'organe et de chacun des lobes en particulier, est celle d'une massue aplatie dans le sens antéro-postérieur, et très allongée à grosse extrémité inférieure.

Chaque lobe se termine en haut par une corne mince, et en bas par une extrémité mousse souvent déchiquetée.

La longueur de la glande est de 40 à 50 millim., sa largeur de 20 à 30 millim. pour Sappey, de 12 à 14 millim. seulement pour Testut (chez des sujets congelés). Son diamètre antéro-postérieur est de 8 à 10 millim. pour Sappey, il est égal à la largeur pour Testut (également chez des sujets congelés).

a) La face antérieure du thymus répond : *dans le cou*, aux muscles sterno et thyro-hyoïdiens et aux aponévroses cervicales superficielle et moyenne; *dans le thorax*, aux insertions de ces mêmes muscles sur la fourchette sternale, à la face postérieure du sternum, aux ganglions rétro-sternaux, aux artères et veines mammaires internes et enfin aux culs-de-sac pleuraux et languettes pulmonaires.

b) La face postérieure est en rapport : *tout à fait en haut*, avec la trachée et les carotides primitives ; *un peu plus bas*, avec le tronc veineux brachio-céphalique gauche et par son bord droit avec le même vaisseau du côté droit (dans un cas de Farret, le lobe gauche passait en arrière du tronc brachio-céphalique gauche).

A la même hauteur, mais sur un plan plus profond, le thymus répond : à droite, au tronc brachio-céphalique artériel, à gauche, à la carotide primitive et parfois à la trachée par des prolongements postérieurs (Mettenheimer).

Plus bas encore, le thymus recouvre le sommet du péricarde, le tronc de l'artère pulmonaire à gauche, l'aorte ascendante et l'auricule droit à droite, et sur un plan plus profond la bronche gauche, le bord gauche de l'œsophage et les ganglions prétrachéo-bronchiques gauches de Baréty.

Enfin, *tout à fait en bas*, l'organe repose sur le péricarde qui le sépare de la face antérieure du cœur.

c) Latéralement le bord droit du thymus longe le nerf phrénique correspondant ; Farret insiste sur ce rapport ; il fait jouer, en effet, un rôle important à la compression du phrénique dans le mécanisme de la mort subite par hypertrophie du thymus. A gauche, le nerf phrénique passe plus en arrière (Ch. Simon).

d) Les cornes supérieures remontent de quelques centimètres dans le cou, le long de la trachée, elles peuvent atteindre le corps thyroïde ainsi que Mayr, Luschka, Kœlliker, Mettenheimer et nous-même l'avons observé.

e) Quant aux *extrémités inférieures*, elles descendent plus ou moins bas dans le thorax ; le plus souvent, elles répondent au troisième ou quatrième espace intercostal. Ribemont et Farret les ont vues atteindre le diaphragme.

Il n'est pas rare de constater chez l'homme des *petites glandules accessoires* ayant identiquement la même structure que le thymus lui-même. Jendrassik, Henle, Ammann ont cité de nombreux exemples de cette anomalie. Le volume des glandules varie de la grosseur d'un pois à celui d'une cerise ; il est en rapport, d'après Ammann, avec celui du thymus lui-même. Ordinairement il n'existe chez le même sujet qu'un seul thymus accessoire. Jendrassik en a compté jusqu'à cinq.

Quelquefois les glandules sont rattachées à l'un des bords du thymus ; d'autres fois elles sont tout à fait distintes de cet organe, accolées le plus souvent aux lobes latéraux du corps thyroïde. Dans un cas d'Ammann (rapporté par Ch. Simon), il existait chez un enfant de cinq ans un thymus accessoire assez volumineux occupant cette dernière situation ; derrière lui, on trouvait un petit corpuscule ayant la même structure que le thymus embryonnaire. Ch. Simon voit dans ce corpuscule la « glandule thymique » exceptionnellement développée.

B. **Chez le lapin**, le thymus occupe la même situation que chez l'homme, mais il est plus étalé, plus aplati, il descend très fréquemment jusqu'au diaphragme et remonte d'un ou deux centimètres dans le cou ; il couvre souvent presque toute la face antérieure du péricarde.

Il est en rapport en avant, avec deux petites glandules arrondies, accolées à la face postérieure du sternum au niveau du premier espace intercostal. Nous avons trouvé ces glandules constamment hypertrophiées après l'extirpation du thymus, au point que nous nous sommes demandé si ce n'était pas deux glandules thymiques accessoires. Mais, après des examens très multipliés, en nous basant surtout sur l'absence constante des corpuscules de Hassall et sur la netteté avec laquelle les follicules sont disposés à la périphérie et séparés les uns des autres, nous nous croyons autorisé à conclure que ce sont des ganglions.

Le thymus du lapin, comme celui de l'homme, présente deux lobes, enfermés chacun dans une capsule conjonctive distincte. Cette capsule adhère peu à la face postérieure du sternum, elle adhère davantage à la plèvre médiastine qui la recouvre à droite et à gauche et elle adhère encore plus en arrière au péricarde, principalement au niveau de son extrémité inférieure.

Ces adhérences ne sont pas assez fortes, cependant, pour empêcher l'extirpation totale de la glande, mais elles exposent à l'ouverture des culs-de-sac pleuraux, elles exposent aussi à la déchirure de l'organe, que facilite son extrême friabilité.

Le thymus du lapin, bien qu'intrathoracique, est abordable par le cou ; il peut être extirpé par la voie cervicale sans qu'il soit nécessaire d'inciser le thorax sur la ligne médiane, comme l'a fait Carbone.

C. **Le thymus du rat** nouveau-né ne nous arrêtera pas longtemps. Il est plus ramassé, plus globuleux et moins alllongé que celui du lapin ; il est cervico-thoracique.

D. **Celui du cobaye** est également plus globuleux.

E. **Celui du chat** présente, comme nous l'avons vu à propos du développement, une particularité intéressante ; il se compose, en effet, de quatre lobes : deux lobes thoraciques et deux lobes cervicaux parfaitement distincts.

Les lobes thoraciques ont les mêmes rapports, le même aspect et contractent avec les parties voisines les mêmes adhérences que le thymus du lapin. Les lobes cervicaux forment de chaque côté de la trachée, en avant de la carotide, deux corps allongés irrégulièrement bosselés ; en haut, ils remontent jusqu'à la glande thyroïde et se prolongent même au delà par l'intermédiaire d'un mince cordon celluleux ; en bas, ils ne sont reliés aux lobes thoraciques que par un pédicule glandulaire très court et très étroit.

F. **Le thymus du chien**, d'après A. Cooper (tr. fr., p. 145), présente également deux lobes cervicaux et deux lobes thoraciques. Il a été bien étudié par Baum.

G. **Chez la grenouille**, d'après Ecker (82), l'organe est représenté par deux glandules absolument indépendantes l'une de l'autre, situées chacune derrière l'angle correspondant de la mâchoire, en arrière de la membrane du tympan. Chaque glandule occupe chez la rainette la partie antérieure d'une loge triangulaire limitée : du côté de la tête par le bord postérieur du muscle depressor mandibulæ, du côté du ventre par le bord supérieur du deltoïde, et du côté du dos par le bord inférieur du grand dorsal. Le fond de ce triangle est traversé d'arrière en avant par le sterno-mastoïdien qui vient s'insinuer sous le muscle depressor ; la glandule thymique occupe exactement l'espace qui sépare ces deux derniers muscles l'un de l'autre. Sa partie antérieure est recouverte par le bord postérieur du depressor, sa partie postérieure fait saillie en arrière de ce muscle et recouvre le sterno-mastoïdien. La glande a une forme ovalaire, parfois même elle est allongée en boudin ; elle est plongée dans une atmosphère graisseuse et est entourée d'un riche réseau lymphatique. Elle mesure quelques millimètres de longueur. Chez la rana temporaria elle est plus petite et plus globuleuse, et siège plus loin en arrière sur le sterno-mastoïdien, dans la fente qui sépare le grand dorsal du deltoïde.

2° Vaisseaux et nerfs.

Les *artères* du thymus proviennent, chez l'homme, de la mammaire interne et accessoirement des thyroïdiennes inférieures, des péricardiques et des diaphragmatiques supérieures.

Les *veines* se rendent surtout au tronc brachio-céphalique gauche, quelques-unes se jettent dans les mammaires internes, les thyroïdiennes inférieures et les diaphragmatiques supérieures.

Les *lymphatiques*, très nombreux, sont tributaires des ganglions rétro-sternaux.

Les *nerfs* proviennent très vraisemblablement du sympathique. Chez le chien, Friedleben a observé que les nerfs du thymus dégénéraient après l'extirpation des ganglions cervical inférieur et premier thoracique.

Chez certains animaux, tels que le lapin et le chat, les seuls dont nous nous occuperons ici, car ils nous intéressent tout particulièrement au point de vue expérimental, les vaisseaux sont nombreux, mais de petit calibre, de sorte que l'extirpation de la glande ne nécessite aucune ligature ; l'arrachement, en étirant sans doute les tuniques vasculaires, suffit à assurer l'hémostase, sans hémorrhagie notable. Quelquefois, chez le lapin, l'extrémité inférieure du thymus reçoit quelques artérioles un peu plus volumineuses qui donnent une certaine quantité de sang.

3° Constitution anatomique.

La capsule conjonctive qui entoure chacun des lobes du thymus envoie, par sa face profonde, une série de très minces cloisons qui pénètrent dans l'épaisseur de l'organe, en dessinant à sa surface une série de petits champs ovalaires ou polygonaux de 2 à 4 millim. de diamètre, correspondant à autant de lobules glandulaires.

Par dissociation, on arrive assez bien chez le veau à séparer les lobules les uns des autres, mais ceux-ci restent tous adhérents par une de leurs extrémités à un axe central commun.

C'est par cette extrémité adhérente qu'ils reçoivent leur artère principale, tributaire, comme nous l'avons dit à propos du développement de vaisseaux plus volumineux situés dans l'axe longitudinal lui-même. Ce dernier ne représente donc, en somme, qu'un long pédicule vasculaire, très fortement pelotonné, sur lequel viennent se greffer des pédicules plus petits auxquels sont appendus les lobules.

Les lobules périphériques sont vaguement pyramidaux, les lobules centraux, plus irréguliers, présentent des facettes multiples.

Nous rappellerons que chacun d'eux se compose d'un certain nombre d'éléments plus petits : les nodules glandulaires des anciens auteurs, les follicules de Jendrassik et Klein, les lobules fondamentaux de Schedel, qui comprennent eux-mêmes :

Une zone médullaire, une zone corticale et, chez le mouton tout au moins, une zone marginale externe.

Mais on aurait tort de croire que ces follicules sont parfaitement distincts et isolés les uns des autres. En réalité, dans un même lobule, ils sont plus ou moins fusionnés entre eux : en effet, la substance corticale n'entoure pas complètement la substance médullaire ; elle forme autour d'elle un anneau interrompu au niveau du hile vasculaire ; les extrémités de cet anneau s'unissent à celles des anneaux voisins ; le tout dessine dans le lobule une série de dents ou mieux une large bande festonnée de substance corticale circonscrivant la substance médullaire ; cette bande elle-même est interrompue au niveau du hile : en ce point, substance corticale et substance médullaire se continuent avec les parties correspondantes des lobules voisins.

Cette description est un peu schématique, car plusieurs lobules peuvent n'être reliés entre eux que par un mince pédicule, et d'autre part dans un même lobule une cloison complète peut séparer deux follicules voisins.

D'après Renaut, les lobules thymiques sont morphologiquement assimilables aux ganglions lymphatiques ; ils sont composés, comme ces derniers, d'un amas de follicules groupés surtout à la périphérie, plongés dans un tissu adénoïde plus ou moins lâche.

Il est facile de voir que les follicules de Renaut correspondent à nos « dents de substance corticale » et que son tissu adénoïde lâche constitue notre « substance médullaire » ; le « follicule » de Renaut ne doit donc pas être confondu avec « celui » de Jendrassik et Klein.

Le premier, identique à celui des ganglions lymphatiques, représente la partie corticale du lobule fondamental ; le second représente le lobule fondamental tout entier (substance corticale et substance médullaire).

§ 4. — Structure.

A. **Charpente conjonctive et vasculaire du lobule.** — Chaque lobule est limité par une capsule conjonctive très mince; dans chacun d'eux, les vaisseaux qui pénètrent au niveau du hile entraînent avec eux une certaine quantité de tissu conjonctif : ce tissu les accompagne dans toutes leurs divisions, leur forme partout une sorte de manchon très lâche, et constitue dans son ensemble le *septum vasculaire* de Krause.

La capsule conjonctive, d'après Renaut, se réfléchit au niveau du hile et contourne toutes les ramifications du septum, de telle sorte que les follicules se trouvent interposés entre la capsule, d'une part, et sa portion réfléchie, de l'autre.

Ces follicules, comme nous l'avons vu, adhèrent plus ou moins les uns aux autres; c'est à peine si de loin en loin la capsule externe envoie par sa face profonde une mince cloison qui s'insinue dans un espace interfolliculaire et vient rejoindre une des branches du septum.

L'*artère* intralobulaire, incluse dans le septum, abandonne d'abord quelques rameaux à la substance médullaire, ses branches montent dans les espaces interfolliculaires et se résolvent dans les follicules en un réseau de capillaires radiés, largement anastomosés entre eux.

Quelques artérioles abordent le lobule par sa périphérie.

Les *veines*, au contraire, sont pour la plupart d'abord périlobulaires, mais après un court trajet elles rejoignent les artères et les accompagnent dans leur distribution. Cette disposition rappelle celle des lobules pulmonaires.

Les *lymphatiques*, étudiés par Renaut au moyen d'injections interstitielles de mélange osmio-picrique et de nitrate d'argent, présentent, d'après lui, la disposition suivante :

Dans le tissu conjonctif interlobulaire existent de grands sinus lymphatiques collecteurs, plus ou moins anastomosés entre eux ou terminés en cul-de-sac. Ces grands sinus pénètrent avec l'artère afférente dans le septum, forment dans celui-ci des sinus plus petits qui suivent toutes ses divisions, s'insinuent dans les espaces interfolliculaires partout où des cloisons complètes réunissent ces divisions à la capsule conjonctive externe, et finalement embrassent les têtes des follicules dont ils constituent les voies efférentes.

Dans tous les points où le septum n'arrive pas jusqu'à la capsule externe, les petits sinus se terminent en cul-de-sac en coiffant la saillie interne des follicules. En ces mêmes points, le réseau lymphatique pénètre dans la substance médullaire et s'y résout en un tissu réticulé très lâche, formant de véritables cordons caverneux rudimentaires, analogues à ceux des ganglions; dans les follicules eux-mêmes, il forme un réticulum plus serré.

Il n'existe pas de sinus périfolliculaire complet autour de chaque follicule, mais chacun d'eux reçoit de gros troncs lymphatiques afférents qui rampent sous la capsule.

En résumé, d'après Renaut, la lymphe arrive aux follicules par ces troncs afférents sous-capsulaires, des follicules elle passe dans les cordons caverneux de la substance médullaire et dans les prolongements interfolliculaires des grands sinus du septum, elle gagne ensuite ces sinus eux-mêmes et, par leur intermédiaire, les troncs lymphatiques efférents des espaces interlobulaires, tributaires en dernier ressort des ganglions rétro-sternaux. La charpente conjonctive du lobule a donc, pour cet auteur, une structure tout à fait particulière : c'est un tissu lymphatique.

Les *nerfs* lobulaires accompagnent vraisemblablement toutes les divisions des vaisseaux, mais on ignore leur mode de terminaison.

B. **Histologie fine du thymus.** — Nous n'avons rien de particulier à dire sur la structure de la *charpente conjonctive* du thymus (capsules périlobaires et périlobulaires, cloisons interfolliculaires, septum de Krause). Cette charpente est formée de faisceaux de fibres connectives, de quelques fibres élastiques et d'un certain nombre de cellules plates.

La structure fine du parenchyme glandulaire nous arrêtera plus longuement. Celui-ci se compose essentiellement d'un fin réticulum renfermant dans ses mailles un grand nombre de cellules. Histologiquement il n'existe aucune ligne de démarcation nette entre la substance corticale et la substance médullaire ; le réseau de l'une se continue directement avec celui de l'autre, dans l'une comme dans l'autre on trouve les mêmes formes cellulaires ; mais les cellules sont réparties d'une façon différente à la périphérie et au centre du lobule ; de plus, la substance médullaire seule contient des corpuscules de Hassall. Il en résulte que même à un faible grossissement les deux zones principales du lobule se distinguent aisément. Nous avons insisté suffisamment sur ces caractères différentiels, pour ne pas y revenir ici.

Nous étudierons successivement le *réticulum* des lobules thymiques, les *cellules* qu'il renferme, les *corpuscules de Hassall*. Nous dirons également un mot des *vésicules ciliées* observées dans le thymus par certains auteurs.

1° Réticulum thymique. — Le réticulum thymique est identique à celui de tous les tissus adénoïdes ; sur des coupes colorées au triacide, il apparaît avec la plus grande netteté : il présente une teinte rouge qui tranche sur la coloration essentiellement polychrome des parties voisines ; dans la substance médullaire, il forme des mailles lâches, arrondies ou polyédriques, renfermant des cellules peu serrées et peu nombreuses ; dans la substance corticale, il circonscrit des logettes très petites ne contenant souvent qu'un ou deux éléments cellulaires ; il est très fin, très ténu, en partie masqué par ces éléments fortement tassés les uns contre les autres.

Aux points d'entre-croisement des plus grosses fibrilles, se trouvent de grands noyaux clairs vésiculeux. L'on reconnaît, sur des coupes soumises au pinceautage, que ces noyaux appartiennent à des cellules étoilées.

Le réticulum n'est donc pas de nature conjonctive, il est formé par les prolongements protoplasmiques de ces cellules anastomosés entre eux.

2° Cellules du thymus. — Watney est le premier auteur qui ait décrit avec quelque détail les cellules du thymus.

Il distingue : des éléments constitués par de *simples noyaux*, sans protoplasma visible (ce sont les lymphocytes); des *cellules grenues* dont il décrit plusieurs variétés: l'une d'elles renfermerait de l'*hémoglobine ;* et enfin des *cellules de charpente épithélioïdes* et des *cellules géantes.*

Cuénot a vu également dans le thymus des *cellules géantes* formées d'une simple plaque protoplasmique contenant un ou deux noyaux, il décrit chez le surmulot des cellules à *gros granules clairs.*

Tourneux et Hermann considèrent la substance corticale comme formée exclusivement de *lymphocytes* inclus dans un réseau de *cellules étoilées* anastomosées. Ils admettent que la substance médullaire comprend elle-même un réseau de *cellules semblables* mais plus volumineuses, à *prolongements lamelliformes* comme les crêtes des cellules tendineuses (= cellules ailées de Waldeyer). En certains points, les cellules de charpente se juxtaposeraient sur plusieurs couches et prendraient un aspect *épithélioïde* (= cellules épithélioïdes de Watney). Ailleurs ces cellules formeraient une simple *masse protoplasmique renfermant plusieurs noyaux* (= cellules géantes de Watney).

Dans les mailles circonscrites par ce réseau cellulaire se trouveraient des *lymphocytes* comme dans la substance corticale, et en outre des *cellules géantes* et des *cellules granuleuses* formant, sur des coupes colorées à l'hématoxyline, des masses jaunâtres renfermant de grosses granulations.

Les cellules géantes seraient surtout nombreuses pendant la vie embryonnaire et au moment de la régression de la glande ; elles auraient, à chacune de ces périodes, une origine différente : pendant la première, elles dériveraient des cellules granuleuses ; pendant la seconde, des cellules épithélioïdes du réticulum.

Schaffer a observé dans le thymus du chat et du lapin des *glo-*

bules rouges à noyau. Il décrit tout au long le mode de formation de ces éléments : dans une première étape apparaîtraient, au sein de certaines cellules géantes, des noyaux particuliers qu'il considère comme des noyaux libres d'érythroblastes ; un peu plus tard ces noyaux se transformeraient en hématies nucléées. Nous ne décrirons pas en détail les différentes phases de ce processus, dont la réalité a été mise en doute par la plupart des observateurs ; ceux-ci vont même jusqu'à nier l'existence des globules rouges à noyau dans le thymus.

Par contre, le même auteur a prouvé d'une façon certaine que le thymus de l'homme renfermait des *cellules éosinophiles.*

Il a constaté la présence de ces cellules sur des coupes de thymus durcis par la liqueur de Müller, sur des préparations de suc frais dilué dans de l'eau salée et enfin sur des préparations obtenues par frottis et dessiccation rapide.

Les coupes et les préparations de suc frais étaient colorées à l'hématoxyline de Delafield's et à l'éosine aqueuse ; les préparations sèches, fixées d'abord par le procédé d'Ehrlich (chaleur) ou de Nikiforoff (alcool-éther), étaient traitées pendant vingt-quatre heures par un mélange d'éosine, d'induline et d'aurantia, ce qui permettait d'obtenir une triple coloration (les globules sanguins étaient teintés en jaune, les leucocytes en bleu grisâtre, les granulations éosinophiles en rouge).

Par ces différentes méthodes, Schaffer est parvenu à distinguer dans le thymus plusieurs sortes de cellules éosinophiles.

Une première variété est constituée par des *cellules à granulations éosinophiles d'Ehrlich.*

Les cellules de cette variété ont une forme arrondie, ovale ou irrégulièrement oblongue. Elles mesurent en moyenne 8 μ sur des coupes de pièces durcies par le Müller, 9 à 10 μ sur les préparations de suc frais et sur celles obtenues par frottis. Elles possèdent un noyau unique, également arrondi, plus ou moins excentrique, ayant lui-même 4 μ de diamètre. Elles contiennent enfin des granulations éosinophiles volumineuses, un peu irrégulières, qui tantôt remplissent tout le corps cellulaire, laissant à peine entrevoir la coloration du noyau, tantôt au contraire forment autour de celui-ci un anneau complet ou incomplet.

Ces éléments existaient en grand nombre chez un embryon humain de quatre à cinq semaines, à la périphérie des lobules, surtout autour des vaisseaux ; ils pénétraient avec eux entre les follicules. Ils étaient encore plus nombreux chez un fœtus de la fin du cinquième mois : dans un champ de 25 millim. (Micr. Reichert, ocul. 3, obj. 8), on en comptait jusqu'à trente, disposés autour d'une grosse veine interfolliculaire. Quelques-uns enfin occupaient la cavité même des vaisseaux et s'enfonçaient avec eux dans le parenchyme glandulaire.

A côté de ces cellules éosinophiles typiques, identiques à celles de la rate et de la moelle des os, Schaffer a observé des *cellules du même genre*, mais *plus finement* et *plus régulièrement granuleuses*, tout à fait semblables aux éosinophiles jeunes d'Ehrlich, et par conséquent destinées à se transformer plus tard en éléments à grosses granulations.

Schaffer a vu, en outre, *des cellules* dont le protoplasma, *très avide d'éosine*, n'était *pas aussi nettement granuleux;* entre ces cellules et les leucocytes ordinaires mononucléaires, il a constaté de nombreuses formes de transition, de sorte qu'il se croit autorisé à faire dériver les premières des seconds.

A la périphérie des lobules, il a constaté d'autres groupes de cellules qu'il assimile aux précédentes, c'est-à-dire aux cellules « plasmatiques éosinophiles faiblement granuleuses ». Ces nouveaux éléments sont complètement *dépourvus de granulations*, ils possèdent un noyau un peu plus petit et un corps protoplasmique beaucoup plus large *se colorant en masse par l'éosine.*

Dans leur voisinage existent des groupes de leucocytes mononucléaires tout à fait particuliers. Ceux-ci ont un très gros noyau entouré d'une mince lame protoplasmique; beaucoup sont en division indirecte, quelques-uns même ont un double noyau.

Enfin, chez un embryon de onze à douze semaines, Schaffer n'a observé aucune des formes précédentes ; par contre, il a vu des *cellules à plasma homogène éosinophile* dont il fait des érythrocytes.

Il ne peut se prononcer sur l'origine de tous les mononucléaires éosinophiles du thymus. Il ne les croit pas identiques aux cellules granuleuses de Watney ; il fait une réserve toutefois au sujet de la variété « hémoglobique » de cet auteur, tout en faisant remarquer que d'après Ehrlich, Schwartze et Müller (198) les cellules éosinophiles ne renferment pas d'hémoglobine.

Sutton a observé également des cellules éosinophiles chez un fœtus de cinq mois, chez un enfant de deux mois et chez un autre sujet très jeune.

Schedel décrit des *cellules granuleuses et des cellules géantes* dans le thymus ; il signale en outre la présence dans cet organe de *certains éléments* contenant des « *tingible Kœrper* » ou « *corps colorables* », identiques à ceux que Flemming a découverts dans les cellules des ganglions lymphatiques ; ces corps colorables sont des petits corpuscules intracellulaires cinq ou six fois plus petits que les noyaux, ils se colorent de la même manière et aussi vivement que ce dernier, ils ont une apparence homogène ou présentent à leur périphérie quelques masses chromatiques sombres.

Renaut, et avec lui presque tous les auteurs classiques [Sappey, Testut, Ch. Simon (in *Anatomie* de Poirrier)], se bornent à dire que les cellules du thymus sont identiques à celles des ganglions lymphatiques ; ils parlent, sans les décrire, des cellules granuleuses et des cellules géantes de Watney.

Farret résume les constatations de Tourneux et Hermann.

Prenant, au contraire, fait des cellules thymiques, chez le mouton, une description très complète.

Sur des embryons de 30 et 40 centim. et sur des fœtus à terme il signale tout d'abord la présence de *grandes cellules de charpente à corps protoplasmique volumineux irrégulièrement ramifié et finement granuleux*. Ces éléments sont surtout abondants dans la substance médullaire. Leur noyau, elliptique ou arrondi, parfois échancré, deux ou trois fois plus gros que celui des autres cellules, est parcouru par un réticulum délicat, renfermant un à trois corpuscules chromatiques ou pseudo-nucléoles. Cette première variété de cellules doit être assimilée à une partie des cellules géantes de Watney.

Une seconde variété est constituée par des *cellules également volumineuses*, de *forme arrondie*, à *protoplasma sombre*, quoique *criblé de petites vacuoles*, à noyau le plus souvent double, gros, vivement coloré.

Ces cellules sont également des cellules de charpente, elles correspondent à une autre partie des cellules géantes de Watney et peut-être aussi à quelques-uns des éléments décrits par Schedel et Cuénot.

Dans les mailles mêmes du réticulum, on observe presque exclusivement des cellules à corps protoplasmique très peu abondant, souvent à peine visible, à noyaux ordinairement petits, offrant toutes les tailles et tous les aspects, les uns très foncés, de structure indistincte, les autres clairs, nettement réticulés et un peu plus volumineux ; à cette description on reconnaît aisément les *lymphocytes* et les *lymphoblastes* dont nous avons étudié plus haut l'origine.

Les premiers dominent dans la substance corticale, les seconds dans la substance médullaire. Dans celle-ci les uns et les autres sont clairsemés et ont une forme arrondie, dans celle-là ils sont serrés, tassés et ont un aspect polyédrique. Dans les lymphoblastes « le réticulum nucléaire est net et présente un certain nombre de grains chromatiques irréguliers, l'enchylème se colore en orange par la méthode de Flemming » ; dans les lymphocytes, « la chromatine ressemblée en trois ou quatre grains reliés à la membrane par des fils très fins se colore en rouge par la même méthode, mais l'enchylème a une coloration essentiellement variable (bleu, gris, rouge, orangé, etc...) ».

Au milieu de tous ces éléments qui forment l'immense majorité des cellules du thymus, Prenant décrit encore *des cellules remplies de grains volumineux gentianophiles*, qu'il fait rentrer dans la catégorie des cellules granuleuses de Heidenhain (125 a) et Hoyer, des cellules grenues de Watney, et des cellules à gros granules clairs signalées par Cuénot dans le thymus du surmulot ; il les considère comme identiques à celles que Flemming a vues dans les ganglions : les unes comme les autres se rencontrent surtout à la périphérie de l'organe et principalement au voisinage des vaisseaux.

Pour Flemming, dans les ganglions, les cellules gentianophiles sont presque toutes des cellules fixes, ramifiées et étalées ; pour Prenant, elles répondent, dans le thymus, aux cellules de charpente de la première variété.

Prenant se demande, d'autre part, si les grains gentianophiles sont identiques aux grains éosinophiles de Schaffer. Il fait observer que V. der Stricht dans les leucocytes a vu des grains à la fois gentianophiles et éosinophiles, mais il accepte la distinction fondamentale établie par Ehrlich entre les grains éosinophiles (α d'Ehrlich) qui sont acidophiles et les grains gentianophiles (γ et δ d'Ehrlich) qui sont basophiles.

Enfin, Prenant a encore observé dans la substance périphérique de l'écorce des *cellules renfermant des enclaves* de forme ovale plus ou moins teintées par l'orange (par la méthode de Flemming), cellules tout à fait analogues à celles trouvées par Hoyer dans les ganglions. Contrairement à Schedel, il n'a jamais constaté dans le thymus d'éléments contenant des « corps colorables » de Flemming. Il ne pense pas, en effet, pouvoir considérer comme tels les corpuscules nucléaires adjacents aux noyaux qu'il a décrits comme un des stades de la division directe des cellules thymiques.

Toutefois, il reconnaît qu'il existe une certaine analogie entre ces deux variétés de corpuscules et croit pouvoir les rapprocher tous deux des *noyaux secondaires* de Steinhaus, des *boules hyalines* trouvées par Dittrich, Cornil et Alvarès dans les éléments du rhinosclérome, des *corps pyrénogènes* décrits par Löwit (170 c) dans le protoplasma des leucocytes de l'écrevisse, des *fragments leucocytaires* observés par Gulland (111 b) et Heidenhain (125 a) dans le corps des cellules macrophages, des *sphères mucinoïdes* ou *plasmosomes* de Lukjanow, et enfin des *boules* de Nicolas (200) considérées par cet auteur comme des produits d'élaboration cellulaire. [Prenant (219 b. p. 133).]

Prenant n'a jamais observé dans le thymus de cellules pigmentaires analogues à celles qu'il a vues dans la glandule carotidienne embryonnaire.

Sur les fœtus à terme, les figures de cinèse (du type confus) sont encore nombreuses, principalement à la périphérie et au centre du lobule ; les figures de sténose sont au contraire très rares. Comme Flemming l'a constaté dans les ganglions, ces dernières appartiennent peut-être à des leucocytes, mais quelquefois aussi à des cellules endothéliales.

En résumé, de tous les travaux précédents il résulte que le thymus renferme des cellules appartenant aux types les plus divers : les unes sont des cellules de charpente, les autres des cellules parenchymateuses.

A. — Les cellules de *charpente* comprennent :

1° *Des cellules à prolongements lamelliformes* analogues aux cellules ailées de Waldeyer (Tourneux et Hermann) ;

2° *Des cellules étoilées à prolongements plus fins* (Tourneux et Hermann) ;

3° *Des cellules épithélioïdes* (Watney, Tourneux et Hermann) ;

4° *Des cellules réduites à une simple lame de protoplasma renfermant un ou plusieurs noyaux* (une partie des cellules géantes de Watney, cellules de Cuénot) ;

5° *De grandes cellules* à corps protoplasmique faiblement granuleux, *irrégulièrement ramifié*, à noyaux volumineux (première variété des cellules de charpente de Prenant, autre partie des cellules géantes de Watney) ;

6° *Des cellules à grosses granulations gentianophiles* dérivant de la variété précédente (Prenant) ;

7° *Des cellules également volumineuses*, mais à *protoplasma sombre, criblé de vacuoles*, à gros noyau souvent double (deuxième variété des cellules de charpente de Prenant, autre partie des cellules géantes de Watney, et peut-être quelques-unes des cellules de Schedel et Cuénot).

B. — Les cellules *parenchymateuses* comprennent elles-mêmes :

1° *Des cellules à noyau sombre* entourées d'une lame de *protoplasma presque toujours indistincte* (ce sont les lymphocytes proprement dits, signalés pour tous les auteurs) ;

2° *Des cellules tout à fait analogues*, mais à *noyau clair*, plus gros et à corps protoplasmique plus net (ce sont les lymphoblastes de Prenant).

Entre ces deux variétés de cellules qui représentent la majeure partie des éléments cellulaires du thymus, Prenant signale des *formes de transition ;*

3° *Des leucocytes mononucléaires à noyau volumineux* souvent en division indirecte, à protoplasma peu abondant (Schaffer) ;

4° *Des mononucléaires* à protoplasma deux ou trois fois plus large, *fortement éosinophile mais non granuleux* (Schaffer) ;

5° *Des cellules plasmatiques éosinophiles faiblement granuleuses*, à noyau un peu plus gros, mais à corps protoplasmique plus étroit (Schaffer) ;

6° *Des éosinophiles vrais* (forme jeune), à *granulations fines et régulières* (Schaffer) ;

7° *Des éosinophiles adultes à grosses granulations irrégulières* identiques aux éosinophiles de la rate et de la moelle des os (Schaffer);

8° *Des globules rouges à noyau* (Schaffer);

9° *Diverses espèces de cellules granuleuses mal déterminées.*

a) Cellules granuleuses de Watney, l'une des variétés décrites par cet auteur renfermerait de l'*hémoglobine.*

b) Cellules granuleuses de Schedel.

c) Cellules à grosses granulations claires de Cuénot, etc.;

10° *Cellules à enclaves* de Prenant;

11° *Cellules à « corps colorables »* de Schedel.

Toutes les cellules que nous venons de signaler n'existent jamais simultanément dans un même thymus ; elles ont été vues dans des conditions étiologiques très différentes, les unes chez l'homme, les autres chez les animaux, tantôt à l'état de santé, tantôt à l'état de maladie.

Les auteurs ne se sont guère occupés de l'influence de ces divers facteurs sur la composition cellulaire de la glande. Il nous a paru intéressant d'étudier comparativement à ce point de vue spécial, la structure fine du thymus sain et celle du thymus pathologique. Chez l'homme, il nous a été impossible de nous procurer des pièces provenant d'individus morts en pleine santé, à la suite d'un traumatisme par exemple ; mais, comme au cours des différents processus morbides, nous avons constaté une similitude absolue dans la constitution de l'organe chez l'homme et chez les animaux, nous croyons fermement qu'à l'état normal cette similitude existe également.

Nous décrirons donc sommairement les différentes variétés de cellules que nous avons rencontrées dans les thymus sains du chat, du lapin, du cobaye et du rat.

1° L'immense majorité des *cellules parenchymateuses* est formée par des éléments à noyau foncé de 6 à 7 μ de diamètre, à protoplasma sombre très petit, souvent même invisible, identiques aux *mononucléaires opaques* d'*Hayem*, aux *lymphocytes* d'*Ehrlich.*

2° D'autres cellules beaucoup moins nombreuses, mais un peu plus grandes (de 7 à 8 μ de diamètre sur les coupes), sont constituées par un noyau légèrement ovalaire, clair, vésiculeux renfermant des grains de chromatine fins et souvent un pseudo-nucléole chromatique central; autour de ce noyau existe une couche protoplasmique très mince, très étroite, très pâle, difficile à distinguer : ces éléments répondent tout à fait aux *mononucléaires translucides et incolores* de petite taille d'*Hayem*, à une partie des *lymphoytes* d'*Ehrlich*, aux *lymphoblastes* de *Prenant*.

3° Des *monucléaires translucides* de grande taille (*grands mononucléaires* d'Ehrlich) ayant 10, 12, 15 μ et plus de diamètre, s'observent également en petit nombre, principalement dans la substance médullaire. Ces éléments ont un noyau faiblement coloré, semé de grains chromatiques fins et un corps plasmatique large, clair, à peine teinté.

4° Parfois leur noyau est légèrement échancré, leur corps protoplasmique renferme de rares granulations neutrophiles que le triacide d'Ehrlich colore en rouge violacé; on est alors en présence des *formes intermédiaires d'Ehrlich*, établissant une transition entre les grands mononucléaires et les *polynucléaires neutrophiles*.

5° Ces derniers éléments sont toujours peu nombreux : leur noyau se compose ordinairement de deux ou trois segments; leur corps protoplasmique, large, se colore en rose par l'éosine et laisse apparaître, par le triacide, un grand nombre de granulations neutrophiles.

6° Quelquefois on rencontre des éléments qui ressemblent absolument à des *globules rouges à noyau*.

7° Exceptionnellement on voit des cellules renfermant un double noyau pâle, difficilement colorable, et des granulations tantôt fines, tantôt volumineuses, se colorant fortement par l'éosine (*polynucléaires éosinophiles*).

Quelquefois le corps protoplasmique ne renferme aucune granulation, mais il est fortement éosinophile.

8° Plus rarement on aperçoit des *mastzellen* et des grands *mononucléaires granuleux* ou *myélocytes*, formes qui s'observent au contraire avec une grande fréquence dans les cas pathologiques et que, par conséquent, nous décrirons plus loin.

Les cellules de charpente comprennent également plusieurs variétés :

1° On remarque surtout des *cellules à grand noyau vésiculeux* allongé, très clair, renfermant quelques grains de chromatine disposés surtout à la périphérie et un ou deux pseudo-nucléoles constitués par des amas chromatiques un peu plus volumineux. Le protoplasma qui entoure ces noyaux est tantôt très mince (dans la zone corticale), tantôt plus large, lamelliforme (dans la substance médullaire); il envoie en tous sens des prolongements fins qui, en s'anastomosant entre eux, forment, comme nous l'avons vu, le réticulum de la glande.

2° On observe également des *cellules épithélioïdes* composées d'un noyau assez clair, souvent plissé, et d'une lame protoplasmique irrégulièrement polygonale.

3° Plus rarement on aperçoit des *plaques protoplasmiques*, véritables cellules géantes, contenant deux ou trois noyaux vésiculeux clairs ressemblant beaucoup aux noyaux des cellules endothéliales.

4° Enfin on voit souvent d'autres *cellules géantes* à noyau central unique, volumineux, à protoplasma large, quelquefois étoilé.

3° Corpuscules de Hassall. — Les corpuscules de Hassall, ainsi nommés par Henle en l'honneur de l'anatomiste qui les a découverts, ont également été appelés « corps concentriques » par Ecker (81) et « globules épidermiques » par Verneuil. Ils représentent l'élément le plus caractéristique, la partie essentielle, fondamentale du thymus. Au point de vue purement descriptif, ils comprennent deux variétés : les corpuscules simples et les corpuscules composés.

a) *Constitution anatomique.* — Les premiers mesurent de 15 μ à un demi-millimètre et plus de diamètre; ils sont formés de deux parties : l'une centrale, l'autre périphérique. La zone centrale, dans les formes jeunes, est représentée par une à trois cellules volumineuses, sphériques ou polyédriques, ressemblant à des cellules épithéliales ; la zone périphérique est constituée par des lamelles d'apparence cornée, imbriquées en bulbes d'ognons autour de la première zone; ces lamelles renferment parfois un noyau en voie de disparition.

Les corpuscules plus âgés subissent les dégénérescences hyaline, colloïde ou graisseuse. Les cellules centrales dégénèrent les premières et sont bientôt méconnaissables ; elles sont alors remplacées par une matière amorphe, réfringente, fortement colorée, contenant ou non des débris de substance nucléaire.

A un stade plus avancé, les corpuscules fortement hypertrophiés se transforment en une véritable cavité kystique, limitée par une coque stratifiée plus ou moins épaisse; ils renferment des débris cellulaires de la substance colloïde, de la graisse, de la cholestérine et même, d'après Afanassiew (3 a), des globules rouges, des amas de pigment dérivés de ces derniers et des concrétions fibrineuses.

D'après Sultan, certains corpuscules peuvent subir une dégénérescence crétacée complète ; ils forment alors des petites perles dures facilement énucléables.

La paroi des corpuscules a une structure essentiellement polymorphe : tantôt elle est formée d'une seule rangée de cellules plates d'apparence endothéliale, tantôt elle se compose de lamelles écailleuses réfringentes, superposées, analogues à celles qui entourent les globes épidermiques du cancer ; d'autres fois elle est constituée par une ou plusieurs couches de cellules épithélioïdes plus ou moins fusionnées entre elles de façon à former de larges bandes protoplasmiques semées de gros noyaux vésiculeux. Tous ces noyaux sont construits sur le même type ; ils contiennent quelques grains de chromatine reliés à la membrane nucléaire par deux ou trois filaments très fins. La masse protoplasmique dans laquelle ils sont logés se colore très vivement par l'éosine, elle est très réfringente, irrégulièrement plissée ; elle se rétracte parfois fortement et forme autour de chacun d'eux un espace vide circulaire, à bords taillés à pic ; l'aspect est alors assez semblable à celui du cartilage hyalin (bien entendu, nous ne faisons ici qu'une simple comparaison). Ces bandes protoplasmiques envoient de côté et d'autre des prolongements qui paraissent se continuer avec les grosses cellules épithélioïdes du réticulum et se mettent parfois en relation avec les cellules endothéliales proliférées des capillaires voisins ; enfin il peut arriver qu'un corpuscule tout entier soit formé de cellules identiques à celles qui entrent dans la constitution de ces bandes.

On rencontre souvent dans les thymus des jeunes sujets des éléments formés par un noyau central ordinairement clair, enfermé dans un corps protoplasmique large, épais, sombre, se colorant fortement (par l'éosine, l'aurantia, la fuchsine acide, la thionine, etc.) et présentant des granulations très fines disposées très régulièrement en cercles concentriques ou des stries circulaires très légères, plus marquées à la périphérie. Ces éléments, le plus souvent isolés, sont parfois entourés d'une coque endothéliale mince ; ce sont très probablement des corpuscules de Hassall jeunes ou tout au moins une forme spéciale de corpuscules.

Quelquefois deux ou plusieurs corps concentriques sont accolés l'un à l'autre et entourés d'une capsule commune; c'est à ces formations qu'on a donné le nom de « corpuscules composés ».

b) *Époque d'apparition*. — On ignore le moment exact de l'apparition des corpuscules de Hassall.

Chez l'homme, d'après Ch. Robin (cité par Verneuil), ils n'existeraient qu'à partir du septième mois de la vie intra-utérine; d'autres auteurs les ont vus beaucoup plus tôt. D'après nos propres recherches, ils apparaîtraient entre le quatrième et le cinquième mois.

Chez le mouton, d'après Prenant, ils commenceraient à se montrer au stade de 28 millim., c'est-à-dire à une époque où la glande est encore tout entière épithéliale. Chez le même animal, Stieda ne signale leur présence qu'au stade de 100 millim., c'est-à-dire après la transformation lymphoïde complète de l'organe.

c) *Origine*. — Le mode de formation de ces corpuscules a lui-même été conçu de façons très diverses. Hassall, Günsburg, Berlin les regardent comme « des cellules maternelles renfermant des cellules-filles néoformées ». Pour Kœlliker (149 d) et plus tard pour Jendrassik, ces éléments sont constitués par des cellules ou noyaux dégénérés autour desquels la substance intermédiaire amorphe se dispose en couches concentriques comme dans les concrétions prostatiques. J. N. Simon, Henle, Ecker (81) les font dériver de « cellules homogènes et aplaties en dégénérescence graisseuse » (leur formation serait liée à l'involution de la glande). Ammann, Watney les font naître des cellules lymphoïdes ou des cellules du réticulum. Bruch, Friedleben les considèrent comme des vésicules glandulaires résultant de l'atrophie par dégénérescence graisseuse d'un follicule tout entier ; la striation résulterait d'un plissement de la capsule.

Toutes ces opinions sont aujourd'hui abandonnées. Deux théories restent seules en présence : la théorie épithéliale et la théorie mésodermique ou vasculaire, la première défendue par Virchow, Ch. Robin, Verneuil, His, Stieda, Prenant, etc.; la seconde soutenue par Ranvier, Cornil et Ranvier, Afanassiev, etc.

Théorie épithéliale. — D'après cette théorie, les corpuscules de Hassall dérivent de la glande épithéliale primitive.

Virchow, un des premiers, a insisté sur l'analogie frappante qui existe entre ces formations et les perles épithéliales des cancroïdes. Ch. Robin, Verneuil ont fait les mêmes constatations. Pour Paulitzky, les corps concentriques sont des tumeurs bénignes de même nature que les tumeurs perlées de Cruveilhier, que les Perlsgechwulzt, de Virchow. Kœlliker (149 d), tout en admettant que leur enveloppe stratifiée a presque toujours une structure amorphe, reconnaît cependant qu'elle est formée parfois de cellules plates imbriquées.

His (136 e) dit que ces éléments démontrent que le thymus est d'origine ectodermique; il les considère comme formés des cellules épithéliales primitives ayant évolué comme des cellules malpighiennes.

Renaut professe la même opinion. Pour lui, les corpuscules de Hassall occupent, au début, le centre de petits îlots de cellules cubiques, granuleuses, à noyau difficilement colorable : ces îlots représentent les restes des cellules épithéliales en voie de disparition, ils n'existent plus au moment de la naissance.

D'après Stieda, au stade 100 millim., chez le mouton, apparaissent dans le thymus lymphoïde de grosses cellules de 9 à 15 μ de diamètre. Ces cellules, teintées légèrement en rouge par le carmin, sont isolées ou réunies en groupes et, dans ce cas, ont tendance à former des figures concentriques. Autour de quelques-unes d'entre elles se déposent des masses jaunâtres composées manifestement des mêmes éléments cellulaires, dont les noyaux seuls ont conservé la propriété de se colorer faiblement. Au stade de 250 millim., les grosses cellules colorées sont plus rares, les masses jaunâtres plus nombreuses; leur partie corticale se teinte encore faiblement en rouge ainsi que les noyaux : on est en présence d'un véritable corpuscule de Hassall.

Bien que dans les stades antérieurs de 50 et 60 millim. Stieda ait constaté que le thymus ne contenait que des cellules d'apparence lymphoïde et ne renfermait aucune de ces grosses cellules, il n'hésite pas à considérer celles-ci comme les restes de l'épithélium primitif revenant à l'état embryonnaire et subissant brusquement une métamorphose comparable à celle des éléments cornés de l'épiderme.

Tourneux et Hermann ont observé dans le thymus épithélial du mouton, au stade de 32 millim., des lacunes plus ou moins grandes entourées d'éléments épithéliaux volumineux, irrégulièrement prismatiques, de 15 μ de diamètre, à protoplasma homogène et transparent, à noyau excentrique seul colorable. Ces lacunes résultent, pour ces auteurs, de la résorption des grandes cellules claires et incolores qui les circonscrivent. Elles sont plus nombreuses et plus étendues au stade de 38 millim. Prenant a constaté les mêmes modifications cellulaires dès le stade de 28 millim. Pour lui, les grandes cellules claires et incolores sont des cellules ayant subi la dégénérescence vacuolaire. Parfois l'une d'elles, fortement distendue, refoule excentriquement et aplatit celles qui l'entourent immédiatement. Il existe alors une analogie frappante entre l'ensemble de ces éléments et les corpuscules de Hassall : ceux-ci dériveraient donc de la dégénérescence vacuolaire des cellules épithéliales primitives. Sur des embryons de 30 et 40 millim., les grandes cellules claires et les vacuoles ont disparu, elles sont remplacées par des masses amorphes semées de grains chromatiques, entourées de plusieurs noyaux aplatis très colorés. Prenant voit dans ces nouvelles figures un stade plus avancé de la formation des corps concentriques ; parfois deux de ces éléments sont adossés l'un à l'autre et constituent une ébauche de corpuscule composé.

De Meuron admet que les corpuscules du thymus ne sont autre chose que des cellules épithéliales conglomérées.

D'après Capobianco, cette conglomération se produirait autour de lymphocytes.

Théorie mésodermique ou vasculaire. — His (136 a), tout en admettant l'origine épithéliale des corpuscules de Hassall, a remarbué que ceux-ci présentaient des rapports fréquents avec les petits vaisseaux de la glande et que souvent même ils les entouraient complètement.

Berlin, Paulitzky, Cornil et Ranvier, Afanassiew ont fait les mêmes constatations.

D'après Renaut, ont voit souvent partir des corpuscules de Hassall une tige pleine se terminant en pointe dans le tissu réticulé.

En faisant macérer des fragments de thymus dans de l'alcool iodé ou du picro-carmin étendu, Ranvier a pu isoler par dissociation des corps concentriques reliés aux vaisseaux par des pédicules plus ou moins longs.

De ces constatations Ranvier conclut [seul (222) et avec

Cornil (62)] que ces corpuscules sont des bourgeons creux dérivant des parois vasculaires, se pédiculisant et s'isolant ensuite.

Afanassiew émet une théorie très analogue : pour lui, ces éléments se développent sur le trajet même des vaisseaux. Ils résultent de la prolifération, en des points limités, de l'endothélium vasculaire, prolifération allant jusqu'à une oblitération complète : d'où insuffisance progressive de l'hématose, arrêt du développement et enfin involution de la glande.

Cette théorie a été vivement combattue par Monguidi, Prenant, Ver Eecke, etc. Monguidi fait remarquer que certaines veines coupées perpendiculairement ressemblent beaucoup aux corps concentriques et peuvent facilement être confondues avec eux ; il pense que l'opinion d'Afanassiew repose sur une confusion de ce genre. Il croit devoir distinguer les *corpuscules vrais* d'origine épithéliale des *corpuscules faux*, simples vaisseaux coupés transversalement.

Conclusion. — Nous admettons pleinement l'existence de ces faux corpuscules, mais nous considérons comme douteuse la nature épithéliale des corpuscules vrais.

Le thymus, avons-nous dit, renferme deux sortes d'éléments cellulaires : des *globules blancs* qui constituent la partie fondamentale de la glande, et des *cellules autres que les globules blancs* qui se présentent sous les aspects les plus variés (cellules étoilées, cellules épithélioïdes grosses cellules à protoplasma strié, bandes protoplasmiques semées de noyaux, etc.) ; toutes ces cellules, à tort ou à raison, sont considérées comme des cellules de charpente ; pour quelques auteurs, elles sont de nature épithéliale ; pour d'autres, elles sont d'origine mésodermique : ce sont elles, ou plutôt quelques-unes d'entre elles, qui forment les corpuscules de Hassall.

Les grosses cellules à protoplasma strié, qui représentent des corpuscules jeunes, ressemblent assez à des cellulles épithéliales ; par contre, les larges bandes protoplasmiques semées de noyaux qui forment la paroi de certains corps concentriques et qui résultent manifestement de la fusion des cellules étoilées du réticulum, sont très probablement de nature mésodermique ; à deux reprises, en effet, nous les avons vues se continuer avec les cellules endothéliales proliférées de certains capillaires.

Autrement dit, les cellules du réticulun n'auraient pas toutes la même genèse et les corpuscules qui dérivent de celles-ci auraient eux-mêmes une origine complexe : jeunes, ils seraient formés le plus souvent d'une cellule unique peut-être épithéliale, peut-être simplement épithélioïde. Plus âgés, ils seraient composés de cellules semblables dégénérées entourées d'une ou plusieurs rangées de cellules du réticulum d'origine mésodermique, d'abord larges, plus ou moins fusionnées entre elles, plus tard aplaties, lamelleuses.

Nous sommes convaincu, d'ailleurs, que le centre de ces formations n'est pas toujours nécessairement une de ces grosses cellules à protoplasma strié, qu'il peut être indifféremment une cellule épithélioïde, une cellule géante, une cellule de charpente quelconque et peut-être même un leucocyte. Tout élément cellulaire, pour un motif que nous ignorons (peut-être par suite de dégénérescences variées) est susceptible de provoquer le groupement en couches concentriques des cellules du réticulum.

Certains corpuscules sont encore reliés à des capillaires par de larges bandes protoplasmiques qui représentent vraisemblablement pédicules décrits par Ranvier.

d) *Signification des corpuscules de Hassall.*—Toutes les théories que nous venons d'exposer sur la genèse des corpuscules de Hassall aboutissent à cette conclusion que ceux-ci sont des produits de les déchéance.

Qu'ils représentent des cellules ectodermiques ayant subi la transformation cornée; qu'ils résultent de la dégénérescence vacuolaire de certaines cellules entodermiques; qu'ils dérivent de la prolifération de l'endothélium des vaisseaux, amènent l'oblitération de ces derniers et par suite l'atrophie de la glande : dans toutes ces hypothèses, ils ont la signification d'éléments dégénérés, morts, arrêtés dans leur évolution.

Tout autre est la conception de Ver Eecke. Pour lui, les corpuscules de Hassall sont les éléments nobles du thymus, ils constituent la partie fondamentale de la glande, ils représentent le terme ultime de l'évolution des cellules épithéliales primitives. Nous savons, en effet, que pour cet auteur le thymus définitif est formé de la réunion dans un tissu commun (le tissu lymphothélial) des cellules épithéliales de l'ébauche et de cellules lymphatiques venues du dehors.

Les recherches de Ver Eecke ont porté plus particulièrement sur le thymus de la grenouille.

Chez la grenouille d'été, très jeune, encore pourvue d'un rudiment de queue, le thymus comprend une *écorce* lymphoïde, un *noyau central* presque exclusivement épithélial, à peine vascularisé et, entre les deux, une *zone mixte* formée du mélange intime des deux tissus précédents.

L'envahissement de la glande par les lymphocytes se fait de la périphérie au centre, puis, au fur et à mesure que l'organe se vascularise, l'immigration suit la marche des vaisseaux, elle devient alors centrifuge. Le noyau épithélial central est profondément remanié, disloqué, mais non détruit, en même temps, la charpente définitive de l'organe se constitue. Celle-ci, chez la grenouille adulte, est formée par un tissu réticulé qui, dans la zone corticale, presque exclusivement lymphoïde, circonscrit des alvéoles communiquant largement entre eux, et, dans la substance médullaire, lymphothéliale, dessine des interstices irréguliers d'apparence spongieuse. Des fibres musculaires lisses émanées de la paroi des artérioles renforcent la charpente, le nombre de ces fibres croît de la périphérie au centre. Dans la tunique adventice des artères, Ver Eecke a observé des traînées de pigment brunâtre.

L'auteur n'étudie pas la partie lymphatique de la glande, il se borne à constater qu'il n'a jamais vu de néoformation d'érythrocytes chez la grenouille, que jamais il n'a observé de globules rouges à noyaux chez les mammifères. Il pense que les noyaux de globules rouges décrits par Schaffer dans certaines cellules géantes du thymus, sont des restes de noyau ayant subi la chromatolyse. Il s'attache exclusivement à l'étude des métamorphoses de l'élément épithélial et décrit deux phases à ces métamorphoses : la *phase d'évolution,* comprenant elle-même un *stade de prolifération* et un *stade de croissance* et la *phase d'involution*, comprenant un *stade de sécrétion* et un *stade d'excrétion.*

Phase d'involution. — 1° *Stade de prolifération.* Les cellules épithéliales jeunes se multiplient par cinèse ; elles se distinguent des lymphocytes par leur noyau plus vésiculeux et moins riche en chromatine; leur protoplasma est fort peu abondant; elles forment des îlots que les lymphocytes viennent dissocier.

2° *Stade de croissance.* — Une partie des cellules néoformées devient un nouveau centre de prolifération, une autre portion ne subit aucune modification appréciable, une autre enfin continue à évoluer.

Cette évolution se traduit, dans une première étape dite d'*engraissement*, par une augmentation considérable du volume de l'élément portant exclusivement sur le protoplasma légèrement granuleux; dans une seconde étape, dite de *maturation*, le protoplasma subit une différenciation, il se dispose en couches concentriques imbriquées, alternativenent claires et sombres, apparaissant successivement de la périphérie au centre ; en même temps la cellule s'arrondit et s'éclaircit : elle s'est transformée en un corpuscule de Hassall.

Ver Eecke pense que la striation préexiste dans la cellule, qu'elle est due à un mode d'accroissement particulier de celle-ci (par couches successives), qu'elle est liée à une diminution de la puissance du noyau, à un commencement d'involution, et qu'elle n'est rendue apparente qu'au moment où le protoplasma subit une « imbibition spéciale ».

Ver Eecke décrit deux espèces de corpuscules de Hassall chez la grenouille : dans la première, le protoplasma est clair, la stratification très nette, le noyau brillant; dans la seconde, le protoplasma est sombre, la striation peu marquée ou nulle, le noyau mal coloré, en voie de dégénérescence. Entre ces deux variétés, il existe de nombreuses formes de transition.

Les corpuscules de Hassall peuvent être isolés, ou réunis en amas; ils peuvent se fusionner, se souder les uns aux autres et produire des éléments polynucléés à striation pluricentrique. Cette striation pluricentrique indique seule l'origine et la nature de l'élément, elle peut d'ailleurs disparaître complètement.

Avec Monguidi, Ver Eecke distingue les vrais et les faux corpuscules de Hassall, ces derniers n'étant que des vaisseaux sectionnés.

Il admet que les corpuscules, surtout chez les mammifères, peuvent être, à *la phase de régression seule*, des agrégats hétérogènes, par suite de l'adjonction *accidentelle* de cellules lymphatiques; mais il soutient qu'il existe tous les intermédiaires « entre ces formes complexes, dont quelques-unes ont été prises par Watney pour des cellules géantes, et les formes simples, primordiales, monocellulaires, confondues par Fleischl avec des cellules nerveuses ganglionnaires et méconnues par Schedel et Cuénot ».

Phase d'involution. — 1° *Stade de sécrétion.* — Parvenu à maturité, le corpuscule entre presque aussitôt en régression. Dans un premier stade (stade de *sécrétion*), protoplasma et noyau subissent une fonte intégrale et totale : le noyau se déforme, cesse de se colorer, ses grains de chromatine diffusent et deviennent moins abondants; quant au protoplasma, il se liquéfie.

Ver Eecke admet que cette liquéfaction peut se faire d'après trois types différents : *dans le premier type*, le plus fréquent, qui s'observe principalement dans les corpuscules clairs striés de la première variété, apparaissent une ou quelques vacuoles, plus ou moins centrales, qui s'accroissent peu à peu et refoulent le noyau à la périphérie; finalement, le corpuscule est transformé en une sphère à contenu hyalin, limitée par la dernière stratification encore intacte.

Dans le deuxième type, commun aux deux variétés de corpuscules, la vacuolisation est d'emblée diffuse; les vacuoles, très petites, très nombreuses et très pressées, donnent à l'élément un aspect réticulé pour les corpuscules de la première variété, une apparence spongieuse pour ceux de la seconde.

Dans certains corpuscules atypiques, la vacuolisation diffuse procède de la périphérie au centre; des granulations protoplasmiques irrégulières flottent dans un liquide hyalin et laissent voir bientôt un réticulum très fin, probablement préexistant, qui à son tour est détruit. Dans le second mode de liquéfaction, comme dans le premier, le corpuscule se transforme en une vésicule remplie d'un liquide clair, limitée par une mince membrane.

Enfin, *dans le troisième type*, presque exclusif aux corpuscules de la seconde variété, il se produit une fonte périphérique progressive de l'élément qui flotte dans le liquide ainsi formé et finit par s'y dissoudre entièrement. Parfois, une ou plusieurs vacuoles centrales (du premier type) viennent hâter la destruction de la cellule.

Ver Eecke signale l'envahissement fréquent des corpuscules en voie de régression par des lymphocytes qui périssent eux-mêmes dans ce processus de destruction ; mais jamais, contrairement à Jendrassik et Afanassiew, il n'a observé de globules sanguins dans ces éléments.

Il considère la fonte cellulaire, telle que nous venons de la décrire, comme une véritable sécrétion ; les corpuscules de Hassall sont, pour lui, des *glandes closes, olocrines, sans canal excréteur.*

2° *Stade d'excrétion.* — Les produits de sécrétion sont excrétés dans les espaces lymphatiques de la glande et de là dans les vaisseaux lymphatiques.

La résorption se fait, au fur et à mesure de la destruction cellulaire, dans les éléments qui se liquéfient suivant le troisième type. Dans les deux autres types la résorption a lieu à la fin du processus, lorsque la paroi de la vésicule a subi elle-même la liquéfaction.

Ver Eecke fait jouer un rôle important, dans le mécanisme de la résorption, aux fibres musculaires lisses qu'il a décrites dans la charpente du thymus. Il fait remarquer que ces fibres, comme les corpuscules eux-mêmes, sont d'autant plus abondantes qu'on se rapproche davantage du centre de l'organe. La contraction de ces fibres viderait par « expression » les vésicules thymiques et assurerait la circulation des produits sécrétés dans les lacunes lymphatiques du centre vers la périphérie, d'où finalement les vaisseaux lymphatiques les conduiraient au dehors.

Ainsi s'expliquerait la structure mixte lympho-épithéliale du thymus.

Anomalies. — Ver Eecke signale quelques anomalies dans l'évolution des cellules épithéliales de la glande.

Ainsi, certains éléments au stade d'engraissement font un retour en arrière et se remettent à proliférer. Ce rajeunissement ne se produit jamais lorsque la striation a commencé à se montrer, « la structure lamelleuse étant un signe de vétusté ».

D'autres cellules, au début de leur croissance, s'infiltrent de graisse et meurent par vacuolisation diffuse ; la graisse seule résiste à la destruction et est directement résorbée par les leucocytes.

D'autres éléments, déjà très volumineux, n'arrivent pas jusqu'à la maturité complète. Leur protoplasma grossièrement granuleux, quelquefois un peu infiltré de graisse, se liquéfie par vacuolisation diffuse, le noyau subit la chromatolyse. Ces corpuscules atypiques se rencontrent surtout chez la grenouille d'été bien nourrie. L'auteur voit, dans cette liquéfaction précoce, une sécrétion précipitée en rapport avec un besoin pressant de l'organisme.

Enfin, certains corpuscules, surtout de la seconde variété, à protoplasma sombre, à noyau altéré prématurément, présentent, au lieu de la fonte périphérique, normale pour les éléments de cette variété, une désagrégation du protoplasma en fragments volumineux qui se liquéfient et se résorbent aussitôt.

La description qui précède se rapporte exclusivement à la grenouille, mais, d'après des recherches entreprises sur quelques mammifères, Ver Eecke se croit autorisé à étendre ses conclusions à tous ces animaux.

4° Vésicules ciliées. — Il nous reste peu de chose à dire pour terminer l'étude de la structure du thymus normal, normalement développé.

Nous nous bornerons à rappeler que Remak, Watney, Capobianco, Chiari ont rencontré dans le thymus du chat et de quelques autres animaux des *vésicules ciliées* identiques à celles qu'Andersson, Kohn, Shaper, Nicolas ont signalées dans le corps thyroïde, et Walther et Edmunds dans les parathyroïdes. Ces vésicules sont tapissées par des cellules épithéliales cubiques ou cylindriques, munies de cils vibratiles, leur contenu est clair, non colloïde (Nicolas).

C. **Particularités de structure du thymus chez quelques animaux**. — Nous avons dit à plusieurs reprises que la structure du thymus était la même chez tous les animaux, au moins chez tous les mammifères.

Chez quelques-uns d'entre eux, cependant, la glande présente des caractères un peu particuliers.

Chez le lapin, le cobaye, le rat, les corpuscules de Hassall sont toujours très petits, très simples, extrêmement peu nombreux.

Chez le rat, nous ne les avons vus apparaître que quinze jours après la naissance.

Chez un fœtus de cobaye presque à terme, ils faisaient totalement défaut; ils existaient chez un cobaye de deux mois.

Chez un fœtus de lapin de 9 centim., ils commençaient à se montrer.

Chez le chat, au contraire, les corps concentriques sont aussi beaux, aussi nombreux que chez l'homme ; il y a identité absolue entre le thymus de l'un et le thymus de l'autre.

Nous publions ci-contre, à titre d'exemples, l'examen histologique de quelques thymus normaux.

I. — *Chat normal né un peu avant terme.*

Il n'existe aucune différence de structure entre le thymus intrathoracique et le thymus extrathoracique ; tous deux sont composés de très beaux et très grands lobules de forme pentagonale, hexagonale ou irrégulièrement polyédrique.

L'écorce des lobules est subdivisée en un certain nombre de follicules, plus ou moins fusionnés entre eux, rayonnant autour de la substance médullaire beaucoup moins compacte, moins riche en cellules.

Dans la zone périphérique, on trouve surtout des lymphocytes, quelques mononucléaires clairs à protoplasma très étroit et de très grands noyaux vésiculeux appartenant à des cellules de charpente. Dans la zone centrale, on aperçoit les mêmes éléments, mais on voit également de grands mononucléaires, des polynucléaires neutrophiles, quelques cellules étoilées composées d'une lame protoplasmique large contenant deux ou trois noyaux clairs, des cellules géantes de 20 à 25 μ de diamètre comprenant un noyau foncé mûriforme de 12 μ de diamètre et un corps protoplasmique étroit, rouge sombre, finement grenu ; et enfin des corpuscules de Hassall assez nombreux, mais de petite taille. Presque tous les corpuscules sont formés d'une masse opaque centrale sans noyau visible, entourée de quelques lamelles épithélioïdes ; quelques-uns sont constitués par un, deux ou trois gros noyaux vésiculeux presque incolores enfermés dans un corps protoplasmique rouge foncé, large, très granuleux, limité par deux ou trois stries très fines ; d'autres sont transformés en petits kystes à contenu granuleux, à paroi stratifiée peu épaisse, doublée en dehors de grosses cellules polyédriques d'apparence épithélioïde.

Les mailles du réticulum ne sont bien visibles que dans la substance médullaire. La glande renferme de nombreux vaisseaux.

II. — *Chat normal âgé d'un mois.*

Le thymus cervical et le thymus thoracique sont bien développés, très volumineux.

Les lobules sont constitués de la même façon que dans le cas précédent, ils renferment les mêmes éléments cellulaires, mais ils contiennent un plus grand nombre de corpuscules de Hassall et présentent, dans la substance médullaire, de larges bandes protoplasmiques semées de noyaux vésiculeux clairs très abondants parcourant quelquefois tout le champ du microscope (Nachet, ocul. 2, obj. 4). Ce sont les bandes à cellules pseudo-cartilagineuses que nous avons décrites plus haut (p. 50). L'une d'elles paraît se continuer avec les cellules endothéliales proliférées d'un gros capillaire vide de sang ; une autre prend part à la formation de la coque cellulaire stratifiée d'un énorme corpuscule de Hassall kystique. Une autre, enfin, forme la paroi tout entière d'un corpuscule jeune constitué par deux grosses cellules vésiculeuses à noyau volumineux, à protoplasma épais, large, granuleux, rouge sombre.

III. — *Chat adulte normal âgé de deux ans environ.*

Le thymus cervical est complètement atrophié, invisible.

Le thymus intrathoracique est encore très volumineux; quelques lobules sont entourés de vésicules adipeuses, mais l'involution est très peu marquée, la glande a tout à fait la même structure que dans le cas précédent; elle renferme les mêmes cellules, les mêmes bandes protoplasmiques, les mêmes corpuscules de Hassall.

Il existe peut-être un nombre un peu plus considérable de corpuscules kystiques.

IV. — *Fœtus de lapin de 9 centim., normal.*

Le thymus est bien développé ; ses deux lobes se subdivisent, sur une coupe longitudinale, en une dizaine de lobules très réguliers entourés par du tissu conjonctif lâche ; la substance corticale et la substance médullaire sont assez bien différenciées, le réticulum est peu marqué.

La glande est richement vascularisée. Elle est formée presque exclusivement par des mononucléaires opaques sans protoplasma visible (lymphocytes) et par des mononucléaires clairs à protoplasma très étroit ou nul ; ces éléments présentent de nombreuses figures de cinèse ; on aperçoit également plusieurs grands mononucléaires, quelques polynucléaires neutrophiles, quelques monoéosinophiles, un ou deux globules rouges à noyau, des cellules de charpente fusiformes étoilées, à noyau vésiculeux allongé, et enfin de simples plaques protoplasmiques renfermant plusieurs noyaux.

Les corpuscules de Hassall sont très peu abondants ; ils font défaut dans deux coupes sur trois ; ils sont formés de quelques strates épithélioïdes entourant une masse centrale amorphe à peine rosée, semée d'une poussière de fines granulations rouges (coloration à l'hématoxyline-éosine).

On rencontre, cependant, quelques éléments qui sont peut-être des corpuscules jeunes : ceux-ci sont constitués par un noyau tantôt clair et vésiculeux, tantôt sombre et déformé, parfois, enfin, extrêmement foncé et allongé en bâtonnet ; autour de ce noyau très petit se trouve une lame épaisse de protoplasma sombre à limites bien nettes, renfermant des cercles concentriques de petites granulations colorées en rouge foncé. Ces éléments mesurent de 15 à 20 μ de diamètre ; les grains très fins et très serrés qu'ils renferment leur donnent une apparence stratifiée.

Les vaisseaux sont remplis de globules sanguins. Il existe de petits foyers hémorrhagiques dans la substance médullaire.

Ce thymus n'est donc pas absolument normal.

V. — *Lapin adulte normal.*

Le thymus, assez volumineux, ne présente ni sclérose, ni hémorrhagie, ni dégénérescence graisseuse.

Les mailles du réticulum sont très fines, le plus souvent monocellulaires.

Elles renferment des lymphocytes, des mononucléaires clairs de petite taille, à protoplasma étroit ; des grands mono et polyneutrophiles ; des cellules épithélioïdes volumineuses, plissées ; de très gros noyaux vésiculeux appartenant à des cellules de charpente ; de très rares monobasophiles ; quelques mono et polyéosinophiles, et enfin de grosses cellules à noyau volumineux, à protoplasma foncé, strié concentriquement.

Les corpuscules de Hassall sont relativement nombreux, mais tous très petits, formés tantôt d'une grosse masse centrale amorphe entourée d'une coque mince stratifiée, tantôt d'une énorme cellule centrale en voie de nécrose enfermée dans une capsule épithélioïde, tantôt enfin d'une enveloppe endothéliale limitant une petite cavité kystique contenant une substance grenue, des débris de noyaux et quelques leucocytes.

VI. — *Fœtus de cobaye presque à terme, normal.*

Le thymus est faiblement lobulé, le réticulum est peu visible, les deux substances sont assez mal différenciées.

Les lymphocytes et les mononucléaires clairs, de petite taille, forment la partie fondamentale de la glande ; celle-ci contient également des grands mononucléaires, des polyneutrophiles, des formes intermédiaires, des monoéosinophiles à granulations fines, des cellules de charpente.

On ne voit aucun corpuscule de Hassall.

VII. — *Cobaye âgé de deux mois environ.*

Le thymus a la même structure, mais la lobulation est plus marquée et il existe quelques corpuscules de Hassall très petits, très simples, presque tous monocellulaires.

VIII. — *Fœtus de rat de 15 jours-3 semaines, tout à fait normal.*

Le thymus est assez globuleux, blanc, pâle, très friable; les lobules sont encore peu nombreux, les deux substances sont mal différenciées. La glande renferme des lymphocytes, des mononucléaires clairs à protoplasma nul ou très étroit; quelques mono à corps protoplasmique large, quelques polynucléaires, de très gros noyaux vésiculeux appartenant à des cellules de charpente et de rares cellules épithélioïdes.

On n'aperçoit aucun éosinophile, aucun basophile, aucun corpuscule de Hassall.

Le réticulum est peu visible.

Les vaisseaux sont très abondants.

IX. — *Rat nouveau-né de deux jours, normal.*

Le thymus est très friable, très mou; il se compose d'un grand nombre de lobules entourés d'un tissu conjonctif lâche. Le réticulum est très fin, peu visible.

La partie fondamentale de la glande est formée par des lymphocytes et de petits mononucléaires clairs. Les grands mono sont peu nombreux, de même les polyneutrophiles, on ne voit qu'un ou deux polyéosinophiles. Par contre, on aperçoit beaucoup de grands noyaux vésiculeux allongés appartenant à des cellules de charpente dont le protoplasma étoilé, très étroit, est masqué par les éléments cellulaires voisins.

Beaucoup de mononucléaires sont en division cinétique.

Il n'existe aucun corpuscule de Hassall, mais un vaisseau vide de sang, dont la paroi est formée de plusieurs rangées de cellules pavimenteuses à noyau vésiculeux, donne tout à fait l'impression d'un corps concentrique.

X. — *Rat normal de huit jours.*

Le thymus, de consistance molle, se compose d'un certain nombre de lobules de forme très régulière, richement vascularisés, entourés par du tissu conjonctif lâche.

La différenciation entre la substance corticale et la substance médullaire est bien marquée; les mailles du réticulum sont très fines, difficiles à voir.

Les lymphocytes à protoplasma étroit, sombre, et les mononucléaires clairs de petite taille forment la presque totalité des éléments cellulaires de la glande; les grands mononucléaires sont peu abondants, les polyneutrophiles sont encore moins nombreux; il existe quelques formes intermédiaires (grands mono à noyau échancré); on aperçoit deux ou trois globules rouges à noyau, des grands noyaux ovalaires appartenant à des cellules de charpente dont le protoplasma est invisible, des noyaux plus volumineux encore, moins allongés, très clairs, entourés d'un corps protoplasmique étoilé irrégulièrement plissé ; les cinèses sont peu nombreuses.

On ne voit ni éosinophile, ni basophile, ni corpuscule de Hassall.

XI. — *Rat normal de quinze jours.*

Le thymus a identiquement la même structure ; il renferme, de plus, quelques monobasophiles.

Les corpuscules de Hassall commencent à se montrer. Ils sont formés d'une petite masse centrale amorphe incolore, entourée d'une coque mince très finement stratifiée ; parfois on reconnaît dans la masse centrale un noyau vésiculeux clair presque entièrement détruit.

XII. — *Rat normal adulte.*

Le thymus a une consistance plus ferme, il est pâle, un peu atrophié.

Les lobules sont entourés de quelques vésicules adipeuses ; ils contiennent les mêmes éléments cellulaires (lymphocytes, mononucléaires clairs de petite taille, grands mono-, polynucléaires neutrophiles, formes intermédiaires). Il existe, de plus, à la périphérie quelques poly- et mononucléaires éosinophiles. Les corpuscules de Hassall sont aussi peu nombreux que dans le cas précédent, formés exclusivement d'un noyau central bleu clair entouré de quelques lamelles épithélioïdes.

CHAPITRE II

Involution du thymus.

Nous savons que le thymus est un organe essentiellement transitoire. A quelle époque la glande commence-t-elle à s'atrophier; quelle est la durée de son involution? Les auteurs ne s'entendent pas sur ce sujet; il est certain toutefois que l'atrophie ne débute pas mmédiatement après la naissance.

§ 1er. — Chez l'homme.

Chez l'homme, le thymus continue à s'accroître pendant les six premiers mois d'après Vierordt, pendant les deux ou quatre premières années d'après Friedleben et la plupart des auteurs modernes.

La régression commence vers l'âge de 2 ans (Cooper, Ammann), de 2 à 4 ans (Friedleben, Haugsted); elle marche très lentement et, au bout d'un temps variable, l'organe est remplacé par un amas cellulo-adipeux.

Les premiers auteurs croyaient que la disparition de la glande était complète, absolue. Cooper pensait qu'à 12 ans il ne restait plus trace du parenchyme thymique. Simon (259) admettait que l'atrophie totale avait lieu de 8 à 12 ans, Kœlliker et Ecker à 20 ans seulement.

Luschka, Meckel, Watney ont cependant noté des vestiges du thymus chez des sujets très âgés. Sappey dit formellement que la glande ne disparaît qu'à un âge extrêmement avancé. A. Dahms, chez des individus d'une quarantaine d'années, a vu par transparence, dans la masse fibro-graisseuse remplaçant le thymus, des rudiments de la substance glandulaire.

Enfin Waldeyer a prouvé d'une façon indiscutable que l'organe persistait à l'état de vestige pendant toute la vie. Cette manière de voir a été confirmée par la plupart des observateurs, entre autres par Sultan, Dwornitschenko, Lochte. Nous avons trouvé des restes de thymus très nets chez une femme de 63 ans.

Bien des circonstances, en dehors de l'âge, sont susceptibles d'exercer une influence sur la rapidité de l'involution du thymus. Sans parler des conditions pathologiques dont nous nous occuperons plus loin, nous pouvons signaler le rôle joué par le régime alimentaire, le surmenage et d'autres états physiques ou physiologiques.

Friedleben a remarqué que chez les jeunes mammifères, la glande augmentait de volume et était gorgée de suc pendant la digestion, et qu'au contraire elle s'atrophiait et devenait plus ferme pendant le jeûne. Les aliments riches en albumine, en graisse, en sels, favorisent le développement de l'organe; avec un régime composé presque exclusivement de substances amylacées et de beurre, la glande reste petite.

Ver Eecke dit que sous l'influence du jeûne, le thymus de la grenouille subit une régression extrême et perd très rapidement plus des trois quarts de son volume; les corpuscules de Hassall disparaissent complètement; « il ne reste plus que des germes épithéliaux endormis, en non activité; mais ici il ne s'agit pas d'une régression définitive, comparable à celle que l'on observe chez les mammifères sous l'influence de l'âge, car ces germes sont susceptibles de se réveiller et de reproduire de nouveau des corpuscules de Hassall ».

Wharton et Gerber ont prouvé que la fatigue, chez les jeunes bœufs soumis au labour, accélérait l'atrophie de la glande.

Chez la grenouille le thymus subit, pendant l'hiver, une involution aussi intense que sous l'influence du jeûne (Ver Eecke); de même chez les animaux hibernants, l'organe, très développé avant le sommeil hivernal, s'atrophie considérablement pendant la période de repos (in Bonnet) (31 p. 1322).

Friedleben, comme nous l'avons vu plus haut, a établi que le volume, le poids et la densité du thymus étaient inversement proportionnels à l'âge.

D'après Dwornitschenko, dont les recherches ont porté sur

122 sujets de 10 à 88 ans, le poids spécifique est supérieur à l'unité jusqu'à 30 ans, il est inférieur à 1 à partir de 50 ans ; ces faits s'expliquent aisément par les changements de structure qui s'opèrent peu à peu dans le thymus à la période d'involution : la régression de l'organe, en effet, consiste essentiellement dans la substitution d'un tissu graisseux à poids spécifique faible aux éléments glandulaires propres à densité plus forte.

D'après Waldeyer (297 a), la transformation graisseuse débute par la périphérie de l'organe, elle est diffuse, irrégulière, capricieuse.

Les cellules adipeuses se disposent en files le long des vaisseaux, elles s'insinuent avec eux dans l'intérieur des lobules par les espaces interfolliculaires, elles envahissent les follicules et la substance médullaire et se fixent dans les mailles du tissu conjonctif et dans le stroma de la glande, en déterminant l'atrophie du tissu parenchymateux.

Au bout d'un temps variable, un lobule tout entier a subi la transformation graisseuse, mais pendant une longue période, à côté de lobules entièrement dégénérés, s'en trouvent d'autres encore intacts ou presque intacts.

De 12 à 20 ans, et quelquefois beaucoup plus tôt, un amas fibro-graisseux de forme allongée, plus long que large, remplace dans le médiastin antérieur le thymus des jeunes enfants. Chez les sujets plus âgés, d'après Waldeyer, de 40 à 70 ans, et surtout de 50 à 60 ans (époque à laquelle se rapporte le plus grand nombre de ses observations), cette masse fibro-graisseuse ne fait jamais défaut, son volume est toujours supérieur à celui d'un thymus de nouveau-né ou de jeune enfant.

Dans cet amas, Waldeyer a toujours rencontré des restes du parenchyme thymique lymphoïde, tantôt disséminés d'une manière diffuse, tantôt réunis en nodules plus ou moins volumineux : dans le premier cas, entre les cellules adipeuses, se trouve une quantité plus ou moins considérable de cellules rondes, irrégulièrement réparties ; dans le second cas, les nodules thymiques persistants présentent la même structure que le thymus normal, les vaisseaux eux-mêmes conservent leur mode particulier de distribution.

Les corpuscules de Hassall deviennent de moins en moins nombreux au fur et à mesure que l'involution de la glande s'accentue ; ils subissent en même temps toutes les dégénérescences dont nous avons parlé plus haut : hyaline, colloïde, graisseuse, et surtout crétacée (Sultan). D'après Dwornitschenko, ils disparaissent complètement entre 60 et 70 ans ; d'après Waldeyer, ils existent toujours, sauf chez les individus extrêmement âgés.

De ses recherches, Waldeyer conclut que le thymus persiste toute la vie, que son évolution se fait en trois stades : *épithélial*, *lymphoïde* et *graisseux* et qu'à ce dernier stade l'organe est représenté par une masse ou des « corps graisseux » rétrosternaux, renfermant des débris parenchymateux, diffus ou conglomérés ; cette opinion est aujourd'hui classique.

Schaffer et Dwornitschenko acceptent les conclusions de Waldeyer. Sultan admet également que le thymus persiste jusqu'à un âge très avancé, mais il décrit l'involution de la glande d'une façon toute différente.

Chez une femme de 27 ans, morte d'hémorrhagie, il a observé dans la masse graisseuse rétro-sternale des îlots de cellules thymiques entourés d'une couronne de cellules ovoïdes plus volumineuses, à noyau pâle, pauvre en chromatine. Au niveau de cet anneau cellulaire, il existait un nombre considérable de petits vaisseaux et de capillaires. Ceux-ci avaient subi une prolifération endothéliale telle, qu'en certains points, leur lumière était complètement effacée. Sultan pense que les grandes cellules ovoïdes résultent de la prolifération de ces cellules endothéliales.

Chez un homme de 34 ans, mort de tuberculose miliaire, il existait également des îlots parenchymateux formés de petites cellules rondes très fortement colorées, polynucléaires, à protoplasma très étroit à peine visible. Ces îlots contenaient en outre des corpuscules de Hassall et des cellules fusiformes épithélioïdes à noyaux oblongs fortement colorés. En certains endroits les cellules épithélioïdes résultant de la prolifération endothéliale se groupaient de façon à former des pseudo-glandes épithéliales en tubes. Les cellules périphériques renfermaient des gouttelettes graisseuses.

Sultan pense que les cellules épithélioïdes (éléments fusiformes et pseudo-glandes en tubes) apparaissent d'une manière assez précoce dans le thymus, qu'elles se montrent d'abord à la périphérie des acini, et qu'elles dérivent non seulement de l'endothélium des petits vaisseaux, mais encore du tissu adventice lui-même.

Un peu plus tard, elles se substituent peu à peu aux cellules thymiques, et pendant cette substitution elles se transforment en cellules adipeuses. A un stade plus avancé, les cellules lymphoïdes cèdent définitivement la place aux cellules épithélioïdes.

Lochte confirme pleinement les constatations de Sultan. Ses recherches ont porté sur 26 sujets : 7 de 20 à 30 ans; 10 de 30 à 50 ans; 9 de 50 à 70 ans.

Le début de l'involution, pour cet auteur, est marqué par un arrêt dans l'activité de reproduction des cellules lymphoïdes qui reviennent à un état embryonnaire; en même temps apparaissent les cellules en fuseau de Sultan dérivées de l'endothélium vasculaire et des cellules du tissu adventice. Un peu plus tard, la structure acineuse de la glande s'efface, la transformation graisseuse s'achève. A ce moment seulement les cellules épithélioïdes se groupent de façon à simuler des glandes en tubes. Tandis que de 20 à 30 ans ces formations n'existent qu'une fois sur 7 cas, de 30 à 50 ans, elles sont un peu plus nombreuses (2 fois sur 10), et de 50 à 70 elles deviennent extrêmement fréquentes (7 fois sur 9).

Enfin, dans certains cas, les cellules épithélioïdes, au lieu de se grouper en îlots isolés, subissent une prolifération diffuse, envahissent la totalité de la glande et donnent tout à fait l'impression d'un néoplasme. Mais les cas de ce genre sont très vraisemblablement des cas pathologiques : nous les étudierons donc un peu plus loin.

§ 2. — **Involution du thymus chez quelques animaux.**

Chez la plupart des mammifères, le thymus entre également en régression, mais à une époque très variable suivant l'espèce considérée.

Chez le *chien*, l'involution est précoce puisque, d'après Baum, elle débute quinze jours après la naissance.

Chez le *chat*, les deux lobes cervicaux ne subsistent que pendant les deux ou trois premiers mois; ils s'atrophient ensuite rapidement pour disparaître avant le sixième mois; les lobes thoraciques persistent au contraire plus longtemps puisque, d'après Friedleben, ils continuent à s'accroître pendant le premier semestre, subissent au cours du second un arrêt de développement et ne commencent à s'atrophier qu'au début de la première année ; à deux ou trois ans nous les avons vus recouvrir encore une grande partie du péricarde.

Chez le *lapin*, nous n'avons jamais constaté la disparition complète du thymus.

Sans doute, nos examens n'ont jamais porté sur des sujets très âgés, mais la plupart de nos animaux pesaient de 1,800 gr. à 2,300 gr., ils étaient donc franchement adultes. Presque tous avaient un thymus très appréciable, descendant au moins jusqu'aux oreillettes; chez quelques-uns seulement, la glande, très petite, très mince, était réduite à une simple lame cellulo-fibreuse au milieu de laquelle on distinguait nettement par transparence les lobules glandulaires plus ou moins isolés et écartés les uns des autres, sans grande surcharge graisseuse.

Chez le cobaye, d'après Klein, le thymus persiste toute la vie; et pourtant il nous est arrivé très souvent de le trouver extrêmement atrophié, perdu dans un tissu cellulaire lâche, reconnaissable au microscope seul.

Chez le rat, la glande s'atrophie de bonne heure, mais subsiste également à l'état de traces. D'ailleurs, His, Watney, Klein (147 c) et surtout Sussdorf ont constaté que chez la plupart des animaux le thymus ne disparaissait jamais complètement.

Les modifications histologiques du thymus chez les animaux pendant la période de régression sont très analogues à celles de l'homme. Mais la prolifération des cellules épithélioïdes est infiniment moins marquée ; les débris thymiques renferment surtout des cellules lymphoïdes et ne contiennent presque jamais de corpuscules de Hassall.

TROISIÈME PARTIE

PATHOLOGIE DU THYMUS

Les auteurs ont décrit très complètement les « grosses » lésions du thymus, c'est-à-dire les *abcès*, les altérations *syphilitiques* et *tuberculeuses*, les *hémorrhagies*, les *tumeurs;* ils ont également signalé l'*hypertrophie*, la *persistance* ou la *réviviscence*, et au contraire l'*atrophie* ou l'*absence* complète de la glande; ils ont vu, d'autre part, que ces dernières lésions jouaient peut-être un rôle dans la pathogénie de certaines affections; enfin, guidés par cette notion que le thymus exerce vraisemblablement une fonction hématopoiétique, ils ont recherché les modifications apportées dans sa structure par quelques maladies où l'hématopoièse est manifestement altérée : *purpura*, *hémophilie*, *lymphadénie*, etc.

Dans les autres états morbides, en particulier dans les *maladies infectieuses*, ils ont totalement négligé de faire l'examen « *systématique* » du thymus.

Cette lacune est fort regrettable. Il résulte, en effet, des recherches de M. H. Roger (236 b), que les maladies infectieuses provoquent souvent, à côté de lésions dégénératives banales, une réaction de défense se traduisant par un véritable rajeunissement de l'organe attaqué, un réveil de ses fonctions éteintes.

Or, l'on conçoit toute l'importance, au point de vue physiologique, de ce « rajeunissement » qui permet de surprendre l'organe en plein fonctionnement. Nous avons donc eu l'idée de rechercher si cette loi, exacte pour la moelle des os et le corps thyroïde, s'appliquait également au thymus.

CHAPITRE PREMIER

Inflammation, tuberculose, syphilis du thymus (Hahn et Thomas Sanné, Trisetheau, etc.).

§ 1er. — Inflammation.

L'inflammation franche, primitive du thymus, est rare. Véron, en 1825, signale un thymus enflammé chez un nouveau-né mort au bout de quelques jours. Billard publie deux cas du même genre, Weber (de Kiel), un cas. Pour Hahn et Thomas et pour Sanné, il s'agit dans toutes ces observations non d'inflammation vraie, mais de « congestions arrivées à un degré extrême, consécutives au travail de l'accouchement ».

Le premier cas authentique est dû à von Wittich. Un jeune homme de 18 ans fut pris, en pleine santé, de vives douleurs rétro-sternales, d'une dyspnée paroxystique avec accès de suffocation, et un peu plus tard d'hydrothorax et d'ascite ; le malade mourut au cours d'un de ces accès.

Le médiastin était rempli par une tumeur adhérant au péricarde, enserrant la trachée et les gros vaisseaux ; cette tumeur présentait, en certains points, la structure du thymus normal ; en d'autres régions elle était creusée de cavités renfermant du pus ou un liquide clair contenant des granulations pigmentaires et des gouttelettes graisseuses. La cavité du péricarde était saine. Friedleben pense néanmoins que l'inflammation était partie de la séreuse péricardique. Hahn et Thomas critiquent cette étiologie, ils repoussent également l'hypothèse d'une médiastino-péricardite noueuse et concluent à l'inflammation primitive du thymus.

Demme (69 b) a publié le cas d'un jeune enfant de 2 mois et demi chez lequel apparut subitement, à la partie inférieure du cou, une tumeur chaude, rouge, mate, très douloureuse, parcourue par un réseau veineux abondant. La mort survint très rapidement ; à l'autopsie, on nota la suppuration de la totalité du thymus.

Schlossmann a observé un grand abcès du thymus chez un enfant de 10 mois mort subitement. Le pus renfermait des microbes, pyogènes et pathogènes pour les animaux, ressemblant beaucoup au bacterium coli ; l'auteur les assimile au pyo-bactéries de Fischer.

Helm a rapporté un cas de mort subite avec hypertrophie du thymus due à des abcès multiples. Il y avait en même temps de la tuberculose ganglionnaire, de la pleurésie et de l'endocardite.

Hennig (128 a) a vu deux cas de suppuration métastatique du thymus dans la pyémie. Biedert, enfin, a publié l'observation d'un enfant de 10 mois, atteint de fièvre avec dyspnée. On crut à du croup, on pratiqua le tubage sans résultat, on fit alors la trachéotomie, la canule ne put descendre dans la trachée, on reconnut qu'il y avait de la matité rétrosternale. A l'autopsie, le thymus fut trouvé volumineux, enflammé ; il y avait, de plus, une forte adénopathie trachéo-bronchique sans tubercules visibles et sans bacilles colorables.

§ 2. — **Tuberculose du thymus.**

D'après Friedleben, il n'existe aucun cas authentique de tuberculose du thymus ; les cas publiés sous ce nom ne sont autre chose que des ganglions caséeux accolés à la glande plus ou moins atrophiée.

Benjamin Brodie a publié l'observation d'une fillette de 7 ans, qui fut prise assez brusquement d'une série d'accès de suffocation et mourut rapidement. A l'autopsie, on trouva une tumeur rétro-sternale creusée de cavités remplies d'un liquide blanchâtre, grumeleux. Brodie crut se trouver en présence du thymus. Friedleben estime qu'il s'agissait d'un amas de ganglions tuberculeux.

Dans un cas de Bednar, il existait sur l'un des bords du thymus un foyer tuberculeux bien circonscrit. Hahn et Thomas, Sanné ne voient dans ce foyer qu'un ganglion inclus dans l'épaisseur de la glande.

Cruveilhier (64 b) et Hoffmann ont rapporté des exemples authentiques de tuberculose secondaire du thymus.

Lancereaux considère cette lésion comme certaine, mais rare.

Leroux, sur 219 cas (recueillis par Parrot) d'enfants de moins de 2 ans morts de tuberculose, relève trois cas de tubercules thymiques. Müller (197) publie un cas du même genre ; Wildfang en signale plusieurs. Jacobi (141 b), sur 60 autopsies de tout genre d'enfants âgés d'un an ou au-dessous, constate trois fois de la tuberculose du thymus. Il fait remarquer que ce chiffre, en apparence très faible, correspond à peu près au quart des cas de tuberculose généralisée observés à cet âge. Dans ces trois observations, il existait des bacilles très nets et des lésions d'artérite oblitérante, une fois seulement des cellules géantes, et tantôt des tubercules miliaires, tantôt des foyers caséeux.

Hennig (128) considère la tuberculose du thymus comme consécutive, le plus souvent, à la tuberculose miliaire généralisée ou à la pneumonie caséeuse.

Dans deux cas de Farret il existait des tubercules du thymus sans bacilles visibles.

Mettenheimer n'a jamais vu de tuberculose de cette glande.

Trisetheau parle de 5 cas de tuberculose miliaire sans lésions du thymus.

Dans toutes les observations précédentes, l'organe est atteint secondairement; la tuberculose primitive du thymus existe cependant, mais elle est extrêmement rare. Vogel et Bednar décrivent comme telle d'énormes tumeurs « indépendantes des ganglions » ; leurs observations sont très suspectes. Quelques cas de Carpenter sont un peu plus démonstratifs, mais le seul exemple authentique de tuberculose primitive congénitale du thymus est celui de Demme (69 a); il concerne une petite fille morte d'athrepsie quarante-deux jours après sa naissance, sans antécédents héréditaires tuberculeux. Le thymus contenait des tubercules et renfermait des bacilles.

Nous-même avons eu l'occasion d'observer un cas de tuberculose secondaire du thymus chez un enfant de 4 ans ; nous le décrirons un peu plus loin, en étudiant les lésions dégénératives et réactionnelles non spécifiques que la tuberculose, comme toutes les maladies infectieuses, peut déterminer dans cette glande.

§ 3. — **Syphilis**.

Le thymus peut être lésé au cours de la syphilis, mais ces lésions ne paraissent pas fréquentes, puisque Parrot n'en rapporte aucun exemple et que Ludwig Fürth, sur 200 cas de syphilis congénitale, n'en signale que trois cas.

On observe le plus souvent de la *sclérose*, de l'*artérite*, très rarement des *gommes*. Quelques auteurs décrivent, en outre, comme spécifiques des altérations tout à fait particulières qui ne ressemblent en rien aux lésions ordinaires de la syphilis : tels sont les *abcès* de Dubois et les *kystes* de Bednar.

A. **Abcès de Dubois**. — Haugsted (121 b, p. 266) le premier, en 1832, a signalé des abcès du thymus chez deux jeunes gens atteints simultanément de syphilis et de tuberculose.

Dix-huit ans plus tard, en 1850, Paul Dubois a observé dans le thymus de quatre nouveau-nés morts de syphilis congénitale, du « pus disséminé ou réuni en foyer ». Frappé de la constance de cette lésion, Dubois n'hésita pas à la rattacher à la syphilis et à lui accorder une valeur diagnostique de premier ordre.

Depuis, plusieurs observations du même genre ont été publiées, nous n'en citerons que quelques-unes.

C'est ainsi que Strœbe, dans un thymus d'enfant mort de syphilis congénitale, signale une cavité à parois lisses contenant un pus verdâtre, filant, sale. De même Mewis, à l'autopsie d'un enfant de 8 mois, présentant des gommes du poumon, de l'ostéite syphilitique et de l'hypertrophie des ganglions mésentériques, trouve un thymus de grosseur normale mais dur, ferme, contenant un abcès. De même enfin, Trisetheau chez un enfant de trois mois atteint, dès sa naissance, d'une éruption caractéristique et dont la mère avait été traitée deux ans plus tôt pour une syphilis de moyenne intensité parle d'un thymus mou, pâle, un peu plus coloré toutefois sur les bords, renfermant une grande quantité de petits abcès, de la grosseur d'une lentille, remplis d'un pus gris verdâtre.

Comment interpréter ces lésions ?

Doit-on les envisager comme une suppuration banale au cours de la syphilis ; doit-on avec Braun, Spœth, Wild, Weber, Henoch, Weisflag, Widerhofer, les considérer comme une altération syphilitique spéciale ; s'agit-il, comme l'ont cru Depaul, Lehmann, de gommes suppurées, ou bien faut-il admettre avec Virchow, Elsässer, Vogel, Klein qu'elles sont artificielles et résultent d'un simple ramollissement cadavérique ? Déjà Dubois avait cherché, pour se prémunir contre cette dernière objection, à établir des caractères différentiels entre le pus de ces abcès et le suc normal du thymus des nouveau-nés : le pus serait plus filant, plus visqueux, plus verdâtre ; le suc d'une coloration blanc laiteux, renfermerait des globules muqueux ressemblant beaucoup aux globules du pus.

Il est probable que la plupart de ces opinions renferment une part de vérité : c'est l'avis de Chiari (52) qui a consacré un important travail à l'étude de cette question. Pour cet auteur, les abcès de Dubois n'ont pas toujours la même origine, ils représentent tantôt des gommes ramollies, tantôt des cavités artificielles résultant de la putréfaction cadavérique, tantôt enfin des formations tout à fait particulières n'ayant aucun rapport avec la syphilis. Chiari décrit longuement ces dernières formations. Voici d'après Klein (147 d), à qui nous empruntons ces détails, la description qu'il en donne :

Chez un prématuré de 1,750 gr., long de 42 centim., mort de syphilis congénitale quinze minutes après sa naissance (il existait, en effet, du pemphigus généralisé, de la pneumonie blanche, de la néphrite, de l'entérite, de l'hépatite interstitielle, de la pancréatite, de l'ostéochondrite, de la splénomégalie), le thymus, de dimensions normales, contenait une multitude de petits abcès de Dubois de la grosseur d'une lentille. Le liquide puriforme qui s'écoulait de ces abcès renfermait des éléments cellulaires ressemblant à des globules du pus. La paroi des cavités était constituée par plusieurs assises de cellules épithéliales aplaties à noyau bien coloré. Vers la périphérie, ces éléments, mêlés à des cellules lymphoïdes, prenaient peu à peu les caractères des cellules épithélioïdes du thymus. Le contenu des cavernes était lui-même formé des deux éléments essentiels de la glande : cellules épithélioïdes à gros noyau pâle et cellules lymphoïdes à petit noyau foncé. Toutes ces cellules en voie de nécrose se coloraient mal. Quelques kystes, plus volumineux que les autres, contenaient en outre des globes épithéliaux formés de cellules crénelées disposées concentriquement. Enfin, çà et là on voyait des cellules géantes polynucléaires mal limitées et des débris de vaisseaux contenant encore des globules sanguins.

Mais, fait important et sur lequel insiste tout particulièrement Chiari, le revêtement épithélioïde limitant la paroi du kyste était presque toujours interrompu en un point de son trajet et, par la brèche ainsi ouverte, le tissu thymique faisait hernie dans l'intérieur de la cavité et paraissait se continuer directement avec son contenu.

De ces constatations, Chiari conclut que ces cavités ne sont pas de vrais abcès, mais qu'elles représentent des corpuscules de Hassall envahis par du tissu thymique et transformés en kystes par le ramollissement ultérieur de ce tissu. Il dit avoir observé plusieurs formes de transition entre les deux phases extrêmes de cette transformation : dans certains corpuscules, le tissu thymique forme quelques bourgeons qui refoulent vers la périphérie les grosses cellules à noyau globuleux de la partie centrale. Ailleurs le corpuscule est transformé tout entier par l'envahissement du tissu thymique, en une sphère pleine dont les éléments sont en voie de nécrose; ailleurs enfin le contenu du corpuscule altéré est entièrement ramolli.

Sur 33 autopsies d'enfants, Chiari a trouvé 16 fois des altérations de ce genre, 2 fois seulement les enfants étaient atteints de syphilis congénitale, preuve évidente que cette maladie ne joue aucun rôle dans la production de ces lésions.

Sans pouvoir se prononcer sur la signification réelle de ces cavités kystiques, Chiari fait remarquer qu'elles apparaissent à une époque où la glande, tuméfiée et gorgée de suc, atteint son plus haut degré de développement; il pense donc qu'elles résultent de l'énorme activité de prolifération des cellules parenchymateuses qui tendent à se substituer aux éléments épithéliaux primordiaux, représentés par les corpuscules de Hassall.

Sultan a observé un fait du même genre chez un soldat mort d'une attaque d'épilepsie.

Mettenheimer, dans quatre cas, a noté les mêmes altérations, mais il les interprète d'une tout autre façon : il croit que certains corpuscules dégénérés se rompent et versent leur contenu dans le parenchyme glandulaire, qui de ce fait subit une tuméfaction notable et vient prendre la place des produits éliminés.

Enfin Eberle, à propos d'un cas personnel concernant un petite fille née un peu avant terme, morte trois quarts d'heure après sa naissance, propose une autre explication.

L'enfant présentait des lésions d'ostéochondrite syphilitique, des gommes.

La mère, âgée de 24 ans, avait eu plusieurs accouchements prématurés sans autre signe de syphilis.

Le thymus, gros comme une noix, était creusé d'une cavité aplatie transversalement, irrégulièrement étoilée, remplie d'un liquide puriforme vert clair. Les parois de celle-ci se composaient d'une couche épithéliale, infiltrée de leucocytes; en certains points l'infiltration leucocytaire était telle que les limites de la paroi épithéliale devenaient indistinctes ; ailleurs, on notait l'existence de véritable follicules lymphatiques : le tout rappelait très exactement la structure des amygdales.

Les cellules épithéliales, atteintes de dégénérescence vacuolaire, avaient en certains endroits complètement disparu, elles étaient remplacées par des lymphocytes et du tissu conjonctif; en ces mêmes endroits, on trouvait des corpuscules de Hassall composés de trois ou quatre cellules épithéliales juxtaposées ayant complètement perdu leur forme primitive.

Les formations kystiques étaient remplies de globules du pus, de leucocytes à noyaux déchiquetés ou incisés profondément, la plupart en voie de destruction.

En se basant sur leur structure épithéliale, Eberle pense que ces cavités résultent de la non oblitération du diverticule de la troisième fente branchiale qui donne naissance au thymus embryonnaire.

Elles sont donc congénitales, préformées. La syphilis n'intervient dans leur production qu'en les empêchant de se fermer ; elle détermine l'inflammation de leurs parois qui prennent une structure identique à celle de la muqueuse buccale ; les produits inflammatoires ne tardent pas à les distendre et à les transformer en kystes plus ou moins volumineux.

B. **Kystes de Bednar.** — Les formations kystiques observées en 1852 par Bednar, dans le thymus d'enfants morts de syphilis, ressemblent assez aux abcès de Dubois, mais leur contenu est limpide, jaunâtre, non puriforme. Leurs dimensions sont très variables. Parfois Bednar a vu les deux lobes de la glande transformés en deux vastes poches kystiques.

La pathogénie de ces formations est tout à fait inconnue. Il est douteux que la syphilis joue un rôle dans leur production.

C. **Gommes.** — Les gommes vraies du thymus sont extrêmement rares. Leur existence, cependant, n'est pas douteuse ; elles ont été vues par Lehmann, par Hennig. Ce dernier insiste sur la tendance qu'elles ont à se ramollir.

Jacobi considère comme de nature gommeuse une petite tumeur isolable de 1 millim. et demi de diamètre, qu'il a rencontrée dans le thymus d'un sujet mort de syphilis. Cette tumeur était formée : au centre, d'une masse hyaline colorée d'une manière diffuse par l'hématoxyline et l'éosine et, à la périphérie, d'une zone de cellules rondes limitée en dehors par du tissu conjonctif.

D. **Sclérose et artérite syphilitiques**. — Les lésions scléreuses et artérielles, du thymus, au cours de la syphilis, sont un peu plus fréquentes.

Sur 5 cas de syphilis congénitale, Jacobi a constaté quatre fois une prolifération du tissu conjonctif : les acini étaient parcourus par des travées renfermant des cellules fibrillaires, des cellules en fuseau et des cellules rondes, les parois des vaisseaux étaient épaissies.

C'est dans un de ces cas que Jacobi a trouvé la tumeur gommeuse dont nous venons de parler.

Mettenheimer a observé les mêmes lésions sur un thymus de 4 gr. 6 provenant d'un enfant de neuf semaines mort de la même maladie. Il note le développement excessif du tissu conjonctif, l'épaississement considérable des parois vasculaires, l'atrophie très marquée du parenchyme glandulaire, réduit à de simples îlots : certains acini de la périphérie ne renfermaient plus que de grosses cellules épithélioïdes polygonales, à gros noyau très fortement coloré, à protoplasma gonflé, granuleux ; des cellules semblables étaient disséminées au milieu des masses principales de leucocytes, ainsi que dans les travées du tissu conjonctif proliféré ; les corpuscules de Hassall faisaient complètement défaut.

E. **Thromboses. Hémorrhagies**. — Enfin quelques auteurs ont signalé des thromboses et des foyers hémorrhagiques plus ou moins volumineux dans le thymus d'enfants morts de syphilis. Ce sont des lésions de ce genre que Ludwig Fürth a décrites dans les 7 cas de syphilis du thymus qu'il dit avoir observés.

Trisetheau parle de deux cas semblables, publiés en Allemagne en 1883, dans les *Archives des maladies de l'enfance :* dans l'un, la mère était nettement syphilitique, l'enfant mourut quarante-cinq jours après sa naissance ; le lobe gauche du thymus était hypertrophié et présentait tout près de son hile un foyer de forme triangulaire couvert de sang, gris blanchâtre après lavage ; les bords de ce foyer, de consistance très molle, présentaient une teinte pourpre très marquée. Dans le deuxième cas, il existait, dans le même lobe, un infarctus hémorrhagique de la grosseur d'une noix ; l'enfant avait vécu dix jours ; la mère était inconnue.

En l'absence de renseignements plus précis, il est difficile de se prononcer sur la signification et la valeur de ces lésions.

Nous n'avons jamais trouvé dans le thymus de sujets morts de syphilis les lésions décrites par Dubois, Bednar, Fürth, Lehmann ; nous n'avons observé que de la sclérose, de l'artérite, et des modifications cellulaires identiques à celles produites par les autres maladies infectieuses.

Nous décrirons plus loin ces altérations.

CHAPITRE II

Néoplasmes du thymus.

Historique. — L'étude des néoplasmes du thymus est liée étroitement à celle des tumeurs du médiastin.

Hahn et Thomas font remarquer qu'on a assigné à ces dernières trois origines différentes.

Les uns, avec Cruveilhier (64 a), les ont considérées comme des tumeurs des ganglions; d'autres, avec Koster (152) les ont fait naître du tissu cellulaire sous-pleural; d'autres enfin, avec Tozzeti, Falcon, Astley Cooper, leur ont donné pour point de départ le thymus ou ses débris.

Jusqu'en 1858, époque où parut le travail de Friedleben auquel nous avons fait si souvent allusion, l'origine thymique des tumeurs du médiastin était assez généralement admise. Cet auteur soutint que la fréquence des affections du thymus avait été singulièrement exagérée, il soumit toutes les observations anciennes à une critique sévère; ses conclusions, presque toutes négatives, ont eu une grande influence sur les travaux ultérieurs; c'est à peine si de loin en loin, pendant un grand nombre d'années, quelques auteurs osèrent attribuer au thymus certaines tumeurs du médiastin.

En 1875, M. Rendu (229 a), dans le remarquable mémoire qu'il a consacré à l'étude de cette question, se prononce nettement contre l'origine thymique de la plupart des tumeurs malignes du médiastin. « Dans la pathogénie de ces tumeurs, on a été, dit-il, jusqu'à incriminer le thymus, quoiqu'il soit peu vraisemblable qu'un organe transitoire, dont les débris se retrouvent à peine après la naissance, redevienne tout à coup susceptible de se transformer en un néoplasme envahissant. » Il fait exception toutefois pour les cas où l'examen histologique a permis de reconnaître la présence de corps concentriques; pour tous les autres cas, il se rallie à la théorie ganglionnaire de Cruveilhier. Il fait remarquer, en effet, que ces tumeurs frappent surtout des sujets jeunes, principalement de 25 à 35 ans, jamais au delà de 60 ans. Il explique cette apparente anomalie par la fréquence du lymphadénome, dont il rapporte plusieurs exemples : 1 cas de Riegel intitulé lymphosarcome, 1 cas de Pasturaud et 4 cas d'Eger publiés sous le nom de lymphadénome. Il dit que par des transitions insensibles on arrive du lymphadénome au sarcome et même au carcinome; il insiste sur ce fait, constaté par Eger, que la tumeur offre le plus souvent une structure complexe : en certains endroits elle donne l'impression du carcinome, ailleurs elle offre un aspect lymphoïde. M. Rendu n'hésite pas à faire rentrer toutes ces variétés de néoplasmes dans la catégorie des lymphadénomes vrais ; il ajoute que l'hypertrophie ganglionnaire peut être généralisée, et que, dans ce dernier cas, on peut se demander si l'on a bien affaire à une tumeur maligne ou si l'on n'est pas plutôt en présence d'une adénie pure et simple : telles, les deux observations publiées par Rossbach, sous le nom de lymphosarcome, dans lesquelles il y avait de la leucocythémie et de l'hypertrophie de tous les ganglions.

La plupart des conclusions du travail de M. Rendu ont été adoptées par les auteurs qui l'ont suivi. Ceux-ci n'ont rien changé à la description clinique, ils ont ajouté à la partie anatomique, ils n'ont réellement eu à modifier que la question de la pathogénie.

Peu à peu, en effet, la théorie thymique de l'origine des tumeurs du médiastin a repris du terrain, grâce aux publications de Steudener, Birch-Hirschfeld, Brigidi, Soderbaum et Hedenius.

Hahn et Thomas, en 1879, soutiennent encore que les tumeurs du médiastin dérivent rarement du thymus.

Ces tumeurs, d'après eux, peuvent se présenter sous deux formes : dans l'une, le néoplasme a tendance à tout envahir, le thymus est pris comme les autres organes; dans l'autre, la marche est lente, progressive, tous les anneaux de la chaîne ganglionnaire sont atteints successivement, le thymus est respecté. Ces auteurs ne croient pas à l'origine thymique de la tumeur décrite par Tozzeti, ils trouvent également suspect le cas de Falcon concernant une récidive, dans le médiastin, d'un fongus du testicule; ils considèrent comme un peu plus démonstratif le cas d'Astley Cooper, relatif à une jeune fille de 29 ans, morte d'un sarcome médullaire.

Seules, les observations de Steudener, de Soderbaum et Hedenius leur semblent tout à fait concluantes.

Le cas de Steudener, publié en 1874, concerne un enfant d'un an, mort de pneumonie; l'autopsie fit découvrir un sarcome hémorrhagique à cellules rondes, développé manifestement aux dépens du thymus.

Le cas de Soderbaum et Hedenius, reproduit *in extenso* par Hahn et Thomas, a trait à un jeune homme de 22 ans, mort d'un sarcome du médiastin :

La tumeur, volumineuse, était constituée en arrière par une trame conjonctive non réticulée contenant de grandes cellules rondes et des îlots de cellules fusiformes, en avant, par un tissu nettement réticulé renfermant presque exclusivement des cellules lymphoïdes.

Dans cette dernière région, les vaisseaux étaient en partie obstrués par la prolifération des cellules endothéliales. L'obstruction était tantôt complète, tantôt incomplète et, dans ce dernier cas, le vaisseau tapissé intérieurement d'une couronne de grandes cellules cubiques disposées sur une ou deux rangées, ressemblait tout à fait, sur une coupe transversale, au canal excréteur d'une glande.

Ces formations pour Hedenius, Hahn et Thomas sont de véritables corpuscules de Hassall ; elles sont, disent-ils, d'autant plus intéressantes qu'elles démontrent à la fois l'origine thymique du néoplasme et l'origine vasculaire des corps concentriques. Ces deux derniers auteurs concluent donc que « chez les enfants et les individus plus âgés le thymus devient parfois le point de départ de sarcomes de différentes formes ».

Sanné (in *Dictionnaire Dechambre* et plus récemment dans le *Traité des maladies de l'enfance*) se rallie à cette opinion. Il parle en outre de deux cas de carcinomes observés par Vogel chez des enfants de 5 à 6 ans et d'un myxolipome vu par Brigidi chez un phymateux de 29 ans ; il ne se prononce pas nettement sur l'origine réelle de ces tumeurs.

Enfin, MM. Letulle, Vermorel, Michel Dansac, Ambrosini, Paviot et Gerest reconnaissent la nature épithéliomateuse de certaines tumeurs du médiastin et les rattachent au thymus. M. Letulle, en effet, fait observer que, dans cette région, cet organe seul, de par son mode de développement, est susceptible de renfermer des cellules épithéliales et de donner, par conséquent, naissance aux épithéliomes et aux carcinomes ; tandis que les autres tumeurs (lymphadénome, lymphosarcome, sarcome) peuvent naître des ganglions ou du tissu cellulaire, aussi bien que des éléments conjonctifs et lymphoïdes du thymus. La persistance de débris thymiques jusqu'à un âge très avancé, la nature lympho-épithéliale de ces débris, et d'autre part la nature mixte, le polymorphisme des tumeurs du médiastin plaident plutôt en faveur de cette dernière origine. M. Letulle n'hésite donc pas à attribuer au thymus la plupart des néoplasmes de la région.

Les tumeurs de cette glande sont donc très nombreuses et très variées ; nous les décrirons sommairement ; les détails dans lesquels nous venons d'entrer nous permettront d'être très bref.

Tumeurs conjonctives du thymus. — De toutes les tumeurs du thymus, la plus fréquente est certainement le *lymphadénome*, ainsi qu'il ressort des constatations de Riegel, Pasturaud, Eger, Cornil et Ranvier, Rendu, Letulle, etc.

Le lymphadénome entre dans la constitution de toutes les tumeurs mixtes, il est souvent combiné au *sarcome*, le sarcome pur est beaucoup plus rare. Un cas d'*angiome* a été signalé par Berens en 1888. Des cas de kystes du médiastin ont été attribués au thymus par divers auteurs.

Comme exemples de tumeurs conjonctives, nous avons déjà cité les observations de Riegel, Pasturaud, Eger, Steudener. Nous pouvons encore mentionner : un cas de lymphadénome, constaté par Rosenberg chez un enfant de 5 ans ; des cas de lymphosarcome observés : par Grützner, chez un enfant de 8 ans ; par Bollay, chez un enfant de 14 ans ; par Jules Simon (259 b) et Grawitz, chez des leucémiques ; un cas de sarcome à grosses cellules dû à Ertmann, et enfin 5 cas de nature diverse rapportés par M. Letulle (167 b).

Le premier est un lymphadénome classique, survenu chez une femme de 40 ans, enceinte de quatre mois, atteinte en même temps de pleurésie purulente, morte au cours de la chloroformisation (obs. IV de Letulle).

Le deuxième est un lymphadénome fibreux, avec tumeurs analogues dans les ganglions, la plèvre gauche, le péricarde, le cœur; le sujet, âgé de 42 ans, présentait une leucocytémie considérable (obs. III de Letulle).

Le troisième est un fibrosarcome, développé chez un homme de 57 ans, avec épanchement chyliforme de la plèvre (obs. V de Letulle).

Le quatrième est un lympho-sarcome hémorrhagique atypique, en voie de caséification, survenu chez un homme de 46 ans (sarcome adénomateux à grosses cellules polymorphes groupées par places de façon à simuler un adénome du foie) (obs. I de Letulle).

Le cinquième enfin (dû à M. C. Nicolle, obs. VI de Letulle) est un sarcome embryonnaire, dur, presque ligneux, prenant par places l'aspect du carcinome diffus atypique, survenu chez un homme de 50 ans. M. Letulle, à propos de ce dernier cas, hésite entre un lympho-sarcome plus ou moins alvéolaire et un lymphadénome et un carcinome combinés.

Tumeurs épithéliales du thymus. — Ces deux dernières observations et surtout la dernière nous conduisent insensiblement aux tumeurs épithéliales du thymus.

Celles-ci sont toujours très complexes; elles comprennent, d'après Paviot et Gerest, trois variétés principales :

La forme pseudo-sarcomateuse;

La forme à corps concentriques et à cellules géantes ;

La forme à cellules du type malpighien et à globes épidermiques.

a) La nature épithéliale des *pseudo-sarcomes* du thymus a été démontrée par M. Letulle, qui leur a conservé néanmoins le nom de « sarcome ou fibrosarcome ». Dans un cas dû au Dr Maurice Nicolle (obs. II de Letulle) la tumeur développée chez une femme de 67 ans présentait un stroma fin, réticulé, contenant des cellules très petites, plutôt rondes, à caractères épithélioïdes à peine marqués.

b) *La forme à corps concentriques et à cellules géantes* a été décrite par MM. Paviot et Gerest d'après un cas personnel et d'après le cas de Soderbaum et Hedenius, dont nous avons parlé plus haut, et qu'ils n'hésitent pas à ranger dans ce groupe. Les tumeurs de cette variété ont le plus souvent un stroma alvéolaire renfermant des cellules cancéreuses petites, polymorphes, mais, ce qui les caractérise essentiellement, c'est la présence de « corps concentriques particuliers », formés de trois ou quatre grandes cellules emboîtées les unes dans les autres, mais non imbriquées, contrairement aux cellules des corpuscules de Hassall vrais. Ces formations sont visibles même à un faible grossissement ; elles prennent alors un tout autre aspect, chacune d'elles ressemble à une grosse cellule géante polynucléaire.

Pour Paviot et Gerest ces « pseudo-cellules géantes » ou « faux corps concentriques » sont seuls pathognomoniques de l'origine thymique d'un cancer du médiastin.

c) *La forme à cellules du type malpighien et à globes épidermiques est rare.*

L'observation de MM. Thiroloix et Vermorel, reproduite par M. Letulle (obs. VIII), et par Ambrosini (obs. II) en est un bel exemple.

La tumeur, développée chez un homme de 65 ans, était « un épithélioma pavimenteux tubulé, constitué par un stroma épais limitant des boyaux de cellules épithéliales crénelées du type malpighien, avec globes épidermiques ».

L'observation I de la thèse d'Ambrosini a trait également à un épithélioma pavimenteux tubulé, survenu chez un homme de 53 ans, mais ce cas diffère du précédent : l'auteur, en effet, dit que les cellules cancéreuses étaient volumineuses, peu nombreuses, enfermées dans une trame épaisse formée de tissu conjonctif adulte ; mais il ne dit pas que les cellules étaient du type malpighien et il ne signale pas la présence de globes épidermiques.

Il est bien évident que certains cancers du thymus ne peuvent rentrer dans l'une des trois catégories admises par Paviot et Gerest ; toutes les tumeurs du type carcinomateux doivent être rangées dans une classe à part : tel le cas de M. Mallet (obs. VII de Letulle, IV d'Ambrosini), concernant une jeune femme de 23 ans, morte d'un carcinome primitif du thymus à marche rapide ; les alvéoles cancéreux étaient remplis de cellules épithéliales polymorphes ayant subi une dégénérescence muqueuse très marquée ; la tumeur était extrêmement vasculaire.

Les deux cas publiés par Vogel et l'observation VI de M. Letulle, dont nous avons parlé plus haut, appartiennent vraisemblablement à ce groupe.

Nous serions tenté d'y ranger également une observation publiée par Michel Dansac et reproduite par Ambrosini (obs. V d'Ambrosini), bien que par certains détails celle-ci diffère beaucoup des précédentes.

La tumeur, essentiellement polymorphe, offrait en certains endroits l'aspect du cancer réticulé, ses mailles étaient remplies de grosses cellules cubiques d'apparence glandulaire ; ailleurs, les cellules cancéreuses formaient de longs boyaux entourés d'une coque épaisse de tissu conjonctif : sur des coupes transversales, ces boyaux dessinaient de véritables *corps concentriques épithéliaux ;* en d'autres endroits, les éléments cellulaires étaient représentés par des îlots de cellules lymphoïdes disposés surtout autour des vaisseaux ; ceux-ci étaient le siège d'une sclérose oblitérante proliférative. Sectionnés perpendiculairement à leur axe, ils donnaient également l'impression de corpuscules de Hassall *(corps concentriques vasculaires) ;* il existait enfin, de place en place, des cellules granulées énormes fortement éosinophiles, à noyau volumineux, en division cinétique. Michel Dansac compare ces éléments aux « cellules sphériques embryonnaires hématopoiétiques ».

Des noyaux secondaires s'étaient développés dans le foie, ils renfermaient des cellules épithéliales cylindriques, c'est-à-dire tout à fait différentes de celles de la tumeur primitive.

Nous n'insisterons pas davantage sur les différentes variétés de néoplasmes dont le thymus peut être le siège. Nous renverrons, pour plus de détails, aux publications récentes de Rolleston, Lesimple et Grandhomme.

CHAPITRE III

Lésions du thymus dans les maladies du sang et des organes hématopoiétiques.

Il nous est impossible d'écrire un chapitre d'ensemble sur les lésions du thymus dans les maladies du sang et des organes hématopoiétiques ; le nombre des observations parues sur ce sujet est trop restreint; nous nous bornerons à exposer sommairement les principaux cas publiés.

Hémophilie. — Nous ne trouvons qu'un seul cas d'hémophilie dans lequel les lésions du thymus aient été étudiées.

Ce cas, relaté par Acland, concerne un enfant de 7 ans, mort d'hémorrhagies multiples.

Voici, brièvement résumés, les principaux résultats de l'examen nécroscopique :

Il n'existe aucune altération viscérale, les glandes salivaires seules sont nettement enflammées, le tissu musculaire de la langue est infiltré de globules rouges et de leucocytes. Les vaisseaux paraissent tout à fait normaux, sauf en quelques points où leurs parois, rompues pendant la vie, sont légèrement tuméfiées et imbibées de sang. Le sang lui-même est profondément modifié, très pâle, très aqueux, très riche en globules blancs.

Le thymus, plus gros que normalement, renferme un grand nombre de *masses sphériques*, volumineuses, visibles à l'œil nu, disposées surtout à la périphérie de la glande.

Ces masses, situées à proximité des corpuscules de Hassall, sont en relation d'une part avec ces corpuscules, de l'autre avec les vaisseaux sanguins qui les traversent parfois complètement. Elles sont reliées entre elles par des traînées de cellules oblongues à noyau bien net, bien défini. Constituées au centre par une quantité considérable de cellules épithélioïdes irrégulières, à noyau très effacé, elles sont bordées, à la périphérie, par une couche épaisse de cellules rondes, de coloration sombre.

Le stroma fibreux de la glande est très développé ; les cloisons interlobulaires, très épaisses, contiennent un grand nombre de vaisseaux nourriciers.

Purpura.— Acland signale les mêmes lésions dans le thymus d'un malade de 14 ans mort d'un abcès pelvien au cours d'un purpura.

Il n'ose se prononcer sur la signification de ces corps sphériques ; il ne croit pas qu'ils représentent un stade normal de l'évolution des corpuscules de Hassall, car il n'a pu les trouver dans quatre ou cinq thymus, pris au hasard, examinés à ce point de vue spécial ; il insiste sur les relations que ces corps présentent avec les *vaisseaux* et fait remarquer que les seules maladies dans lesquelles ils aient été rencontrés étaient précisément des maladies de l'*appareil vasculaire*. « Il se peut donc, dit-il, que ces maladies soient la conséquence ou la cause de l'altération observée, mais il est possible également qu'elles n'offrent aucun rapport avec elle. »

Lochte décrit également des lésions du thymus dans un cas de purpura infectieux, observé dans le service du professeur Lenhartz. Ce cas, fort intéressant, mérite d'être reproduit tout au long.

La maladie, survenue chez un jeune homme de 21 ans, employé dans une lithographie, avait débuté par des lésions de stomatite ulcéreuse, accompagnées de vives douleurs. Au début, le malade s'était soigné chez lui, mais comme ses douleurs augmentaient, il avait dû entrer à l'hôpital.

Dès ce moment, dit Lochte, l'état général est des plus graves. Les gencives décollées, gonflées, saignent au moindre contact, le bord alvéolaire de la mâchoire supérieure présente une bosse sanguine volumineuse de la grosseur d'une noix ; le plancher buccal est soulevé par un paquet ganglionnaire ; le patient rend constamment du sang par la bouche ; on note un peu partout un pointillé hémorrhagique ; il existe des hémorrhagies rétiniennes, de l'albuminurie, un souffle anémique au cœur ; la rate n'est pas hypertrophiée. La température atteint 40°.

Les troubles s'accentuent avec une rapidité extrême et la mort survient avant qu'on ait pu faire un examen du sang.

A l'autopsie, on trouve, à côté d'autres lésions, un thymus persistant pesant 25 grammes, très mal lobulé, de consistance molle, de coloration rouge grisâtre.

Le parenchyme glandulaire est constitué essentiellement par de grosses cellules épithélioïdes, à lame protoplasmique très large, à noyau rond ou ovale, facilement colorable par l'hématoxyline.

En certains endroits, ces cellules, peu nombreuses et peu serrées, nettement arrondies, sont incluses dans des mailles et alvéoles très fins appartenant à la charpente conjonctive de l'organe ; ailleurs, elles sont enfermées dans des loges épaisses, elles sont pressées, tassées les unes contre les autres, deviennent polyédriques et forment des rangées ininterrompues disposées en couches plus ou moins denses. Les noyaux de quelques-unes de ces cellules, par des transitions insensibles, prennent un aspect fusiforme et subissent une diminution considérable de volume.

Dans chaque champ du microscope, à un faible grossissement, on aperçoit de grosses cellules géantes épithélioïdes, isolées, contenant deux ou trois noyaux et même plus, ou un seul noyau très volumineux, riche en amas chromatiques fortement colorés par l'hématoxyline.

L'élément lymphatique du thymus n'est représenté que par des îlots irrégulièrement disséminés renfermant des corpuscules de Hassall ayant subi la dégénérescence colloïde.

Le stroma de la glande est constitué par du tissu conjonctif adulte, très pauvre en cellules fixes.

Parfois, les cellules épithélioïdes pénètrent jusque dans la tunique interne des vaisseaux. Ceux-ci, pour peu qu'ils aient été coupés transversalement, deviennent méconnaissables. Leurs cellules endothéliales ne peuvent être distinguées des cellules épithélioïdes néoformées.

Par contre, il n'existe aucune relation entre ces dernières cellules et les corpuscules de Hassall : les cellules épithélioïdes n'ont aucune tendance à prendre une disposition concentrique, elles n'offrent aucun des phénomènes dégénératifs présentés par les corpuscules.

Les modifications que nous venons de décrire s'observent dans la totalité du thymus, il n'est pas un seul point de la glande qui ait conservé sa structure normale.

Lymphadénie. — Des altérations absolument identiques ont été vues par Lochte dans un cas de leucémie aiguë avec fièvre intense (39°-40°) (provenant également du service du professeur Lenhartz).

De l'observation clinique, nous ne reproduirons que les analyses du sang :

La teneur du sang en hémoglobine était de 67 p. 100; il existait une leucocytose énorme; le rapport entre le nombre des globules blancs et celui des globules rouges $\frac{B}{R}$ était de $\frac{1}{93}$; l'augmentation portait surtout sur les grands mononucléaires et un peu moins sur les lymphocytes; à une période un peu plus avancée, il existait en outre un assez grand nombre d'éosinophiles et des globules rouges à noyau.

Le thymus persistant pesait 20 gr. ; il était entouré d'une capsule conjonctive masquant en partie sa lobulation, et se présentait sous la forme d'un corps aplati rouge grisâtre, de consistance molle; son aspect, en un mot, était identique à celui du thymus des jeunes enfants.

La glande présentait les mêmes lésions que dans le cas précédent : même charpente conjonctive, mêmes cellules épithélioïdes incluses dans des mailles très fines ou disposées en travées très épaisses, mêmes îlots de cellules lymphoïdes renfermant un très petit nombre de corpuscules de Hassall. Par contre, il n'y avait ni cellules géantes, ni cellules polynucléaires.

Les cellules qui entraient dans la constitution des corpuscules de Hassall ressemblaient singulièrement aux éléments épithélioïdes; cependant on ne notait nulle part de corpuscules en voie de formation.

Lochte fait remarquer que dans ce cas de leucémie aiguë comme dans celui de purpura infectieux, il existait les mêmes troubles graves du côté du sang et du système lymphatique et probablement aussi les mêmes altérations sanguines, bien que dans le premier cas, celles-ci n'aient pas été étudiées; il n'hésite pas à rattacher les lésions du thymus à l'affection aiguë du sang; il ne les a jamais rencontrées dans d'autres états morbides; ses recherches ont porté sur 70 sujets morts des maladies les plus diverses, entre autres de leucémie chronique et d'anémie pernicieuse progressive.

Lochte soutient que les cellules épithélioïdes néoformées sont de nature conjonctive, qu'il n'existe aucune différence morphologique appréciable entre ces éléments et ceux qui forment les corpuscules de Hassall; il admet, avec les auteurs classiques, que le thymus est d'origine épithéliale, et cependant en se basant sur cette similitude morphologique, il ne croit pas que les corpuscules de Hassall représentent les restes de l'épithélium primitif, il pense avec Ammann et Watney qu'ils sont de nature conjonctive.

Lochte ajoute que l'existence du cancer vrai du thymus a conduit les auteurs, surtout en France, à rechercher des hyperplasies épithéliales bénignes, mais que tous les cas d'hyperplasie connus sont des hyperplasies lymphatiques, que jamais on n'a rencontré d'hyperplasie de la partie soi-disant épithéliale; à un examen un peu trop rapide, on eût pu interpréter comme telles les lésions relatées ci-dessus, mais l'origine endothéliale des cellules épithélioïdes néoformées et la transformation possible de ces éléments en cellules fixes du tissu conjonctif ne peuvent être mises en doute.

Lochte reconnaît que cette néoformation cellulaire peut faire penser à un sarcome; dans le premier cas surtout les coupes histologiques présentaient absolument l'aspect d'un sarcome alvéolaire; il repousse néanmoins cette hypothèse parce que les dimensions des deux thymus ne dépassaient pas celles d'un thymus persistant de grosseur moyenne, parce que la forme extérieure de la glande n'était pas celle d'un néoplasme, parce que celle-ci était transformée en totalité, et qu'il existait une transition brutale entre le tissu malade et les tissus sains circonvoisins. « L'hypothèse d'un sarcome, même au début, ne repose sur aucun fondement, car la nature maligne de la néoformation n'est nullement démontrée. »

La lésion n'est donc autre chose qu'une hyperplasie épithélioïde formée aux dépens des cellules du réticulum et des cellules endothéliales, hyperplasie identique à celle qui, normalement, amène dans le thymus du vieillard la formation des petits îlots de cellules épithélioïdes et des pseudo-glandes en tube dont nous avons parlé plus haut.

« Chez les enfants, dit Lochte, on ne rencontre absolument que des hyperplasies lymphoïdes ; dans les thymus persistants de l'adulte on doit distinguer l'hyperplasie lymphatique à petites cellules, qui est la plus fréquente, et l'hyperplasie à grosses cellules épithélioïdes. »

Autres cas de lymphadénie. — D'autres auteurs ont étudié les lésions du thymus dans l'adénie et la leucémie. Mlle Sérard a consacré sa thèse à cette question.

Elle fait remarquer que l'hypertrophie du thymus dans cette maladie a été signalée depuis longtemps, qu'elle était connue d'Isambert et était considérée comme fréquente par Valleix.

Elle cite deux cas de Grawitz, dans lesquels l'altération de la glande coexistait avec l'hyperplasie de tous les ganglions, avec des lymphomes du rein, etc.; dans l'un de ces organes le sang était normal, dans l'autre il y avait de la leucocytose.

Elle publie deux observations personnelles dans lesquelles le thymus avait acquis un développement énorme; il pesait 150 gr. chez le premier sujet (enfant de 5 ans) et 60 gr. chez le second (jeune homme de 16 ans); ces deux malades avaient une leucémie intense.

Pour Mlle Sérard, l'hypertrophie du thymus dans la lymphadénie n'est pas une lésion banale due exclusivement à la structure lymphoïde de l'organe ; elle doit être rapprochée de celle que l'on a signalée à maintes reprises chez des individus, non leucémiques, morts subitement ; chez ces derniers, en effet, l'hyperplasie de tout le système lymphatique accompagne souvent l'altération du thymus : l'hypertrophie simple, l'hypertrophie avec hyperplasie lymphatique, avec adénie, avec leucémie ne sont que les étapes successives d'un même état diathésique : la diathèse lymphatique.

« L'hypertrophie simple du thymus, dit Mlle Sérard (page 54), relève d'un état lymphatique spécial, auquel il ne manque pour devenir lymphadénie leucémique qu'une cause provocatrice infectieuse, toxique ou autre. »

Mlle Sérard va même plus loin puisqu'elle pense que le thymus altéré peut produire une partie des troubles morbides ; elle croit, en effet, avec Escherich, que le thymus est une glande à sécrétion interne, présentant quelque analogie avec la thyroïde, et pouvant comme elle engendrer des accidents toxiques.

Nous aurons l'occasion de revenir sur cette théorie.

Au point de vue anatomo-pathologique, l'hypertrophie du thymus est toujours de nature lymphatique (sauf dans le cas de Lochte) ; elle peut être, d'après Mlle Sérard, typique ou atypique, suivant que la structure normale du tissu adénoïdien est respectée ou non.

Dans les deux cas qui lui sont personnels, les travées conjonctives épaisses et régulières ne renfermaient que des lymphocytes, très peu de polynucléaires et pas d'infarctus blancs.

Dans nombre d'observations, on a noté de la congestion et des foyers hémorrhagiques ; Mlle Sérard rapporte ces dernières lésions à un embarras de la circulation et à l'altération des parois vasculaires, conséquence de la déchéance générale de l'organisme.

Cyanose congénitale. — L'hypertrophie du thymus dans la cyanose congénitale a été fréquemment signalée. Haugsted (121 b, p. 114) en cite plusieurs exemples (cas de Fleischmann, de Sandifort, de Ribes, de Duret et Caillot, etc.) ; il y a deux ans, MM. Mathieu et Sikora en ont publié un cas chez un jeune homme de 25 ans ; enfin, tout dernièrement, notre ami le Dr E. Weil en a observé deux cas, qu'il a étudiés très complètement au point de vue histologique et qui concernent tous deux des enfants. C'est cette étude que nous reproduisons ici (1).

(1) Ce travail, encore inédit, paraîtra très prochainement dans les *Archives de*

Chez le premier enfant, âgé de 4 ans, mort d'accidents cardiaques (quelques jours après la guérison d'une rougeole d'ailleurs bénigne), le thymus petit, congestionné, pèse 5 gr. et la rate 70 gr.; chez le second, âgé de 2 ans, mort de scarlatine, le thymus beaucoup plus volumineux pèse 13 gr. et la rate 22 gr. Chez tous deux, les lésions thymiques sont absolument les mêmes.

Le tissu conjonctif présente un développement intense, il forme autour de chaque lobule des anneaux très épais; c'est un véritable tissu muqueux contenant un assez grand nombre de cellules étoilées et beaucoup de vaisseaux ; près de ces derniers, ce tissu est très pâle, presque anhiste ; loin d'eux, il prend une apparence fibrillaire et est plus fortement teinté.

Parmi les vaisseaux, les uns sont de gros capillaires à paroi assez distincte, à endothélium net ; les autres, en beaucoup plus grand nombre, n'ont qu'une paroi endothéliale incomplète ; les plus petits ne comprennent qu'une ou deux cellules endothéliales ; ils sont si nombreux, par places, qu'on dirait une coupe d'angiome. Dans les lobules eux-mêmes, il existe une quantité énorme de petits capillaires contenant une ou plusieurs hématies colorées en rouge par le triacide (alors que dans les gros vaisseaux ces éléments prennent une teinte orange).

Comme cellules, on aperçoit des lymphocytes, de rares mononucléaires de moyenne et de grande taille, quelques globules rouges à noyau, un très grand nombre de mégacaryocytes à noyau mûriforme, en plaque équatoriale, etc., des cellules à noyaux multiples, de véritables cellules géantes (type tuberculeux) et enfin des cellules vasoformatives contenant un ou deux globules rouges à des stades divers.

Les leucocytes granuleux sont très peu nombreux ; cependant on aperçoit, dans les deux glandes, quelques basophiles mono- et polynucléaires, plus abondants dans le tissu muqueux ; chez l'enfant atteint de scarlatine on distingue, en outre, quelques poly- et mononeutrophiles, chez l'autre, on ne voit que de très rares mononeutrophiles.

Les corpuscules de Hassall, dans les deux thymus, sont gros et nombreux en certains endroits, moins abondants en d'autres, mais toujours en groupes. Les cinèses se rencontrent avec une assez grande fréquence.

Ce qui offre le plus d'intérêt, dans ces deux cas, c'est l'abondance des mégacaryocytes, des cellules vasoformatives et des vaisseaux de nouvelle formation : ces lésions paraissent bien être sous la dépendance de la « maladie bleue ». La présence des leucocytes granuleux relève plutôt de la maladie infectieuse survenue au moment de la mort, ainsi que nous le verrons dans le chapitre suivant.

Médecine expérimentale. Nous remercions mille fois M. Weil d'avoir bien voulu nous le communiquer. Nous le remercions également de nous avoir montré ses préparations.

CHAPITRE IV

Lésions du thymus dans les maladies infectieuses, les intoxications (phosphorée, oxy-carbonée), l'anémie aiguë post-hémorrhagique, l'inanition, etc.

Les lésions du thymus dans les maladies infectieuses n'ont presque jamais été étudiées.

Budæus parle d'un thymus volumineux, dur, squirrheux, presque cartilagineux, observé chez un homme de 32 ans mort de tuberculose.

Harder signale un thymus noir et induré chez un jeune homme de 15 ans mort de la même maladie.

Péan mentionne, chez un enfant de 11 mois mort de rougeole hémorrhagique, un thymus très hypertrophié, splénisé, présentant une multitude de petits foyers hémorrhagiques de la grosseur d'une tête d'épingle.

Jacobi, dans un cas de diphtérie, constate des petits foyers nécrotiques à contours irréguliers, surtout abondants dans la substance médullaire. Ces foyers, bordés d'une couronne de cellules lymphoïdes, renfermaient de grandes cellules mono- ou polynucléaires d'apparence épithélioïde, grossièrement granuleuses, creusées parfois de grandes vacuoles; ils contenaient également quelques petites cellules rondes, des noyaux libres et des granulations identiques à celles des liquides purulents. Par les colorants nucléaires ordinaires (hématoxyline, fuchsine), les noyaux de ces zones nécrosées prenaient une teinte sale, tranchant sur la teinte normale des noyaux des parties voisines.

Sur 9 cas de diphtérie, Jacobi n'a rencontré ces altérations qu'une seule fois ; dans tous les autres cas, le thymus était sain. De même, dans 3 cas de Trisetheau, il n'existait aucune modification appréciable de la glande.

Tels sont les seuls documents que nous ayons pu trouver sur cette question, documents peu nombreux et fort incomplets.

Les constatations presque toutes négatives de Jacobi et de Trisetheau semblent démontrer que les lésions du thymus dans les maladies infectieuses sont rares ; les recherches que nous avons entreprises prouvent, au contraire, que ces altérations sont constantes : les unes, les moins intéressantes, sont d'ordre *dégénératif*, ce sont les seules que Jacobi ait entrevues ; les autres, beaucoup plus importantes, sont des modifications *réactionnelles ;* elles étaient tout à fait inconnues lorsque nous les avons décrites pour la première fois avec M. H. Roger, dans un travail paru l'année dernière (237).

Nous avons examiné un grand nombre de thymus d'enfants ayant succombé à la variole, la scarlatine, la rougeole, l'érysipèle, la diphtérie, la coqueluche, la syphilis, la tuberculose, etc... ; dans tous ces états morbides nous avons observé d'importants changements dans la structure de la glande.

Expérimentalement, nous avons pu reproduire des modifications identiques chez le lapin, le cobaye, le chat, en leur injectant des cultures virulentes de streptocoque, de staphylocoque, de colibacille, de pneumocoque, de charbon, etc...

Enfin, certaines intoxications (toxines microbiennes, phosphore, oxyde de carbone) et, par-dessus tout, l'inanition prolongée nous ont donné les mêmes résultats.

Nous décrirons, d'abord, dans un chapitre d'ensemble, toutes les lésions qu'on peut rencontrer dans le thymus au cours de ces différents états pathologiques ; nous étudierons ensuite chaque cas en particulier.

§ 1er. — Étude d'ensemble.

A. **Lésions macroscopiques**. — Toutes ces maladies peuvent amener des changements dans le volume et l'aspect général de la glande. Celle-ci est souvent gorgée de suc, rouge, congestionnée ; elle présente des hémorrhagies sous-capsulaires ou parenchymateuses ; d'autres fois, au contraire, elle est pâle et anémiée.

B. **Lésions microscopiques**. — Les lésions peuvent porter sur la charpente conjonctive, le réticulum, les vaisseaux, les éléments cellulaires et enfin les corpuscules de Hassall.

1° Lésions scléreuses. — Le tissu conjonctif est souvent proliféré, il forme autour des lobules des bandes scléreuses plus ou moins épaisses, riches en cellules embryonnaires. Sur 64 cas, nous avons noté vingt-sept fois cette lésion (peu marquée dans 16 cas, très intense dans 11). Seize fois les lobules étaient parcourus par des travées conjonctives irrégulièrement entrecroisées, dessinant des mailles grossières ou des alvéoles comparables à ceux d'une tumeur squirrheuse. Le réseau fibrillaire très fin, formé par les anastomoses des cellules étoilées, est lui-même souvent beaucoup plus dense et plus serré que normalement; il peut constituer une loge distincte à chacun des éléments cellulaires.

Parfois la cirrhose est insulaire, le tissu conjonctif forme des îlots irrégulièremant disséminés ; enfin, très fréquemment, les vaisseaux sont entourés d'une gaine conjonctive épaisse.

Les lésions scléreuses se voient dans des conditions étiologiques très diverses. Elles se rencontrent, parfois, dans des maladies aiguës à évolution très rapide, mais, très certainement, elles ne sont pas dues à celles-ci, car il est impossible qu'elles puissent, en un si court espace de temps, acquérir un développement appréciable ; la maladie aiguë ne peut produire qu'une infiltration de cellules embryonnaires susceptible de donner *plus tard* naissance à du tissu fibreux. La présence d'une sclérose adulte suppose l'intervention de causes plus anciennes et plus durables ; ces causes sont d'ailleurs variables suivant les cas. Tantôt, et c'est le cas le plus fréquent, le sujet est relativement âgé, le thymus est en pleine régression, des lobules entiers ont subi la transformation graisseuse : la prolifération du tissu conjonctif est liée manifestement à l'involution de la glande. D'autres fois, il n'y a aucun signe de régression, l'organe provient de sujets extrêmement jeunes (enfant d'un an, obs. VI ; fœtus de 4 mois, obs. II).

On est obligé, pour expliquer la sclérose, d'invoquer des infections antérieures méconnues ou plutôt une tare héréditaire grave (parents tuberculeux, alcooliques, syphilitiques, intoxiqués chroniquement par le plomb ou de toute autre manière, ou encore, atteints de misère physiologique).

Dans les affections à évolution lente, la sclérose a le temps de s'installer ; aussi se voit-elle avec une fréquence extrême dans la syphilis, l'athrepsie et les maladies cachectisantes.

2° Lésions vasculaires. — La glande est très souvent congestionnée et la congestion est quelquefois si intense que tous les vaisseaux, même les plus fins capillaires, sont comme injectés de globules sanguins ; grâce à cette injection naturelle, ils peuvent être suivis avec la plus grande facilité.

Ils sont souvent sclérosés, ou au contraire, ont une paroi embryonnaire très mince ; leurs cellules endothéliales prennent une forme cubique, elles se tuméfient et se mettent à proliférer.

On trouve fréquemment des thromboses et, plus souvent encore, des embolies microbiennes ; enfin il n'est pas rare de rencontrer des hémorrhagies diffuses. Chez les animaux infectés expérimentalement, ces hémorrhagies sont d'une fréquence extrême et tellement étendues parfois, que les lobules glandulaires sont entièrement dissociés (obs. XV, XVI, XXIV, XXV, XXVII, XLIII, LIX) : ordinairement, le sang fuse lentement dans les mailles du réticulum, les globules rouges se mêlent intimement aux cellules thymiques. Quelquefois il y a simplement de l'œdème, le réticulum est épaissi par un exsudat fibrineux.

3° Modifications cellulaires. — Les modifications principales portent sur les éléments cellulaires : les lymphocytes et les petits mononucléaires clairs forment toujours la partie fondamentale de la glande ; mais on observe un nombre un peu plus élevé de grands mononucléaires clairs, de formes intermédiaires et de polyneutrophiles ; les polyéosinophiles et les globules rouges à noyau deviennent également plus nombreux ; enfin on voit apparaître des éléments identiques à ceux de la moelle des os, éléments qui, dans les thymus sains, sont infiniment rares ou font même totalement défaut : ce sont des mastzellen, des myélocytes, deux variétés spéciales de mononucléaires non granuleux, des leucocytes à granulations mixtes et des pseudo-éosinophiles (chez les animaux).

Les cellules de charpente subissent elles-mêmes une prolifération et une différenciation plus marquées ; les cellules géantes présentent des variétés plus nombreuses : on voit beaucoup de mégacaryocytes, de grandes cellules polynucléées, de véritables myéloplaxes, de grosses cellules épithélioïdes, de très larges et de très longues bandes protoplasmiques semées de noyaux.

Les cinèses sont assez nombreuses.

Rappelons brièvement les caractères présentés par ces différentes espèces de cellules. Les *mastzellen* sont des polynucléaires à noyau contourné, à protoplasma renfermant de grosses granulations colorées en rouge violacé par la thionine.

Les *myélocytes* ou mononucléaires granuleux, qui comprennent trois variétés : *éosinophile*, *neutrophile*, *basophile*, sont des éléments à gros noyau clair peu visible, arrondi ou légèrement incisé, entouré d'une couche protoplasmique large remplie de granulations.

Dans la variété *éosinophile*, les granulations sont volumineuses et se colorent fortement en rouge par l'éosine ; dans la variété *neutrophile*, elles sont petites, fines, et se teintent en rouge violet par le triacide ; dans la variété *basophile* elles sont grosses, irrégulières, et se colorent, comme dans les mastzellen, en rouge violacé par la thionine.

On trouve fréquemment, chez le lapin, des leucocytes contenant des petites granulations fines ; au triacide, ces éléments ressemblent beaucoup aux neutrophiles, mais, par la nigrosine-éosine-aurantia, leurs granulations se colorent fortement en rouge alors que celles des neutrophiles restent incolores : ce sont les pseudo-éosinophiles d'Ehrlich.

Quelques éléments renferment des granulations mixtes ou indifféremment éosinophiles et neutrophiles.

Plusieurs cellules non granuleuses ou très faiblement granuleuses ont un disque homogène très fortement éosinophile.

Enfin, les deux variétés anormales de mononucléaires non granuleux dont nous avons signalé plus haut la présence sont : d'une part, de grandes cellules de 15 à 20 μ dont le noyau excentrique vésiculeux renferme des grains de chromatine disposés en rayons de roue et dont le protoplasma ovalaire se colore fortement par la thionine, à peine par l'éosine ; et d'autre part, des cellules également volumineuses, dont le protoplasma toujours très sombre se colore en masse (par l'hématoxyline, la thionine ou le triacide) de la même teinte et avec la même intensité que le noyau ; d'où il résulte que celui-ci est très peu visible. Les cellules de la première variété ressemblent absolument aux plasmazellen (considérées par quelques auteurs comme des cellules fixes du tissu conjonctif et par les autres comme des cellules d'origine lymphocytique) ; celles de la deuxième variété répondent assez aux éléments que notre ami le Dr Weil a signalés dans le sang des varioleux (300, p. 28) et qu'il assimile aux cellules décrites par Türck sous le nom de *Reizungformen* ou *formes d'irritation*. C'est après avoir vu les préparations de M. Weil que nous avons cru reconnaître dans le thymus l'existence de cette espèce tout à fait particulière de globule blanc.

Les leucocytes granuleux, principalement les éosinophiles, se voient surtout à la périphérie des lobules autour des vaisseaux.

Toutes ces formes cellulaires se rencontrent en nombre variable dans les thymus infectés, mais il est bien évident que, dans un cas donné, quelques-unes peuvent exister seules ou presque seules à l'exclusion de toutes les autres.

Les monoéosinophiles et les mononeutrophiles font rarement défaut, ils sont parfois très nombreux (érysipèle, intoxication phosphorée, inanition). Il en est de même des cellules géantes et des cellules épithélioïdes.

Les polyéosinophiles et les leucocytes à disque homogène éosinophile non granuleux sont moins fréquents et moins abondants. Les monobasophiles, les globules rouges à noyau existent encore moins souvent et les mastzellen plus rarement encore. Quant aux plasmazellen et aux cellules de Türck, nous ne les avons vus que dans des cas tout à fait exceptionnels. Deux fois (obs. XV et obs. LI) nous avons observé des cellules ressemblant tout à fait à des cellules vaso-formatives.

De tout ce qui précède il résulte que les maladies infectieuses (et d'autres processus morbides) déterminent dans le thymus un remaniement cellulaire souvent très marqué qui se traduit surtout par l'apparition de nombreuses formes myélogènes.

Toutes ces affections n'agissent pas avec la même intensité, mais toutes agissent.

L'érysipèle est une des maladies dont l'action est le plus marquée; la variole, la diphtérie, la syphilis ont également une influence manifeste; de même chez les animaux les infections à streptocoques, à staphylocoques, l'inanition, etc...

Les lésions dégénératives sont plus rares et moins intéressantes.

Les cellules peuvent subir des altérations variées : dégénérescence granuleuse, vacuolaire, graisseuse, nécrose de coagulation, karyolyse, etc.

Parfois, il se forme dans la glande des foyers de nécrose très étendus, au niveau desquels tous les éléments figurés sont détruits : les noyaux cessent de se colorer, ils sont perdus dans une substance amorphe grenue, renfermant des fragments de corpuscules et des débris de chromatine.

4° Corpuscules de Hassall. — Les lésions des corpuscules sont d'une interprétation très délicate; les auteurs ont décrit comme normales toutes les formes sous lesquelles ces éléments ont été rencontrés, mêmes les formes manifestement dégénératives : cette conception nous paraît absolument exacte; nous croyons, en effet, que l'évolution naturelle de ces productions est la transformation kystique, par suite de la fonte destructive de toutes les cellules qu'ils renferment.

Les maladies ne réagissent sur eux que pour hâter ces phénomènes de régression.

Un nombre exagéré de corpuscules kystiques, de corpuscules à centre colloïde ou pseudo-glomérulaire est certainement pathologique.

Ainsi s'explique la fréquence, dans les infections, des thymus remplis de kystes hassalliens volumineux tout à fait comparables aux vésicules thyroïdiennes (obs. XI, XIII, XVII, XXIX, XXXIV, XXXVI, XL, LI, LIII).

§ 2. — **Lésions du thymus dans chacune de ces maladies.**

Il n'existe pas, pour chaque maladie, un type particulier de lésions du thymus ; dans quelques-unes seulement, les altérations sont un peu spéciales ; ce sont ces différences que nous allons nous efforcer de faire ressortir.

1° Dans la variole, le réticulum est souvent épaissi par un exsudat fibrineux; les myélocytes granuleux, principalement les éosinophiles et les neutrophiles, sont assez nombreux ; les polyéosinophiles, les globules rouges à noyau s'observent au contraire d'une façon inconstante ; les mitoses ne sont pas rares.

La glande est souvent congestionnée, les vaisseaux renferment des embolies microbiennes ; il y a parfois des dégénérescences cellulaires et même des foyers de nécrose (trois fois sur 14 cas) ; les corpuscules de Hassall sont presque toujours abondants, kystiques, volumineux. M. E. Weil, dans sa très intéressante thèse, dit (p. 93) avoir trouvé dans quelques thymus de varioleux des lésions identiques à celles que nous avons décrites avec M. H. Roger, dans les maladies infectieuses en général ; il ajoute que parfois « les lobules d'une même glande peuvent réagir de façon différente », que « certains, dépourvus de corpuscules de Hassall, subissent une transformation myélogène intense, tandis que d'autres ne possèdent que des cellules non granuleuses, mais contiennent de gros et nombreux corps de Hassall ». Cette systématisation aussi parfaite est assez rare ; ce que l'on voit souvent, et cela dans toutes les infections, ce sont des lobules relativement sains à côté de lobules fortement lésés.

2° Dans l'ÉRYSIPÈLE, plus encore que dans la variole, les myélocytes granuleux sont nombreux ; c'est chez l'homme l'affection dans laquelle nous les avons vus atteindre le chiffre le plus élevé ; les cellules épithélioïdes sont également abondantes ; il existe en général des globules rouges à noyau, des figures cinétiques, des embolies microbiennes dans les vaisseaux, de la congestion ; les corpuscules de Hassall sont assez volumineux.

3° Dans la SCARLATINE les formes myélogènes sont assez rares ; on voit surtout des monoéosinophiles.

4° Il en est de même chez les animaux dans les INFECTIONS STREPTOCOCCIQUES, STAPHYLOCOCCIQUES, etc., mais il existe, de plus, des hémorrhagies diffuses très étendues.

5° Dans la DIPHTÉRIE la réaction myélogène est aussi marquée que dans l'érysipèle, on voit parfois de très petits foyers hémorrhagiques ; le réticulum est épaissi par un exsudat fibrineux, les corpuscules sont très abondants, kystiques.

6° Dans la ROUGEOLE, la COQUELUCHE, la réaction est faible ; dans les formes compliquées, traînantes, il y a de la sclérose.

7° C'est surtout dans l'ATHREPSIE et dans tous les ÉTATS CACHECTIQUES que la prolifération conjonctive est intense, la transformation graisseuse accentuée, la régression précoce.

8° La TUBERCULOSE, en dehors des lésions spécifiques, détermine souvent des altérations dégénératives.

9° La SYPHILIS est souvent sclérosante, elle provoque l'apparition d'un assez grand nombre d'éosinophiles (mono- et poly-) granuleux et non granuleux.

On observe souvent, dans cette maladie, des corpuscules de Hassall énormes, kystiques, extrêmement abondants.

10° Le CHARBON (chez le chat) détermine des modifications réactionnelles modérées, les corpuscules sont volumineux, kystiques.

11° Le microbe isolé par M. H. Roger (236 a) dans certains cas de DYSENTERIE NOSTRAS provoque une forte congestion, des hémorrhagies légères, il ne réagit pas sur les cellules.

12° Le BACTERIUM COLI a une action plus marquée.

13° Des SAIGNÉES successives sont sans effet.

14° L'INTOXICATION PHOSPHORÉE, L'INANITION PROLONGÉE ont une influence remarquable sur le nombre des formes granuleuses : toutes existent en abondance, principalement les myélocytes éosinophiles et neutrophiles.

15° Enfin l'INTOXICATION OXYCARBONÉE est intéressante par l'étendue des foyers hémorrhagiques qu'elle détermine.

§ 3. — **Observations.**

Les distinctions que nous avons cherché à établir dans le mode de réaction du thymus au cours de ces divers processus morbides sont forcément un peu schématiques ; elles serviront de guide dans la lecture des observations qui vont suivre.

I. — *Enfant mort, quelques heures après sa naissance, de* FAIBLESSE CONGÉNITALE (?).

Le thymus est assez volumineux, peu congestionné ; il ne présente aucune trace de dégénérescence graisseuse ou de sclérose.

La substance corticale bleue, compacte, foncée, multicellulaire, se différencie admirablement de la substance médullaire, plus claire, bleue et rouge, relativement pauvre en cellules (coloration à l'hématoxyline-éosine) ; cette différenciation est rarement aussi marquée.

La substance corticale ne contient guère que des lymphocytes, quelques mononucléaires à protoplasma étroit fortement éosinophile, de rares mono à fines granulations également éosinophiles, des cellules de charpente; la substance médullaire renferme des lymphocytes, de rares mononucléaires clairs, un nombre assez grand de polynucléaires neutrophiles, de grandes cellules épithélioïdes à lame plissée irrégulière, des cellules de charpente, quelques grosses cellules géantes mononucléaires et des corpuscules de Hassall peu nombreux (en bulbe d'oignon, kystiques, paucicellulaires, pseudo-cartilagineux, etc.).

Le réticulum, les vaisseaux sont normaux.

En somme, le thymus est tout à fait sain.

II. — *Fœtus de quatre mois. Avortement au cours d'une* VARIOLE.

Le thymus est congestionné.

Les lobules sont séparés les uns des autres par des cloisons conjonctives extrêmement épaisses, très riches en vaisseaux; ils reçoivent de ces cloisons de minces travées qui pénètrent de distance en distance dans la substance corticale mais n'arrivent pas jusqu'à la substance médullaire.

Le réticulum est très dense, beaucoup plus visible que normalement.

Quelques vaisseaux à paroi très épaisse, à lumière centrale étroite, ressemblent tout à fait à des corps concentriques, mais ils renferment des globules rouges et par conséquent ne peuvent être confondus avec ces formations.

En réalité, il n'existe *aucun corpuscule* de Hassall.

La glande contient des mononucléaires opaques (lymphocytes), des mononucléaires clairs de petite taille, à protoplasma très étroit; un certain nombre de mononucléaires clairs à protoplasma large (grands mononucléaires); quelques polynucléaires neutrophiles, des globules rouges à noyau en petit nombre, des cellules à noyau multilobé et à disque homogène, large, non granuleux, fortement éosinophile; des cellules à grand noyau fusiforme de charpente; et, enfin, des éléments à noyau ovale épais, foncé et à corps protoplasmique également ovalaire, large et très sombre, peut-être identiques aux éléments décrits par Türck.

III. — *Fœtus de cinq mois. Avortement au cours d'une* VARIOLE.

Le thymus est nettement lobulé.

Les cloisons et les travées conjonctives ne sont pas sensiblement épaissies.

Les substances corticale et médullaire sont bien différenciées.

Le réticulum de la glande est très fin, il dessine à la périphérie des mailles très délicates ne renfermant qu'une seule cellule.

Comme toujours, la majorité des éléments cellulaires est représentée par des mononucléaires opaques à disque invisible ou très étroit mais très net.

On observe également des cellules à noyau vésiculeux et à protoplasma nul ou très peu abondant (mononucléaires clairs de petite taille), des mononucléaires clairs à corps protoplasmique large, un petit nombre de polynucléaires neutrophiles, des formes intermédiaires à noyau réniforme, quelques gros mononucléaires énormes à grains éosinophiles fins; quelques globules rouges à noyau, quelques mononucléaires neutrophiles, de très rares mono-basophiles et enfin, de grosses cellules à noyau vésiculeux arrondi ou réniforme, à corps protoplasmique large, véritables cellules géantes de charpente, souvent nettement étoilées. La caryolyse est assez marquée.

Les corpuscules de Hassall sont nombreux et bien developpés, ils présentent les formes les plus variables.

Un corpuscule est constitué par une grosse cellule contenant un noyau très foncé, mûriforme et un corps protoplasmique réfringent, incolore; autour de cet élément dégénéré se trouvent deux noyaux vésiculeux aplatis.

Un autre corpuscule est formé par une grosse masse jaunâtre renfermant un grand noyau décoloré ; sur l'un des côtés seulement de cette masse existe un noyau plat.

Un autre corps concentrique est constitué par deux masses sombres, amorphes, fortement colorées par l'éosine, séparées l'une de l'autre par une cellule aplatie à noyau allongé vésiculeux et entourées par une coque cellulaire commune comprenant trois ou quatre cellules plates dégénérées; l'une des deux masses contient encore deux noyaux déformés dont le contour seul est visible.

On observe en plusieurs points de la préparation des agrégats de quatre ou cinq cellules dont les corps protoplasmiques, entièrement soudés, forment une large plaque épaisse, plissée, réfringente, pseudo-cartilagineuse, renfermant quatre ou cinq noyaux; la plupart transformés en une vésicule claire, incolore, contenant ou non des débris chromatiques refoulés à la périphérie.

Il existe plusieurs formations de ce genre: l'une d'elles, fort intéressante, offre l'aspect d'une large bande protoplasmique étoilée, semée de noyaux vésiculeux, clairs, allongés.

Cette bande présente des rapports étroits avec plusieurs corpuscules de Hassall. Elle circonscrit, entre deux de ses branches, un corpuscule composé d'une masse amorphe très foncée et d'une coque épithélioïde mince ; elle prend part manifestement à la formation de cette coque.

Ailleurs, dans sa partie centrale, les noyaux vésiculeux qu'elle contient entourent d'une véritable couronne un noyau beaucoup plus volumineux, très foncé, circonscrit par une zone claire, étroite ; ailleurs enfin, ces mêmes noyaux rayonnent autour de deux cellules accolées l'une à l'autre, l'une énorme, l'autre beaucoup plus petite, renfermant toutes deux un gros noyau vésiculeux assez net et un corps protoplasmique tout à fait incolore en dégénérescence vacuolaire. Il est impossible de voir dans ces deux dernières formations autre chose que des corpuscules de Hassall, nés dans l'intérieur même de ces larges plaques protoplasmiques.

Les noyaux de ces plaques présentent les plus grandes analogies avec ceux des cellules de charpente ; on aperçoit, d'autre part, en d'autres points de la préparation, de simples lames protoplasmiques, véritables cellules géantes, renfermant deux ou trois noyaux absolument semblables. Ces cellules géantes nous paraissent donc établir une transition naturelle entre les plaques protoplasmiques et les cellules étoilées de charpente ; ces trois sortes d'éléments dérivent les uns des autres, ils prennent part manifestement à la formation des corpuscules de Hassall.

IV. — *Fœtus de six mois. Avortement au cours d'une* VARIOLE.

Le thymus est normalement développé, il est un peu congestionné. Le lobules sont séparés par de minces cloisons conjonctives renfermant un grand nombre de vaisseaux.

La substance corticale et la substance médullaire se distinguent aisément l'une de l'autre. Le réticulum est à peine visible.

Il existe un grand nombre de lymphocytes et de petits mononucléaires clairs; on voit d'autre part de grands mono-, quelques-uns à noyau échancré (formes intermédiaires), de très rares polyneutrophiles, des cellules à un ou deux noyaux, à disque éosinophile non granuleux, de très rares mono-neutrophiles, éosinophiles et basophiles, et quelques globules rouges à noyau. Les cinèses sont assez nombreuses; la caryolyse est peu accentuée.

On aperçoit enfin de grands noyaux vésiculeux clairs appartenant aux cellules de charpente et deux sortes de cellules géantes : les unes, formées par une lame protoplasmique renfermant trois ou quatre noyaux, les autres, constituées par un noyau sombre rétracté, séparé par une zone claire d'un disque protoplasmique épais, foncé, très sombre, un peu granuleux.

Les corpuscules de Hassall sont très abondants, kystiques, multicellulaires, en bulbe d'oignon, etc.; ils n'offrent rien de particulier.

Les lobules sont parcourus par de nombreux vaisseaux.

V. — *Enfant de deux ans, mort de* VARIOLE.

Le thymus, de volume normal, est un peu congestionné; les lobules sont séparés par de larges travées conjonctives; le réticulum est légèrement épaissi par un exsudat albumineux.

En un point de la préparation, on voit admirablement une grande cellule de charpente étoilée, à noyau allongé, clair, vésiculeux, à corps protoplasmique très étroit, elliptique; de cette cellule partent quatre prolongements qui, s'unissant à des prolongements semblables venus des cellules voisines, circonscrivent des mailles irrégulièrement polygonales contenant un certain nombre de leucocytes. Les mailles sont étroites, monocellulaires dans la substance corticale, elles sont plus larges et renferment un assez grand nombre de cellules dans la substance médullaire. On voit surtout des lymphocytes, des mononucléaires clairs de toute taille, quelques-uns en division indirecte, des poly- et des mono-neutrophiles, de rares poly- et monoéosinophiles, un ou deux mononucléaires basophiles, des plaques protoplasmiques contenant deux ou trois noyaux, quelques grandes cellules épithélioïdes en dégénérescence graisseuse renfermant un, deux ou même trois noyaux en voie de dissolution. Les corpuscules de Hassall sont nombreux et volumineux, ils font saillie jusque dans la substance corticale; ils présentent les types les plus divers : épithélioïdes, kystiques, en bulbe d'oignon, etc. Quelques-uns sont constitués par une cellule unique à protoplasma très foncé, strié concentriquement, à noyau vésiculeux, plissé, presque incolore, séparé du protoplasma par une fente claire.

VI. — *Enfant d'un an, mort de* VARIOLE.

Le thymus, de volume normal, est fortement congestionné. Il existe une sclérose assez accentuée dans les lobules périphériques, qui sont très atrophiés; dans les autres lobules, il n'y a presque pas de sclérose : seuls, les vaisseaux sont entourés d'une gangue conjonctive assez épaisse d'où partent de minces travées qui dessinent de longues mailles irrégulières.

Les cellules parenchymateuses, peu serrées et peu denses, laissent voir avec la plus grande netteté le réticulum épaissi par un exsudat fibrineux, bien coloré (par le triacide d'Ehrlich) ; les substances corticale et médullaire ont très sensiblement le même aspect ; elles renferment les mêmes variétés de cellules : des lymphocytes, des mononucléaires de taille moyenne en assez grand nombre, quelques-uns en division indirecte, de grands mono- clairs, des polyneutrophiles, de très beaux mononeutrophiles, des mono- fortement éosinophiles à peine granuleux, de rares poly- et mononucléaires à granulations éosinophiles fines, des cellules de charpente à noyau vésiculeux, quelques cellules épithélioïdes ayant un noyau refoulé à la périphérie par de grosses granulations graisseuses, et enfin des cellules à noyau plissé, flétri, à protoplasma très foncé, strié concentriquement, ébauches de corpuscules de Hassall. Les corpuscules sont très nombreux : les uns kystiques, renfermant des débris de lames épithélioïdes ou des fragments de noyau, les autres multi- ou paucicellulaires, d'autres en bulbe d'oignon, etc...

Il existe une multitude de petits vaisseaux ; plusieurs renferment des amas de diplobactéries (thionine), probablement des saprophytes.

VII. — *Enfant de six semaines, mort de* VARIOLE.

Le thymus est volumineux (12 gr.), très congestionné. Les lobules sont séparés par de larges bandes conjonctives qui forment autour des vaisseaux une gaine lâche; le réticulum, en certains endroits, est très épaissi par un exsudat fibrineux ; les deux substances se distinguent assez bien l'une de l'autre, bien que, dans la substance corticale, les cellules soient assez clairsemées. Il existe au centre de quelques lobules des zones de nécrose assez étendues, tranchant par leur coloration rouge vif sur la teinte bleue et rose des parties voisines (coloration à l'hématoxyline-éosine) ; ces zones sont formées par une substance amorphe, grenue, par des débris de corpuscules épithélioïdes et par des fragments de noyaux ; elles ne présentent aucune trace du réticulum normal, elles ne sont entourées que de grandes cellules épithélioïdes en dégénérescence graisseuse; elles ressemblent, en un mot, à des tubercules caséeux, mais ne renferment pas de bacilles de Koch.

De nombreuses cellules sont en dégénérescence granuleuse ou graisseuse ; la caryolyse est très marquée. Les lobules non dégénérés contiennent des lymphocytes, des mononucléaires à noyau pâle, à protoplasma presque invisible, de grands mono, quelques-uns en cinèse, des poly- et des mononucléaires neutrophiles, des mono-éosinophiles, un ou deux mono-basophiles, quelques cellules de Türck (?), des cellules de charpente à noyau allongé, des lames protoplasmiques renfermant un ou deux noyaux, et enfin des cellules épithélioïdes à contour irrégulier, à noyau vésiculeux, clair. A la périphérie de certains lobules, les polynucléaires et les mononucléaires de taille moyenne sont très nombreux, dans d'autres lobules les cellules épithélioïdes forment de petits îlots très irrégulièrement répartis.

Les corpuscules de Hassall sont très abondants (kystiques, épithélioïdes, multi ou paucicellulaires, etc.) ; les vaisseaux sont très développés, ils contiennent des colonies de cocci (probablement des streptocoques), il n'y a pas de microbes dans les zones nécrosées.

VIII. — *Enfant de 14 jours, mort de* VARIOLE *au début (le second jour de l'éruption), ne pesait que trois livres en venant au monde; sa mère était atteinte de variole confluente (d'où l'accouchement prématuré).*

Le thymus est volumineux, très congestionné.

Les capsules périlobulaires sont très développées, elles envoient à l'intérieur des lobules de minces cloisons qui ne pénètrent pas jusque dans la subtance médullaire ; la zone corticale a une apparence festonnée, elle est bien différenciée. En certains endroits le réticulum est un peu épaissi.

Dans les mailles du réticulum, on trouve des lymphocytes, des mononucléaires clairs de toutes tailles, des polynucléaires neutrophiles, quelques mononeutrophiles, quelques globules rouges nucléés, des monoéosinophiles assez nombreux, de très rares monobasophiles et enfin des cellules de Türck (?).

Les cinèses sont assez nombreuses.

On aperçoit, d'autre part, de grands noyaux vésiculeux appartenant à des cellules de charpente, et des masses protoplasmiques épaisses résultant de la coalescence incomplète de cinq ou six cellules épithélioïdes réfringentes, brillantes, à gros noyau vésiculeux.

Les corpuscules de Hassall sont très abondants ; beaucoup sont formés d'une coque endothéliale entourant une ou plusieurs cellules épithélioïdes en dégénérescence hyaline, graisseuse, colloïde, etc., d'autres sont constitués par quelques lamelles imbriquées autour d'un gros bloc central, amorphe ; plusieurs sont transformés en kystes volumineux ; quelques-uns ressemblent grossièrement à des glomérules du rein ; entre le pseudo-glomérule et la capsule, on voit même parfois une ou deux cellules libres, isolées (grands mono- ou polynucléaires). En un point de la préparation, on rencontre une cellule de la taille d'un mononucléaire moyen ayant un noyau central homogène et un disque rouge, épais, fortement éosinophile, présentant quelques stries concentriques.

Un autre élément cinq ou six fois plus volumineux (50 à 60 μ de diamètre) présente un aspect très analogue, mais les stries protoplasmiques sont plus nombreuses et mieux marquées, le noyau est séparé du protoplasma par une ligne claire.

Ces deux éléments sont très probablement de jeunes corpuscules de Hassall.

Dans les vaisseaux, à parois un peu épaisses, il existe des nids de streptocoques, on voit de très belles chaînettes à la périphérie d'un lobule, immédiatement sous la capsule.

IX. — *Enfant de 2 ans, mort de* VARIOLE.

Le thymus, de volume normal, est notablement congestionné. Les lobules sont séparés par des cloisons conjonctives assez épaisses, ils ne sont pas sclérosés, quelques-uns sont entourés de vésicules adipeuses ; plusieurs ont un réticulum légèrement épaissi. Ils renferment des lymphocytes, des mononucléaires moyens, de grands mono-, des poly- et des mononucléaires neutrophiles, des poly- et des monoéosinophiles, quelques mastzellen : les leucocytes granuleux sont assez abondants ; les basophiles seuls sont très rares. Les cinèses sont peu nombreuses.

Comme toujours, il existe de gros noyaux vésiculeux appartenant à des cellules de charpente ; on voit aussi des cellules géantes mononucléaires à lame protoplasmique large.

Les dégénérescences cellulaires, la caryolyse, sont peu accentuées.

Les corpuscules de Hassall sont bien développés, ils arrivent jusqu'à la périphérie des lobules.

Plusieurs corpuscules kystiques ont une coque formée d'une seule rangée de cellules endothéliales, ils renferment une substance grenue, se colorant comme les globules rouges et des débris de leucocytes ; d'autres corpuscules sont constitués par une plaque protoplasmique vaguement striée, très réfringente, très éosinophile, présentant trois ou quatre noyaux vésiculeux clairs ; ces plaques ressemblent beaucoup à de grosses cellules géantes ; il existe enfin des corps concentriques contenant une ou plusieurs cellules épithélioïdes.

Les vaisseaux sont remplis de globules rouges.

X. — *Enfant de 3 ans, mort de* VARIOLE.

Le thymus, de volume à peu près normal, est très congestionné. Les lobules sont séparés les uns des autres par des cloisons conjonctives assez épaisses, mais ils ne sont pas sclérosés.

Les deux substances corticale et médullaire se distinguent bien l'une de l'autre.

La glande renferme des lymphocytes, des mononucléaires clairs de taille moyenne, de grands mono, des mono- et des polyneutrophiles assez nombreux, des monoéosinophiles, de beaux monobasophiles, d'énormes cellules épithélioïdes, de gros noyaux de charpente et des plaques « pseudo-cartilagineuses ». Il existe quelques figures de cinèse.

Les vaisseaux sont bourrés de cocci, probablement de streptocoques.

Les corpuscules de Hassall sont très nombreux (kystiques, en bulbe d'oignon, mono- ou paucicellulaires, etc.).

XI. — *Enfant de 7 ans, mort de* VARIOLE.

Le thymus est très atrophié; des lobules entièrement graisseux sont interposés à des lobules encore intacts : les vaisseaux qui se rendent à ces derniers sont enveloppés d'un manchon de vésicules adipeuses.

Dans les parties de la glande non dégénérées, il existe un nombre considérable de corpuscules de Hassall, la plupart très volumineux, kystiques; d'autres, formés d'une ou plusieurs cellules centrales entourées d'une coque épithélioïde ou d'une plaque protoplasmique d'apparence pseudo-cartilagineuse; d'autres, enfin, constitués par une simple cellule à noyau plissé, à protoplasma large, foncé, présentant plusieurs stries concentriques.

Les éléments cellulaires masquent en grande partie le réticulum.

Comme toujours, les lymphocytes dominent, mais on voit un assez grand nombre de mononucléaires clairs de taille moyenne, des grands mono, des poly et des mononeutrophiles, des monoéosinophiles (très peu nombreux), des monobasophiles (encore plus rares), quelques globules rouges à noyau, des îlots de grosses cellules épithélioïdes, de grands noyaux vésiculeux appartenant à des cellules de charpente dont le protoplasma est invisible, et peut-être quelques plasmazellen.

Les vaisseaux renferment des colonies de cocci.

XII. — *Enfant de 15 jours, mort de* VARIOLE *au début (sa mère était atteinte de variole confluente).*

Le thymus a un volume normal, il n'est pas très congestionné.

Le tissu conjonctif, un peu épaissi, envoie à la périphérie des lobules de minces travées qui circonscrivent des alvéoles lâches ; des alvéoles semblables se voient parfois dans la substance médullaire, autour des principaux vaisseaux ; partout ailleurs, la glande n'est pas sclérosée ; la cirrhose est donc légère, parcellaire. Le réticulum est fortement dessiné.

Ses mailles renferment des lymphocytes, des mononucléaires clairs à protoplasma peu visible, des grands mono-, des polynucléaires neutrophiles assez nombreux, des mononeutrophiles, quelques monoéosinophiles, quelques monobasophiles et peut-être des globules rouges nucléés.

Il existe un grand nombre de cellules de charpente à gros noyaux ovalaires ; on voit aussi de grosses cellules contenant des granulations graisseuses.

Les corpuscules de Hassall, très nombreux, présentent les formes les plus variées (épithélioïdes, mono- ou paucicellulaires, kystiques, en bulbes d'oignon, etc., etc.).

Les parois vasculaires sont un peu épaissies.

Dans quelques lobules, on distingue des zones diffuses renfermant des noyaux altérés, mal colorés ; il s'agit vraisemblablement d'un début de nécrose. La caryolyse est très marquée.

XIII. — *Enfant de 3 ans, mort de* VARIOLE.

Le thymus est très volumineux, il pèse 14 gr. ; il est blanc rosé, peu congestionné. Les cloisons interlobulaires sont assez minces, il n'y a pas trace de sclérose, le réticulum n'est pas épaissi ; les deux substances sont bien différenciées.

On est frappé par l'abondance extrême et le volume énorme des corpuscules de Hassall. Il existe surtout un grand nombre de corpuscules kystiques ayant de 150 à 200 μ de diamètre ; on voit aussi des corpuscules composés pluricentriques, en bulbe d'oignons ; des corpuscules renfermant une ou plusieurs grosses cellules épithélioïdes, etc., etc.

Beaucoup de petits vaisseaux thrombosés, ressemblant à des corps concentriques, sont bourrés de cocci. Dans les mailles du réticulum, on rencontre des lymphocytes, des mononucléaires clairs de toutes tailles, des leucocytes à noyau simple ou double, à disque éosinophile non granuleux, des mononeutrophiles très nombreux, des polyneutrophiles, des cellules à granulations éosinophiles mononucléaires, plus rarement polynucléaires, et enfin quelques mononucléaires basophiles.

Les grands noyaux clairs vésiculeux des cellules de charpente sont assez nombreux ; sur des coupes colorées à la thionine ils ressortent admirablement ; ils contiennent des grains de chromatine très fins disposés en rayons de roue, ces grains sont reliés entre eux par des filaments très délicats.

On voit aussi quelques grandes et belles cellules épithélioïdes à la périphérie de certains lobules et des cellules géantes contenant un ou deux noyaux vésiculeux.

XIV. — *Femme de 19 ans, morte de* VARIOLE HÉMORRHAGIQUE

Le thymus est petit, plongé dans une masse graisseuse très abondante, néanmoins parfaitement reconnaissable. Il pèse 5 grammes.

Les lobules sont atrophiés, entourés de vésicules adipeuses ; ils présentent des îlots de sclérose tout à fait particuliers. A un faible grossissement ceux-ci tranchent par leur coloration rosée sur la teinte plutôt bleue des parties voisines (coupes colorées à l'hématoxyline-éosine). Ils sont répartis d'une façon très irrégulière en un point quelconque du lobule, souvent en plein centre médullaire. Ils sont formés de faisceaux de fibres conjonctives recouverts de cellules plates. Ces faisceaux, entre-croisés en tous sens, circonscrivent des fentes étroites renfermant un petit nombre de cellules thymiques.

Les îlots, souvent volumineux, envoient à droite et à gauche des prolongements qui se perdent dans la charpente réticulée ; la cirrhose est exclusivement insulaire. Le centre de quelques-uns de ces îlots semble frappé de nécrose. Il se colore mal, d'une manière diffuse ; les noyaux qu'il renferme prennent une teinte sale.

Comme éléments cellulaires, on rencontre des lymphocytes, des mononucléaires clairs sans protoplasma visible, de grands mono-, quelques polyneurophiles, des formes intermédiaires, des mononeutrophiles, de rares polyéosinophiles, quelques mastzellen, beaucoup de cellules plates du tissu conjonctif, de grosses cellules épithélioïdes à disque rouge en dégénérescence graisseuse et des cellules de charpente à noyau allongé. La caryolyse est peu marquée.

On observe quelques cinèses. On ne voit aucun corpuscule de Hassall.

Les parois des vaisseaux sont un peu épaissies.

XV. — *Lapin inoculé avec une culture du* PARASITE DE LA VARIOLE, *découvert* par MM. H. ROGER et E. WEIL (238 a). *Mort au bout de trois jours.*

Le thymus, assez volumineux, œdématié, présente une coloration rouge foncé.

Les lobules sont profondément dissociés par de grands foyers hémorrhagiques et surtout par des dilatations vasculaires énormes ; des veinules interlobulaires prennent des dimensions qui atteignent et dépassent même celles des lobules voisins. Ceux-ci, très déformés, sont entourés par des bandes épaisses de tissu fibreux et parcourus par de nombreuses travées conjonctives.

Le réticulum est assez dense et épais ; en plusieurs endroits, les éléments cellulaires sont séparés les uns des autres par une substance amorphe finement grenue (probablement du liquide d'œdème coagulé).

Même à un faible grossissement (microsc. Leitz, ocul. 3, obj. 4), on distingue en certains points, dans les espaces interlobulaires et au centre de quelques lobules, des groupes de douze à quinze noyaux, ayant un aspect très particulier. Ces noyaux sont trois fois plus volumineux que ceux des autres parties de la glande ; ils ont la forme d'un petit anneau parfaitement arrondi, teinté en bleu très pâle (par l'hématoxyline, la thionine ou le triacide), leur centre est tout à fait incolore. Tous les autres noyaux, au contraire, apparaissent comme un simple point très foncé, très sombre, très petit.

A un fort grossissement (ocul. 3, obj. 8 ; et ocul. 3, obj. immers. 1/12), on reconnaît que ces noyaux spéciaux renferment quelques grains de chromatine très fins disposés surtout à la périphérie contre la membrane nucléaire (d'où leur apparence annulaire à un grossissement faible) ; on voit, d'autre part, qu'ils appartiennent à des cellules à protoplasma légèrement granuleux très avide d'éosine, plus ou moins fusionnées entre elles, de façon à simuler de véritables cellules géantes.

Mais ce sont des cellules géantes très spéciales, elles forment des sortes de cordons recourbés en S, en Z, en C, qui circonscrivent dans leurs concavités, au niveau de chaque coude, un ou deux globules rouges et quelquefois un leucocyte entouré d'un réticulum fibrineux très fin (ocul. 3, imm. homog. 1/12).

Une des cellules géantes est perforée à l'une de ses extrémités ; les bords de la perforation sont tapissés par deux noyaux plats, et dans l'espace vide ainsi délimité se trouvent deux globules sanguins.

Ces éléments ne peuvent être que des cellules vasoformatives ou des capillaires dont les cellules endothéliales ont subi une prolifération désordonnée.

Dans les mailles du réticulum, on trouve des lymphocytes, des mononucléaires à protoplasma incolore, des mononucléaires non granuleux fortement éosinophiles, des mono- et des polynucléaires à granulations éosinophiles, des mono- et des polynucléaires neutrophiles et amphophiles, quelques mastzellen, plusieurs figures de cinèse.

Il existe également un grand nombre de cellules plates du tissu conjonctif et de cellules de charpente à gros noyaux vésiculeux. Une des préparations contient des éléments ressemblant beaucoup à des globules rouges à noyau.

Les vaisseaux, un peu sclérosés, sont entourés d'un manchon de leucocytes.

On ne trouve, comme corpuscule de Hassall, qu'un ou deux petits corps sphériques formés d'une masse centrale opaque, homogène, fortement colorée, entourée d'une coque endothéliale mince.

XVI. — *Lapin inoculé avec* LE MÊME MICROBE, *mort en quatre jours.*

Les lésions du thymus sont les mêmes que dans le cas précédent.

Les lobules sont profondément déchiquetés par des hémorrhagies interstitielles et des dilatations vasculaires énormes. Le réticulum est un peu épaissi ; il renferme dans ses mailles des lymphocytes, quelques mononucléaires clairs, des mono- et des polynucléaires non granuleux éosinophiles, des mono- et des polynucléaires à granulations éosinophiles, des mono- et des polyneutrophiles (ces derniers sont assez abondants), de rares mastzellen, quelques figures de cinèse.

Il existe de grandes cellules de charpente étoilées, quelques cellules géantes épithélioïdes à un ou deux noyaux.

On aperçoit de rares corpuscules de Hassall formés d'une masse opaque rouge foncé (triacide) entourée d'une coque endothéliale.

XVII. — *Enfant de 2 ans, mort (en pleine épidémie de variole) de* PURPURA INFECTIEUX (?) *ou de* VARIOLE HÉMORRHAGIQUE (?). *Le mode de début, la durée et l'histoire de la maladie sont totalement inconnus; on sait seulement que l'enfant avait du purpura cutané et des hémorrhagies multiples ; il est mort en entrant à l'hôpital et n'a été vu que sur la table d'autopsie; il ne présentait aucune pustule de variole.*

Le thymus [1] est considérablement hypertrophié, il pèse près de 75 gr. (c'est le plus volumineux que nous ayons rencontré).

Il est nettement lobulé ; sur une coupe, à un faible grossissement, il a une apparence légèrement spongieuse, par suite de la présence d'un grand nombre de corpuscules de Hassall ayant subi une dégénérescence kystique.

Les lobules sont séparés les uns des autres par des cloisons conjonctives assez épaisses, mais très lâches. La substance corticale et la substance médullaire sont bien différenciées.

Tous les vaisseaux, depuis les plus petits jusqu'aux plus gros, sont bourrés de globules sanguins, comme si on avait lié en masse toutes les veines efférentes : grâce à cette injection naturelle, pas un seul capillaire n'échappe à l'examen.

Le réticulum, légèrement épaissi, forme de belles mailles longitudinales subdivisées elles-mêmes en logettes plus petites renfermant une ou plusieurs cellules.

L'hyperplasie glandulaire porte surtout sur les lymphocytes, mais il existe également un assez grand nombre de mono- moyens et de grands mono-, très peu de monoéosinophiles et de monobasophiles, de très rares polyneutrophiles, de grands noyaux vésiculeux appartenant à des cellules de charpente, des plaques protoplasmiques renfermant trois ou quatre noyaux, de petits groupes de cellules épithélioïdes et enfin quelques très grosses cellules à noyau volumineux échancré « en cœur de carte à jouer ».

Les corpuscules sont réellement énormes. Beaucoup, comme nous l'avons dit, sont transformés en kystes ayant 2 à 3 dixièmes de millim. de diamètre ; plusieurs sont formés de lamelles imbriquées entourant des blocs colloïdes ou de grosses cellules sphériques nécrosées; quelques-uns, enfin, se présentent sous la forme de larges plaques protoplasmiques pseudo-cartilagineuses, rouge foncé, irrégulièrement striées, pluricentriques, contenant des noyaux plissés, rétractés, séparés du protoplasma par un espace clair : les noyaux ainsi déformés, semblent être encapsulés, d'où l'apparence cartilagineuse.

Il n'existe pas de microbes dans les vaisseaux.

[1] Cette pièce nous a été donnée par notre collègue et ami le Dr Clerc. Nous sommes heureux de lui exprimer nos plus vifs remerciements.

XVIII. — *Enfant de cinq semaines, mort d'*ÉRYSIPÈLE.

Le thymus est assez volumineux, très congestionné. Les cloisons conjonctives interlobulaires sont normalement développées ; la substance corticale est très dense, très compacte ; elle contient des nids de lymphocytes serrés les uns contre les autres.

Dans les coupes colorées à l'hématoxyline et à l'éosine, le centre de certains lobules présente, à un faible grossissement, une teinte rouge clair, due à la présence d'un grand nombre de cellules épithélioïdes de forme légèrement polyédrique, à lame protoplasmique large bien colorée par l'éosine, à noyau rond, ovalaire ou un peu échancré, renfermant de gros grains de chromatine.

Ces cellules contiennent parfois des enclaves bleuâtres, plusieurs sont en dégénérescence vacuolaire. Très nombreuses dans quelques lobules, elles sont peu abondantes dans les autres : l'aspect de la glande est donc essentiellement polymorphe.

Entre ces cellules, on aperçoit des lymphocytes, des mononucléaires clairs, petits, moyens et grands, des globules rouges nucléés, de véritables myéloplaxes, de grands noyaux vésiculeux allongés, appartenant à des cellules de charpente.

Dans la substance corticale, on rencontre des lymphocytes, des mononucléaires clairs de petite taille, des poly- et des mononeutrophiles, des poly- et des monoéosinophiles, quelques monobasophiles, quelques figures de cinèse ; (les neutrophiles et les éosinophiles sont très nombreux).

Il y a un grand nombre de corpuscules de Hassall : kystiques, épithélioïdes, mono ou paucicellulaires, etc., etc.

Les vaisseaux sont remplis de globules sanguins, il existe même de petites hémorrhagies interstitielles sous-capsulaires et un infarctus un peu plus ancien renfermant des débris de globules rouges et de noyaux.

Plusieurs cellules épithélioïdes sont en dégénérescence vacuolaire. La caryolyse est assez marquée.

XIX. — *Enfant de deux mois, mort d'un* ÉRYSIPÈLE *de la face.*

Le thymus, de volume normal, est un peu congestionné ; il est formé de beaux lobules irrégulièrement polyédriques, séparés les uns des autres par des cloisons conjonctives minces et lâches. Le réticulum est légèrement épaissi ; les deux substances (corticale et médullaire) sont très nettement différenciées.

La majorité des cellules est représentée par des lymphocytes et de petits mononucléaires clairs à protoplasma très étroit ; il existe à la périphérie des lobules, autour des vaisseaux, des îlots assez nombreux de monoéosinophiles, quelques polyéosinophiles et de très rares monobasophiles.

En quelques endroits, la substance médullaire contient, comme dans le cas précédent, un assez grand nombre de cellules épithélioïdes à lame protoplasmique assez large, colorée en rose par l'éosine, à noyau ovalaire volumineux, renfermant de gros grains de chromatine bien isolés.

Dans ces mêmes zones on rencontre des grands mononucléaires, des poly et des mononucléaires neutrophiles, quelques globules rouges à noyau, des figures de cinèse, de belles lames protoplasmiques à cinq ou six noyaux, de grosses cellules géantes mononucléaires et enfin de grands noyaux vésiculeux appartenant à des cellules de charpente.

Il existe çà et là de petits foyers de nécrose contenant des débris de noyaux perdus dans une substance amorphe mal colorée.

Les corpuscules de Hassall sont très nombreux, les uns kystiques, les autres épithélioïdes, en bulbe d'oignon, etc.

Les vaisseaux sont gorgés de sang, ils contiennent des amas de streptocoques.

XX. — *Femme de* 63 ANS, *morte d'*ÉRYSIPÈLE.

Chez cette femme, très âgée, il existe des débris de thymus encore très manifestes, représentés par des nodules de la grosseur d'un pois, plongés dans une masse fibro-graisseuse dense. Au microscope, ces nodules sont constitués par des îlots lymphoïdes, restes de lobules atrophiés, séparés les uns des autres par des bandes épaisses de tissu conjonctif. Ces îlots sont très nettement réticulés, ils sont composés exclusivement de substance corticale ; quelques-uns sont entourés par une zone de cellules épithélioïdes analogues à celles que nous avons observées dans les deux cas précédents ; d'autres renferment une ou deux grosses boules colloïdes, restes de corps concentriques ; d'autres enfin contiennent un énorme vaisseau central, ne possédant qu'une simple paroi endothéliale. Ils sont formés essentiellement par des cellules lymphoïdes, des petits mononucléaires clairs, de grands mono-, de rares polyneutrophiles, de grandes cellules épithélioïdes isolées à un ou deux noyaux, des cellules de charpente ordinaires et de véritables cellules géantes mononucléaires étoilées, à protoplasma mince, à noyau très gros, foncé.

Le tissu conjonctif interstitiel est riche en cellules embryonnaires.

Les vaisseaux sont très nombreux, ils renferment des colonies de streptocoques ; on n'observe pas de prolifération de l'endothélium vasculaire.

Les corpuscules de Hassall font complètement défaut ; ils ne sont représentés que par les grosses boules colloïdes.

XXI. — *Fœtus humain de 12 centim. 5. Avortement au cours d'une* SCARLATINE. *Coupes sériées depuis la base du crâne jusqu'au diaphragme.*

Le thymus s'étend depuis la partie inférieure du cou jusqu'à la partie moyenne du cœur. La lobulation est bien marquée, la substance corticale et la substance médullaire se distinguent nettement l'une de l'autre. La capsule conjonctive renferme un assez grand nombre de cellules plates.

Le réticulum est bien visible.

Il existe un nombre à peu près égal de cellules à noyau foncé et à corps protoplasmique très étroit (mononucléaires opaques, lymphocytes), et de cellules à noyau clair un peu plus volumineux, entourées d'une lame protoplasmique très mince (mononucléaires clairs de petite taille).

Les noyaux foncés renferment de très gros grains de chromatine ; l'enchylème se colore fortement en rouge par l'éosine.

Les noyaux clairs présentent un réticulum très fin, quelques grains de chromatine et un ou deux pseudo-nucléoles chromatiques.

Quelques lymphocytes contiennent un ou deux petits corpuscules nucléaires adjacents au noyau, d'autres présentent un noyau bourgeonnant en brioche, parfois même la tête de brioche est complètement détachée : il s'agit vraisemblablement d'éléments en division directe.

Il existe quelques mononucléaires opaques trois ou quatre fois plus volumineux que les lymphocytes ordinaires, ayant comme eux un protoplasma très étroit et un noyau très foncé et homogène.

On observe, principalement dans la substance médullaire, quelques mononucléaires clairs de moyenne et de grande taille, à corps plasmatique large.

Quelques petits mono- présentent des figures cinétiques très belles. Plusieurs contiennent déjà deux noyaux. Il n'existe qu'un nombre infime de polynucléaires vrais.

Certains mononucléaires ont un protoplasma homogène fortement éosinophile ; d'autres présentent des granulations éosinophiles fines.

On aperçoit des éléments qui très vraisemblablement sont des globules rouges nucléés.

Enfin l'on voit quelques grosses cellules contenant un grand noyau fusiforme vésiculeux, clair, trois ou quatre fois plus gros que les noyaux voisins et présentant un protoplasma mince, légèrement étoilé : ce sont des cellules de charpente.

Les vaisseaux intralobulaires ont tous une paroi embryonnaire ; les plus volumineux comprennent une tunique externe formée d'une rangée de cellules plates et une tunique interne composée d'une couche de cellules endothéliales épaisses, cubiques.

Les corpuscules de Hassall ne sont pas encore développés ; ils font totalement défaut.

Toutes les coupes sériées du thymus présentent le même aspect ; la glande a la même structure dans toute sa hauteur.

XXII. — *Enfant de 4 ans.* SCARLATINE. ADÉNO-PHLEGMON *du cou à forme sphacélique. Mort le trentième jour de la maladie.*

Le thymus est pâle, volumineux. Le tissu conjonctif interlobulaire est un peu épaissi, mais les lobules eux-mêmes ne sont pas sclérosés ; ils sont entourés de plusieurs rangées de vésicules adipeuses; ils contiennent un grand nombre de lymphocytes (tassés les uns contre les autres dans la substance corticale, plus espacés dans la substance médullaire), des mononucléaires clairs de toute taille, des polyneutrophiles assez nombreux et quelques monoéosinophiles.

Les cellules de charpente sont volumineuses, à noyau arrondi ou ovalaire, à corps protoplasmique fusiforme, étoilé.

Les corpuscules de Hassall sont fort peu abondants, presque tous très petits, formés au centre d'une grosse cellule foncée, réfringente, contenant un noyau rétracté très sombre et à la périphérie d'une coque stratifiée assez épaisse présentant un ou deux noyaux plats. D'autres corpuscules, un peu plus larges, sont constitués par une masse centrale anhiste entourée d'une coque épithélioïde.

Plusieurs cellules sont en dégénérescence graisseuse.

XXIII. — *Enfant de 4 ans et demi, mort de* SCARLATINE *avec* ANGINE *intense et* CORYZA PURULENT. *Avait reçu par erreur du* SÉRUM ANTIDIPHTÉRIQUE *en ville.*

Le thymus est congestionné, il pèse une dizaine de grammes avec la graisse qui l'entoure. Les lobules sont séparés par des cloisons conjonctives épaisses, ils ne sont pas sclérosés, plusieurs sont très atrophiés.

Ils renferment des mononucléaires opaques (lymphocytes), des mononucléaires clairs de petite, de moyenne et de grande taille, quelques mono- à noyaux échancrés (formes intermédiaires), quelques poly- et mononeutrophiles, plusieurs monoéosinophiles, un ou deux polyéosinophiles et de rares monobasophiles. Les cellules de charpente à noyau allongé sont très abondantes en certaines régions. Les parois vasculaires sont un peu sclérosées; dans quelques vaisseaux, les cellules endothéliales sont gonflées, cubiques, volumineuses.

Les corpuscules de Hassall sont extrêmement nombreux et volumineux, ils existent même dans la zone périphérique des lobules, de sorte que la substance corticale est tout à fait méconnaissable.

Les uns ont subi la dégénérescence kystique, les autres sont disposés en bulbe d'oignon; quelques-uns contiennent trois ou quatre grosses cellules épithélioïdes réfringentes; plusieurs enfin sont formés par une grosse cellule unique à noyau volumineux, à protoplasma foncé, épais, légèrement strié.

Certains corpuscules kystiques ne contiennent absolument que des cellules lymphatiques; l'un d'eux renferme sept polynucléaires et un mono.

Quelques vaisseaux à parois épaissies, à endothélium gonflé, à lumière rétrécie obstruée par du sang et des cellules lymphatiques, ressemblent à des corps concentriques.

XXIV. — *Lapin de 1,700 gr., mort en quarante-deux heures à la suite de l'injection sous la peau d'une culture de* STREPTOCOQUE. *Ce microbe avait été isolé du nez d'une jeune femme atteinte de scarlatine avec coryza purulent, morte quelques jours plus tard.*

Le thymus est atrophié, très congestionné, ecchymotique. Au centre de la plupart des lobules, le parenchyme glandulaire est dissocié par des hémorrhagies interstitielles, diffuses, en nappe; les cellules thymiques, très peu nombreuses, sont perdues au milieu des globules sanguins; elles ne conservent leur groupement normal qu'au niveau des gros vaisseaux auxquels elles forment un manchon plus ou moins épais.

A la périphérie, les lobules sont beaucoup moins altérés, la substance corticale est découpée en îlots, en follicules irrégulièrement anastomosés entre eux.

Dans les îlots de substance corticale, on rencontre des lymphocytes tassés les uns contre les autres, des mononucléaires clairs de taille moyenne, de grands mono-, quelques polynucléaires neutrophiles, des monoéosinophiles, des noyaux vésiculeux appartenant à des cellules de charpente.

Dans la zone centrale, on aperçoit des quantités de globules rouges, plusieurs décolorés, difficiles à voir, et çà et là quelques lymphocytes, quelques grands mononucléaires, des cellules épithélioïdes en dégénérescence graisseuse, des cellules géantes à deux ou trois noyaux et des plasmazellen; le réticulum, en bien des endroits, est très visible; il est plus que probable qu'en certains points il est formé par de la fibrine coagulée.

On ne distingue aucun corpuscule de Hassall.

XXV. — *Lapin de 1,800 gr. ayant reçu dans les veines 1 centim. cube d'une culture de* STREPTOCOQUE, *microbe provenant d'une gorge de scarlatine. Mort quarante-huit heures après l'injection.*

Le thymus, petit, atrophié, en pleine régression, est très congestionné.

Les lobules sont dissociés par des hémorrhagies interstitielles diffuses et par de fortes dilatations vasculaires; néanmoins, ils sont moins profondément remaniés que dans le cas précédent.

Le plus souvent, il y a mélange intime entre les hématies et les cellules thymiques; d'autres fois, les globules rouges forment des nappes étendues. La glande contient surtout des lymphocytes; on aperçoit aussi de grands mononucléaires, des monoéosinophiles, quelques polyneutrophiles, des plasmazellen, de rares monobasophiles, quelques cellules épithélioïdes avec un grand noyau clair et un beau nucléole, des figures de cinèse. On ne trouve aucun corpuscule de Hassall adulte, mais il existe de grosses cellules géantes très régulièrement arrondies, à protoplasma foncé, présentant quelques stries concentriques, ce sont des corpuscules jeunes.

XXVI. — *Cobaye de 340 gr. ayant reçu sous la peau 1 centim. cube d'une culture de* STREPTOCOQUE, *mort au bout de vingt-quatre heures. Le microbe provenait du nez d'un enfant atteint de scarlatine avec coryza purulent*

Le thymus est très atrophié, en pleine involution ; presque tous les lobules ont subi la transformation graisseuse, la glande n'est plus représentée que par quelques îlots disséminés dans une masse adipeuse.

Les îlots, nettement réticulés, contiennent des lymphocytes, des mononucléaires moyens, des grands mono-, des polyneutrophiles assez nombreux à la périphérie, des formes intermédiaires, des monoéosinophiles, des noyaux vésiculeux de cellules de charpente, et enfin de petits groupes de cellules épithélioïdes.

On aperçoit quelques éléments ayant les dimensions d'un grand mononucléaire (15 μ), formés par un corps protoplasmique légèrement grenu, coloré en rouge par l'éosine, limité par un double contour et renfermant une dizaine de grains de chromatine isolés, carrés ou polygonaux, de 2 à 3 μ de diamètre.

Il n'existe aucun corpuscule de Hassall.

Les vaisseaux, gorgés de globules rouges et remplis de microbes, sont entourés d'un manchon leucocytaire.

Dans l'intervalle des îlots lymphoïdes, on ne trouve que des cellules adipeuses et, çà et là, de petits amas de globules blancs.

XXVII. — *Lapin de 1,705 gr. ayant reçu dans les veines 1 centim. cube d'une culture de* STAPHYLOCOQUE *provenant du même coryza purulent, mort en quatre jours.*

Le thymus, en involution, est extrêmement congestionné, ecchymotique.

Les lobules sont entièrement dissociés par des vaisseaux à parois embryonnaires extraordinairement dilatés et gorgés de sang, et par des hémorrhagies interstitielles, diffuses, en nappe.

La glande est réduite à de simples îlots lymphoïdes entourés d'un tissu réticulé très fin rempli de globules rouges ; en certains endroits, ce réticulum paraît être formé par de la fibrine coagulée.

Dans les îlots, on trouve surtout des lymphocytes ; on aperçoit également des mononucléaires clairs de moyenne et de grande taille, quelques polynucléaires neutrophiles, quelques monoéosinophiles (en très petit nombre), des cellules de charpente à noyau vésiculeux, des cellules épithélioïdes peu nombreuses.

Il n'existe aucun corpuscule de Hassall.

Tous les vaisseaux sont entourés d'un manchon leucocytaire ; ils contiennent des microbes.

XXVIII. — *Lapin mort quarante-huit heures après avoir reçu dans les veines un microbe pyogène très virulent, isolé par* MM. H. ROGER *et* E. WEILL (238 b) *chez des lapins atteints d'une* RHINITE PURULENTE *épizootique, rapidement mortelle (épizootie ayant frappé les animaux du laboratoire).*

Le thymus, aplati, un peu atrophié, est rouge et congestionné. Il a conservé son architecture normale.

Les lobules ne sont pas dissociés comme dans les cas précédents ; ils sont séparés les uns des autres par des cloisons conjonctives lâches ; ils contiennent des vaisseaux très dilatés, mais c'est à peine s'ils présentent çà et là de petites hémorrhagies interstitielles.

Les deux substances (corticale et médullaire) sont bien différenciées.

La substance corticale est composée presque exclusivement de lymphocytes ; elle renferme aussi quelques mononucléaires clairs, des monoéosinophiles, des polyéosinophiles (en très petit nombre), des poly- et des mononeutrophiles, des mastzellen.

La substance médullaire renferme les mêmes éléments, mais les lymphocytes y sont moins nombreux ; on y voit une plus grande quantité de grands mononucléaires, des poly- et des mononeutrophiles, des formes intermédiaires, quelques cellules épithélioïdes et enfin des cellules identiques à celles que nous avons signalées dans un des cas précédents (obs. XXVI), formées d'un corps protoplasmique éosinophile parfaitement arrondi, renfermant cinq ou six grains de chromatine de 1 à 2 μ de diamètre, isolées, libres dans le protoplasma.

Nous ignorons totalement la nature et la signification de ces cellules.

Notons encore des cellules de charpente à noyau vésiculeux clair, quelques mitoses dans la substance corticale et un ou deux corpuscules de Hassall, formés d'une coque assez épaisse de cellules endothéliales entourant une grosse cellule centrale réfringente nécrosée, colorée en masse d'une manière diffuse.

Un autre corpuscule est constitué par un disque rouge légèrement strié, de 80 μ de diamètre, contenant un noyau vésiculeux clair.

XXIX. — *Enfant de 3 ans atteint d'*ANGINE DIPHTÉRIQUE *intense avec* CROUP, *mort brusquement par syncope.*

Le thymus est congestionné, de volume à peu près normal, mais en dégénérescence graisseuse. Les lobules ont un aspect très variable : les uns sont peu altérés, les autres sont manifestement sclérosés, petits, atrophiés, entourés de plusieurs rangs de vésicules adipeuses ; dans les premiers, le réticulum n'est nullement épaissi ; dans les seconds, il est au contraire très dense, par suite de la présence d'un exsudat albumineux.

La glande est surtout remarquable par l'abondance extrême des corpuscules de Hassall, qui remplissent la totalité des lobules et arrivent jusque sous la capsule ; la substance corticale est méconnaissable.

Dans l'intervalle des corpuscules, le parenchyme glandulaire est constitué par de nombreux lymphocytes, par des mononucléaires clairs de petite taille et quelques grands mono- à protoplasma large. Il existe aussi des poly- et des mononeutrophiles, de véritables nids de monoéosinophiles (à la périphérie des lobules), quelques polyéosinophiles, de rares monobasophiles ; plusieurs mononucléaires sont en division indirecte. La caryolyse est assez marquée.

Les cellules de charpente sont représentées par des éléments à gros noyau vésiculeux clair et par des masses protoplasmiques très irrégulières semées de gros noyaux également vésiculeux.

Les corpuscules de Hassall ont les formes les plus différentes.

Beaucoup sont transformés en kystes volumineux (3 à 4 dixièmes de millimètre de diamètre) remplis d'une substance amorphe grenue et de débris nucléaires ; quelques-uns ont tout à fait l'aspect des globes épidermiques du cancer ; d'autres sont composés de strates épithélioïdes entourant une ou deux grosses cellules vésiculeuses ; certains sont formés uniquement par une cellule volumineuse à gros noyau vésiculeux plissé et à disque épais sombre, présentant quelques stries concentriques ; plusieurs paraissent résulter de l'agrégat de plusieurs grosses cellules de charpente logées dans des mailles du réticulum, considérablement épaissies et nettement stratifiées.

Dans un même lobule, on voit souvent trois ou quatre corpuscules kystiques volumineux, dont quelques-uns atteignent un demi-millimètre de diamètre ; ils sont séparés les uns des autres par du tissu thymique ou par des corpuscules plus petits.

Les vaisseaux sont nombreux et gorgés de sang ; ils renferment beaucoup de polynucléaires, quelques lymphocytes et quelques grands mono.

Il existe plusieurs petites hémorrhagies interstitielles.

XXX. — *Lapin de 1,700 gr. ayant reçu sous la peau quelques gouttes de* TOXINE DIPHTÉRIQUE, *mort en quarante-huit heures.*

Le thymus est congestionné, mais il ne contient aucun foyer hémorrhagique. La lobulation est très nette ; le réticulum n'est pas épaissi.

Les lymphocytes sont fortement tassés les uns contre les autres.

On observe en outre quelques mononucléaires clairs, quelques polynucléaires neutrophiles, un très petit nombre de monoéosinophiles, des cellules de charpente, de rares cellules épithélioïdes polyédriques.

On ne voit aucun corpuscule de Hassall.

Les vaisseaux sont gorgés de sang.

En somme, la glande est fort peu altérée.

XXXI. — *Enfant de 5 ans, mort de* GANGRÈNE CUTANÉE, *suite de* ROUGEOLE.

Le thymus est en voie de régression ; il est petit, pâle, ferme, entouré d'une grande quantité de graisse. Des vésicules adipeuses pénètrent dans l'intérieur même des lobules, mais ne dépassent pas les couches les plus périphériques. Le tissu conjonctif interlobulaire est extrêmement développé, il forme des cloisons épaisses d'où partent de minces travées qui forment dans l'épaisseur des lobules des mailles plus ou moins larges. En certains endroits, les mailles simulent les alvéoles d'un carcinome ; le tissu conjonctif adulte est formé de faisceaux de fibres contenant quelques cellules plates.

Les cellules parenchymateuses sont peu abondantes, bien séparées les unes des autres, elles laissent voir avec la plus grande netteté le réticulum de la glande.

Les deux substances (corticale et médullaire) ont à peu près le même aspect ; il est fort difficile de les distinguer l'une de l'autre.

On rencontre surtout des mononucléaires opaques (lymphocytes) avec ou sans protoplasma visible, des mononucléaires clairs de toutes tailles ; quelques-uns ont un noyau échancré, plusieurs présentent de la dégénérescence vacuolaire. On voit aussi quelques polynucléaires neutrophiles, quelques mono-éosinophiles (dans la substance corticale, autour des vaisseaux), des cellules de charpente à noyau ovalaire vésiculeux, des cellules géantes à gros noyau clair arrondi et à corps protoplasmique étoilé et enfin un petit nombre de grandes cellules présentant un noyau sombre excentrique entouré d'une lame de protoplasma très sombre également ; ces éléments sont très probablement des cellules de Türck.

Les corpuscules de Hassall sont très peu nombreux, très petits, constitués le plus souvent par une grosse cellule centrale entièrement dégénérée, entourée par quelques strates qui se confondent avec la trame conjonctive de l'organe.

Les vaisseaux sont nombreux ; ils possèdent une paroi très épaisse, une lumière centrale étroite. Sur des coupes transversales, ils simulent tout à fait des corpuscules de Hassall ; il en est ainsi, par exemple, d'une grosse artère renfermant de la fibrine coagulée et quatre ou cinq leucocytes ; la tunique externe de ce vaisseau, très fortement épaissie et riche en cellules plates et sa tunique moyenne composée surtout de fibres-cellules circulaires, forment autour du coagulum central comme une coque stratifiée : le tout rappelle très exactement un corpuscule kystique.

Dans un grand nombre de capillaires, on aperçoit des embolies microbiennes (amas de cocci se colorant parfaitement par la thionine), probablement des staphylocoques.

XXXII. — *Enfant de 2 ans et demi, mort de* ROUGEOLE *avec dyspnée intense sans broncho-pneumonie, sans bronchite capillaire.*

Le thymus est en régression ; il existe de larges bandes conjonctives entre les lobules et de la cirrhose intralobulaire comme dans le cas précédent, mais un peu moins accentuée. Les deux substances corticale et médullaire sont mal différenciées. Elles renferment des mononucléaires opaques (lymphocytes), des mononucléaires clairs (moyens et grands), des polynucléaires neutrophiles assez nombreux, des cellules de charpente normales, de rares mononucléaires éosinophiles et enfin un grand nombre de cellules présentant un ou deux noyaux bien arrondis, foncés, entourés d'un disque protoplasmique vaguement granuleux, fortement éosinophile ; ces derniers éléments se voient surtout à la périphérie des lobules, plusieurs présentent de la dégénérescence vacuolaire.

Les corpuscules de Hassall sont peu nombreux, petits, mais tout à fait caractéristiques ; quelques-uns sont formés d'une masse réfringente centrale et de quelques strates épithélioïdes, d'autres sont constitués par des amas de cinq ou six grosses cellules fortement réfringentes, plus ou moins fusionnées entre elles, formant des plaques d'apparence cartilagineuse.

XXXIII. — *Enfant de 9 mois, atteint de* ROUGEOLE *avec* BRONCHO-PNEUMONIE *et* DIPHTÉRIE TERMINALE *d'ailleurs légère. A l'autopsie, lésions* SYPHILITIQUES *du foie ; les autres viscères ne présentent aucune altération spécifique.*

Le thymus est assez volumineux, il pèse une dizaine de grammes ; il est rouge, fortement congestionné. Le tissu interlobulaire est abondant, mais lâche ; les lobules sont volumineux, bien limités.

La substance corticale et la substance médullaire se distinguent facilement l'une de l'autre.

Les vaisseaux sont très nombreux et gorgés de sang ; leur gaine externe est un peu épaissie.

Quelques lobules sont parcourus par des mailles de tissu conjonctif adulte ; la plupart, au contraire, ne sont pas cirrhosés ; le réticulum est seulement un peu plus développé que normalement.

Dans les mailles circonscrites par ce réticulum, on observe : des mononucléaires opaques (lymphocytes) ; des mononucléaires clairs de toutes tailles ; des polyneutrophiles peu nombreux ; quelques mononeutrophiles très nets et un petit nombre de mono et de polyéosinophiles à granulations fines et de mononucléaires basophiles.

Les cellules de charpente comprennent des éléments à très gros noyau sombre ou clair, rond ou ovale, à protoplasma peu abondant, étoilé, des cellules géantes également étoilées, légèrement grenues, renfermant un ou deux noyaux vésiculeux, et enfin de véritables myéloplaxes.

Les corpuscules de Hassall ne sont pas très abondants ; quelques-uns, très petits, sont formés de quelques strates entourant deux ou trois cellules polyédriques d'apparence épithélioïde à noyau brillant, très réfringent ; parfois ces cellules centrales sont remplacées par une masse sphérique amorphe foncée renfermant des débris nucléaires.

D'autres corpuscules sont transformés en kystes plus ou moins volumineux D'autres ont la disposition en bulbe d'oignon classique.

Beaucoup de petits vaisseaux à paroi épaissie, contenant quelques leucocytes, ressemblent à des corpuscules de Hassall.

XXXIV. — *Enfant de 3 ans, mort de* ROUGEOLE. *Emphysème pulmonaire généralisé sans broncho-pneumonie ni bronchite capillaire nette.*

Le thymus est en pleine régression ; il est petit, pâle. Les lobules, envahis de tous côtés par des vésicules adipeuses, sont morcelés, rapetissés ; ils sont entourés d'un tissu conjonctif épais et sont notablement cirrhosés ; la cirrhose est surtout périvasculaire ou tout au moins les travées s'épaississent beaucoup autour des vaisseaux.

Le réticulum est admirablement dessiné. Il renferme dans ses mailles :

Des mononucléaires opaques (lymphocytes), des mononucléaires clairs de petite taille, de grands mononucléaires, quelques poly- et mononeutrophiles, de très rares mastzellen, quelques mononucléaires basophiles ; on ne voit pas d'éosinophiles.

Outre les cellules de charpente ordinaires, on observe quelques cellules énormes à noyau ovalaire assez foncé, à protoplasma plissé, grenu, fusiforme, et quelques cellules épithélioïdes à disque protoplasmique étalé, à contour irrégulier.

Les corpuscules de Hassall sont, en général, assez volumineux ; quelques-uns, tout à fait classiques, sont formés de strates épithélioïdes en bulbe d'oignon disposées autour d'une masse centrale amorphe ; d'autres, énormes, entièrement kystiques, contiennent un grand nombre de cellules, la plupart lymphatiques, quelques-unes d'apparence épithélioïde, réunies entre elles par une masse grenue, amorphe ; à un faible grossissement (micr. Nachet, ocul. 2, obj. 4), ces masses, entourées d'une coque épithélioïde mince, ressemblent tout à fait et comme taille et comme aspect général à des glomérules de Malpighi du rein enfermés dans leur capsule de Bowman.

Une artériole coupée obliquement a sa lumière considérablement rétrécie par l'hypertrophie de ses cellules endothéliales devenues volumineuses, cubiques ; l'obstruction est complétée par la présence de deux ou trois leucocytes. L'obliquité de la section empêche, seule, de confondre ce vaisseau avec un corpuscule de Hassall. Grâce à cette obliquité, le vaisseau prend la forme d'un ovoïde allongé dont les parois, très minces sur les côtés, sont au contraire très larges au niveau des deux pôles : en ces deux endroits, en effet, les tuniques vasculaires sont coupées en « longueur » ; il en résulte que la tunique moyenne, de beaucoup la plus large, se montre en quelque sorte de face, sur une assez grande étendue, avec ses fibres musculaires lisses circulaires et longitudinales absolument caractéristiques.

On note des embolies microbiennes dans un grand nombre de capillaires (streptocoques ou staphylocoques).

XXXV. — *Enfant de 2 ans, mort de* BRONCHO-PNEUMONIE A MARCHE LENTE *(du 13 juillet au 8 août).*

Le thymus est atrophié ; plusieurs lobules ont subi une transformation graisseuse totale ; les autres présentent à la périphérie quelques vésicules adipeuses ; les vaisseaux sont entourés d'une gaine conjonctive épaisse, mais la glande n'est pas sclérosée ; la substance corticale et la substance médullaire se distinguent assez bien l'une de l'autre.

Comme éléments cellulaires, on trouve des lymphocytes, des mononucléaires clairs de toutes tailles, quelque poly- et mononeutrophiles, quelques polyéosinophiles et enfin des cellules de charpente.

Les corpuscules de Hassall sont fort peu nombreux, très petits, formés d'une masse centrale amorphe et de quelques strates périphériques.

XXXVI. — *Enfant de 2 ans, mort d'une* ROUGEOLE (*avec* BRONCHO-PNEUMONIE) *survenue au cours d'une* COQUELUCHE.

Le thymus est congestionné, un peu volumineux ; les lobules sont séparés les uns des autres par des cloisons conjonctives légèrement épaissies, présentant par places quelques vésicules adipeuses qui pénètrent à la périphérie des lobules.

Les deux substances (corticale et médullaire) sont bien différenciées ; le réticulum est très net, très serré ; les corpuscules de Hassall sont extrêmement nombreux : quelques-uns sont en bulbe d'oignon, d'autres renferment une ou plusieurs cellules épithélioïdes, d'autres ont vaguement l'aspect d'un glomérule du rein ; plusieurs, transformés en kystes, contiennent une masse grenue semée de débris nucléaires ; l'un d'eux est constitué par une grosse cellule à noyau clair bien coloré, entourée d'une ou deux rangées de cellules plates à noyau vésiculeux, allongé ; un autre, enfin, a une forme « en cocarde » tout à fait particulière : autour d'un gros noyau arrondi, dont les grains de chromatine très fins forment une couronne périphérique régulière, se trouve une zone de protoplasma assez large, homogène, colorée en rouge par l'éosine. Cette zone est séparée, par une ligne sinueuse, d'un anneau plasmatique également rouge, entouré lui-même par quelques strates épithélioïdes contenant un noyau aplati.

Il existe un grand nombre de corpuscules composés très volumineux, offrant l'un des types que nous venons de signaler. Par la thionine, le centre anhiste de quelques corpuscules se colore en vert absolument comme l'hémoglobine.

Les cellules parenchymateuses sont constituées par des lymphocytes, des mononucléaires clairs de moyenne taille, en nombre assez élevé, de grands mononucléaires, quelques polyneutrophiles, monoéosinophiles à petites granulations et monobasophiles; un petit nombre de globules rouges à noyau.

On aperçoit enfin plusieurs figures mitotiques. Il existe beaucoup de noyaux vésiculeux allongés appartenant à des cellules de charpente ordinaires, et des noyaux très analogues, mais encore plus gros, entourés d'un corps protoplasmique très nettement étoilé (ce sont aussi des cellules du réticulum).

Les vaisseaux remplis de globules sanguins sont extrêmement nombreux; on observe partout, principalement dans la substance corticale, une multitude de petits capillaires formés parfois, sur une section transversale, d'une seule cellule endothéliale. Ces vaisseaux, larges tout au plus d'une dizaine de μ, ne sont séparés les uns des autres que par quelques cellules parenchymateuses.

XXXVII. — *Enfant de 4 ans et demi, atteint de* COQUELUCHE, *mort de* GRANULIE *terminale.*

Il n'existe à l'œil nu aucun tubercule du thymus. La glande est un peu congestionnée, petite, en régression. Le tissu conjonctif interlobulaire est très épais, les lobules sont atrophiés, morcelés par l'envahissement du tissu graisseux; ils ne sont pas sensiblement sclérosés, mais leur réticulum, très serré, dessine des mailles étroites irrégulièrement polygonales : d'où l'aspect légèrement polyédrique que prennent toutes les cellules un peu volumineuses incluses dans l'intérieur de ces mailles.

La glande renferme des mononucléaires opaques (lymphocytes), de petits mononucléaires clairs, des mononucléaires moyens, de grands mono- assez nombreux, des polyneutrophiles, de très rares polyéosinophiles et peut-être quelques globules rouges à noyau.

On observe un grand nombre de cellules de charpente à gros noyau ovalaire, à corps fusiforme étoilé; on aperçoit également de grosses cellules épithélioïdes à noyau foncé irrégulier, à lame protoplasmique large, et quelques cellules géantes épithélioïdes à deux ou trois noyaux.

Les corpuscules de Hassall sont très nombreux, épithélioïdes, kystiques, multicellulaires, etc.; ils appartiennent tous à l'un des types que nous avons déjà décrits.

Les vaisseaux sont gorgés de sang; ils sont parfois très épaissis et possèdent une lumière étroite souvent obstruée par du sang coagulé; comme toujours en pareil cas, ils simulent des corpuscules de Hassall.

Il n'existe au microscope ni tubercule, ni bacilles; la caryolyse est assez marquée.

XXXVIII. — *Enfant de 2 ans, atteint de* COQUELUCHE, *mort* ATHREPSIQUE. *Pas de tuberculose.*

Le thymus est pâle, petit, en régression. Les lobules sont très atrophiés, plusieurs ont subi une dégénérescence graisseuse presque totale ; dans les cloisons conjonctives très épaisses qui parcourent la glande, on reconnaît çà et là des îlots de tissu thymique, restes de lobules presque entièrement détruits ; des bandes de tissu conjonctif pénètrent avec les vaisseaux dans les lobules eux-mêmes ; il existe en certains endroits une charpente alvéolaire très dense et très serrée.

Les corpuscules de Hassall sont infiniment rares, presque tous composés d'une grosse cellule unique réfringente plus ou moins dégénérée, entourée d'une coque très mince d'apparence endothéliale ; quelques-uns sont formés de quelques strates épithélioïdes imbriqués en bulbe d'oignon.

Dans les alvéoles, on aperçoit des lymphocytes, des mononucléaires clairs de toutes tailles, depuis les petits mono- à protoplasma presque invisible jusqu'aux grands mono- à disque protoplasmique très large ; plusieurs grands mono- ont un noyau échancré ; on voit également de rares polyneutrophiles, quelques mono-éonosophiles à granulations fines et clairsemées, des plasmazellen et de grosses cellules arrondies à noyau simple ou double, sombre, homogène, très petit, entouré d'un disque protoplasmique large, fortement teinté par l'éosine, renfermant des gouttelettes graisseuses abondantes : ces derniers éléments sont très probablement des cellules dégénérées du réticulum ; ils existent surtout à la périphérie des lobules. La caryolyse est très marquée.

Les grosses cellules de charpente à noyau vésiculeux, ovalaire, sont plus nombreuses que normalement ; on aperçoit, en certains endroits, de petites plaques protoplasmiques contenant un ou deux gros noyaux.

Les vaisseaux sont fortement sclérosés.

XXXIX. — *Enfant de 5 ans et demi, mort de* CACHEXIE POST-INFECTIEUSE *à la suite d'une* VARICELLE *compliquée de* FURONCLES *guéris depuis longtemps.*

Le thymus est petit, mince, entouré d'une masse fibro-graisseuse abondante ; les lobules sont extrêmement atrophiés ; plusieurs forment de simples îlots perdus dans de larges travées conjonctives ; tous sont fortement sclérosés ; ils sont parcourus par des faisceaux conjonctifs irrégulièrement entre-croisés, très riches en cellules plates ; ces faisceaux circonscrivent des mailles ou plutôt des fentes étroites renfermant des traînées de lymphocytes, de très rares mononucléaires presque tous de petite taille, et un ou deux polynucléaires neutrophiles.

Dans l'un des lobules, on distingue néanmoins un corpuscule de Hassall, formé par quelques lamelles épithélioïdes imbriquées autour d'une masse amorphe, réfringente, très fortement teintée.

Les parois des vaisseaux sont très épaissies.

En somme, le thymus est presque entièrement détruit par la sclérose.

XL. — *Enfant de cinquante-six jours pesant 2,400 gr., mort d'*ATHREPSIE ; *présentait plusieurs malformations congénitales (double pied bot, six doigts à chaque main, etc.), fils de mère idiote, atteinte de scarlatine au moment de l'accouchement.*

Le thymus est très atrophié, il pèse cinq à six grammes.

Les lobules, enserrés dans des anneaux denses de tissu conjonctif, sont eux-mêmes fortement sclérosés ; ils sont parcourus par des faisceaux de fibres connectives irrégulièrement entre-croisés, qui délimitent d'étroits interstices renfermant un nombre restreint de cellules ; ils contiennent une quantité énorme de corpuscules de Hassall et sont extrêmement riches en vaisseaux.

Les cellules sont presque toutes des mononucléaires opaques (lymphocytes) ; on voit cependant quelques mononucléaires clairs de moyenne et de grande taille, quelques polynucléaires neutrophiles, de rares monoéosinophiles, plusieurs cellules épithélioïdes à noyau arrondi, sombre, homogène, à lame protoplasmique large, teintée en rose par l'éosine, des cellules de charpente à noyau vésiculeux, et beaucoup de cellules plates du tissu conjonctif.

Certains lobules, moins sclérosés, renferment une plus grande quantité d'éléments cellulaires, surtout des lymphocytes.

Les corpuscules de Hassall, pressés les uns contre les autres, existent aussi bien dans la substance corticale que dans la substance médullaire ; ils présentent toutes les formes, toutes les variétés connues : kystiques, épithélioïdes, en bulbes d'oignons, mono-ou paucicellulaires, cartilaginiformes, pseudo-glomérulaires, etc.

Beaucoup de vaisseaux à parois épaisses séparent les corpuscules les uns des autres ; ils ressemblent énormément à ces derniers, mais contiennent des globules rouges ou du sang coagulé. Dans la substance corticale, on voit une multitude de petits capillaires ayant tout au plus 10 μ de diamètre.

XLI. — *Enfant de 4 ans.* COQUELUCHE. ROUGEOLE. GRANULIE. *A l'autopsie, granulations miliaires un peu partout ; tuberculose ganglionnaire ancienne ;* TUBERCULOSE DU THYMUS.

Le thymus, très volumineux, est profondément déformé par la présence de tubercules caséeux très nombreux, gros comme un grain de millet, un pois, un noyau de cerise.

Le parenchyme glandulaire, perdu entre les masses tuberculeuses, est réduit à des îlots très petits, disséminés dans un tissu fibro-graisseux épais, nettement réticulé.

Ces îlots contiennent des lymphocytes, de grands mononucléaires, quelques polyneutrophiles, des monoéosinophiles, de grandes cellules en dégénérescence graisseuse à disque large, d'apparence épithélioïde, renfermant un, deux et quelquefois même trois noyaux petits, sombres, arrondis, et enfin de grandes cellules de charpente fusiformes, à noyau clair, vésiculeux.

Ces îlots sont unis entre eux par des traînées de lymphocytes ou de cellules épithélioïdes.

On parcourt un grand nombre de préparations sans rencontrer un seul corpuscule de Hassall ; enfin, après des examens répétés, on finit par en voir *un*, kystique, vide, plissé, rompu, entouré d'une coque épithélioïde mince et renfermant des débris de noyaux et une substance grenue colorée en rouge par l'éosine.

La présence de ce corpuscule unique suffit à démontrer que la pièce examinée est bien le thymus et non un ganglion lymphatique.

Dans l'intérieur et au pourtour des îlots, les vaisseaux sont nombreux.

Les tubercules sont constitués par d'énormes amas caséeux, renfermant des quantités considérables de bacilles ; au sein même de ces masses, tous les éléments figurés sont détruits, on n'aperçoit que des fragments nucléaires et l'on entrevoit le contour de vaisseaux oblitérés ou peut-être même de quelques corpuscules de Hassall surpris par le processus de caséification. Au pourtour des amas caséeux, les cellules thymiques forment une couronne peu épaisse ; les cellules les plus internes sont en pleine dégénérescence ; les cellules les plus externes sont saines.

On ne trouve nulle part de cellule géante à type tuberculeux.

XLII. — *Cobaye* TUBERCULEUX *mort en six semaines.*

On trouve au-devant de la base du cœur une masse irrégulière grosse comme une noisette, occupant exactement la situation du thymus normal. Cette masse adhère à des ganglions tuberculeux ; elle est envahie dans sa totalité par des tubercules caséeux entre lesquels on distingue un tissu de sclérose jeune, riche en cellules embryonnaires ; c'est à peine si, çà et là, on aperçoit dans ce tissu des îlots de lymphocytes, quelques grands mono et des cellules épithélioïdes cantonnés autour des vaisseaux.

On ne voit aucun corpuscule de Hassall, de sorte que l'on conserve un doute sur la nature réelle de cet organe : thymus ou ganglion lymphatique ?

XLIII. — *Lapin ayant reçu à plusieurs reprises sous la peau de la* TOXINE TUBERCULEUSE, *mort en quatre semaines.*

Le thymus est très atrophié, profondément altéré ; il contient de vieux foyers hémorrhagiques diffus au niveau desquels on aperçoit des débris de globules et un réticulum fibrillaire très fin.

Les lymphocytes, au lieu de former l'immense majorité des cellules de la glande, sont *relativement* peu abondants ; au contraire, les éléments à corps protoplasmique large existent en grand nombre : mononucléaires clairs de taille moyenne, grands mononucléaires, mono et polyéosinophiles, cellules de charpentes, traînées protoplasmiques semées de noyaux vésiculeux très clairs.

Un grand nombre de ces éléments sont en dégénérescence vacuolaire ou graisseuse, plusieurs même sont en voie de nécrose et se colorent très mal ; ces dégénérescences rendent très difficile la recherche des formes granuleuses, celles-ci sont d'ailleurs peu abondantes. La caryolyse est très marquée.

On aperçoit dans la substance médullaire quelques cellules à gros noyau vésiculeux réfringent à corps protoplasmique extrêmement épais, foncé, légèrement strié, ébauche probable de corps concentriques.

Il n'existe aucun tubercule et naturellement aucun bacille.

Les vaisseaux ne sont pas sclérosés.

XLIV. — *Enfant mort de* GRANULIE *à trois mois, né un peu avant terme, maigre et chétif, pesait cinq livres au moment de sa naissance, issu de mère phtisique morte quinze jours après l'accouchement. Pendant quatre ou cinq jours, l'enfant a été allaité par sa mère ; le lait de celle-ci renfermait des bacilles de Koch ; injecté au cobaye, il a déterminé l'éclosion d'une tuberculose rapidement mortelle.*

Le thymus est de dimension normale ; *il n'est pas tuberculeux.* Les lobules ont un contour très régulier, ils ne sont pas sclérosés. Les substances corticale et médullaire sont bien différenciées.

Le réticulum n'est pas épaissi.

Dans les mailles du réticulum, on rencontre des mononucléaires opaques (lymphocytes); des mononucléaires clairs de petite taille, à protoplasma invisible, de grands mono- (quelques-uns à noyau échancré), quelques polynucléaires neutrophiles, des mono- et polyéosinophiles à un, deux ou même trois noyaux, des globules rouges à noyau, des plasmazellen, des cellules de charpente à noyau très allongé, et enfin de grosses cellules arrondies ou polyédriques d'apparence épithélioïde, à disque rouge contenant de grosses granulations graisseuses et présentant un ou deux noyaux vésiculeux plissés, comme dégonflés. Ces éléments sont assez nombreux ; quelques-uns sont entièrement dégénérés, ils ont un noyau à peine distinct, ils forment souvent de petits îlots à la périphérie des lobules.

On observe quelques mitoses.

Les corpuscules de Hassall sont extrêmement nombreux.

Quelques-uns sont formés de lames imbriquées autour d'une masse sphérique centrale très réfringente, fortement colorée, ou autour de deux ou trois grosses cellules vésiculeuses dégénérées; d'autres ont subi la transformation kystique et renferment des cellules désagrégées, des cellules d'apparence épithélioïde intactes, des lymphocytes, une substance grenue amorphe, etc. ; d'autres, enfin, sont constitués par une coque endothéliale mince entourant une masse protoplasmique renfermant six ou sept noyaux vésiculeux allongés.

On aperçoit de gros vaisseaux gorgés de sang; il existe un grand nombre de capillaires très étroits ne présentant sur une coupe transversale qu'une seule cellule endothéliale.

XLV. — *Fœtus de six mois ayant vécu six jours.* (MÈRE SYPHILITIQUE, *aucune lésion macroscopique chez l'enfant.)*

Le thymus, de coloration blanc grisâtre, de consistance ferme, recouvre les deux tiers supérieurs de la face antérieure du péricarde.

Les cloisons conjonctives interlobulaires sont très épaissies, les lobules eux-mêmes sont fortement sclérosés; il existe un grand nombre de vaisseaux adultes (artères et veines) gorgés de sang, et une énorme quantité de corpuscules de Hassall; ces trois particularités : cirrhose intense, congestion excessive, abondance extrême des corps concentriques, donnent à la glande une physionomie toute spéciale.

Le tissu de sclérose, formé de fibres conjonctives irrégulièrement entre-croisées, est riche en cellules plates et en cellules embryonnaires; il dessine des mailles étroites et serrées dans la substance corticale, un peu plus lâches dans la substance médullaire.

Dans l'intérieur de ces mailles, on trouve des lymphocytes, des mononucléaires clairs de petite taille, de grands mono- à noyau parfaitement arrondi ou légèrement échancré (formes intermédiaires), quelques polynucléaires neutrophiles, des monoéosinophiles, de grandes cellules à disque homogène, éosinophile, renfermant un, deux ou trois noyaux petits, sombres, très réguliers, des globules rouges nucléés et peut-être quelques cellules de Türck.

Il existe un grand nombre de noyaux vésiculeux ovalaires appartenant à des cellules de charpente; on voit aussi quelques cellules épithélioïdes de forme polyédrique, à noyau un peu sombre, à protoplasma peu coloré, des cellules géantes contenant un énorme noyau central vésiculeux, des plaques protoplasmiques semées de noyaux. Sur une des coupes, on aperçoit une magnifique cellule géante étoilée (type tuberculeux) renfermant une couronne de douze à quinze noyaux ovoïdes à grains chromatiques peu nombreux, mais fortement colorés ; ailleurs, on distingue un élément volumineux, fusiforme, long de 80 μ, large de 40, formé d'un énorme noyau vésiculeux oviforme très clair, et d'un protoplasma épais, grenu, très avide d'éosine.

Signalons enfin une petite cellule de la taille d'un lymphocyte, constituée par un disque rouge ressemblant tout à fait à un globule sanguin, mais contenant un anneau de chromatine bleu (coloration à l'hématoxyline-éosine).

Comme nous l'avons dit, les vaisseaux sont extrêmement nombreux, ils sont un peu sclérosés : tous, depuis les plus fins capillaires jusqu'aux artères les plus grosses, sont bourrés de globules sanguins.

Les corpuscules de Hassall, simples ou composés, sont pressés les uns contre les autres; ils remplissent toute la substance médullaire et empiètent sur la zone corticale; ils présentent des formes infiniment variées.

Quelques-uns sont constitués par une coque épithélioïde stratifiée, entourant deux ou trois grosses cellules réfringentes en dégénérescence vitreuse ; d'autres ont une capsule formée de cellules plates à noyau vésiculeux allongé en voie de disparition ou de larges bandes protoplasmiques semées de noyaux semblables ; nous nous sommes expliqué plus haut sur la nature de ces plaques cellulaires et sur le rôle qu'elles paraissent jouer dans la formation des corps concentriques.

Quelques corpuscules ont subi la dégénérescence kystique : ils contiennent une substance grenue amorphe, des lymphocytes, des mononucléaires à disque éosinophile, des polynucléaires, des cellules à gros noyaux vésiculeux détachées de la paroi, des fragments de globules rouges, etc., etc.

D'autres corps concentriques sont identiques aux globes épidermiques du cancer, plusieurs sont composés exclusivement d'une grosse cellule vésiculeuse à noyau effacé, entouré d'une rangée de cellules plates d'apparence endothéliale.

Sur une des coupes, on aperçoit une cellule parfaitement arrondie de 15 μ de diamètre, contenant un noyau central rond dont la chromatine, colorée en bleu par l'hématoxyline, est divisée en deux petites masses placées en face l'une de l'autre contre la membrane nucléaire; l'enchylème est teintée en rose par l'éosine. Autour de ce noyau se trouve un disque protoplasmique très épais, à peine rosé, contenant des couronnes de fines granulations rouges disposées sur plusieurs rangs; le disque est limité par un bord rouge très épais. Il s'agit probablement d'un corpuscule en voie de formation.

Des vaisseaux à parois épaissies, à lumière étroite, ont tout à fait l'aspect de corps concentriques : l'un d'eux, par exemple, présente, autour d'une lumière centrale étroite, obstruée par une masse jaunâtre ressemblant à du sang coagulé, une paroi très épaisse résultant de la fusion d'une vingtaine de cellules à noyau vésiculeux très clair; seules, les cellules les plus internes sont assez bien isolées, elles sont vaguement cubiques.

Sur une autre préparation, une grosse artère coupée, parallèlement à son axe, traverse le champ du microscope dans toute son étendue (Nachet, ocul. 2, obj. imm. hom. $\frac{1}{10}$); sa tunique adventice, très épaisse, renferme un grand nombre de vasa vasorum et une grande quantité de petits corpuscules de Hassall (épithélioïdes, kystiques, paucicellulaires, etc.) qui dérivent vraisemblablement de ces vaisseaux.

En certains endroits, ces corpuscules font saillie dans la lumière de l'artère; plusieurs (par un artifice de préparation) se sont même rompus dans l'intérieur de celle-ci.

XLVI. — *Fœtus de 6 mois et demi.* MÈRE SYPHILITIQUE *traitée pendant sa grossesse. Fœtus indemne en apparence.*

Le thymus est bien développé, il présente une lobulation très nette; il est légèrement congestionné et n'offre aucune trace de sclérose; la substance corticale et la substance médullaire sont bien différenciés; les corpuscules de Hassall sont en nombre à peu près normal; l'un d'eux se fait remarquer par son volume énorme, il mesure 110 µ sur 180 µ, alors que la plupart des autres n'ont pas plus de 50 à 70 µ.

Il existe des corpuscules kystiques, épithélioïdes, en bulbe d'oignon, des corpuscules formés d'une grosse cellule unique entourée d'une coque endothéliale très mince. Sur une coupe, on aperçoit un élément constitué par une paroi stratifiée très épaisse, semée de quelques noyaux aplatis, circonscrivant une lumière centrale étroite. Celle-ci contient un lymphocyte et une petite masse jaunâtre ressemblant à du sang coagulé. Il est possible que cette formation soit un vaisseau épaissi, oblitéré ; mais il convient de faire remarquer que tous les vaisseaux de la glande sont normaux et qu'il n'existe pas de sclérose périvasculaire.

Le réticulum est à peine visible.

Comme éléments cellulaires, on rencontre des lymphocytes à noyau sombre, de petits mononucléaires clairs, de grands mono- à protoplasma large, quelques polynucléaires neutrophiles, des polyéosinophiles, des nids de monoéosinophiles, des mono à protoplasma non granuleux fortement éosinophile, des mononeutrophiles, des plaques protoplasmiques renfermant de gros noyaux vésiculeux, et enfin des cellules de charpente ordinaires.

Les cellules éosinophiles granuleuses et non granuleuses se voient surtout à la périphérie des lobules, elles forment des groupes de sept à huit éléments, dont quelques-unes pénètrent dans les cloisons interlobulaires. La caryolyse est faible.

Les vaisseaux contiennent un grand nombre de leucocytes (lymphocytes, polynucléaires, grands mono-, et même parfois un éosinophile).

XLVII. — *Fœtus de huit mois.* SYPHILIS MATERNELLE *probable. L'enfant ne présente aucune lésion spécifique.*

Le thymus est assez volumineux. Il n'est pas sclérosé, sauf légèrement autour des vaisseaux. La substance corticale et la substance médullaire sont bien distinctes. Le réticulum est peu visible. La glande renferme des mononucléaires opaques (lymphocytes), quelques mononucléaires clairs, sans protoplasma visible, des grands mono-, des poly- et des mononeutrophiles, quelques beaux monoéosinophiles, des cellules de charpente étoilées à noyau vésiculeux, et enfin quelques cellules plates de tissu conjonctif.

Les corpuscules de Hassall, peu nombreux, appartiennent surtout aux variétés kystiques et épithélioïdes. Un corpuscule kystique plissé, rompu, presque vide, renferme cinq ou six polynucléaires.

XLVIII. — *Fœtus de 32 centim., extrait de l'utérus d'une femme morte dans le* COMA *avec une* HÉMIPLÉGIE *gauche, des flots d'*ALBUMINE, *41° de température (on n'a pu pratiquer l'autopsie de cette femme).*

Le thymus est bien développé, il recouvre les deux tiers supérieurs de la face antérieure du péricarde ; il se compose d'un grand nombre de lobules, qui se subdivisent d'une manière très régulière, en quelque sorte schématique, en un certain nombre de nodules fondamentaux communiquant largement entre eux du côté du hile par leur substance corticale et par leur substance médullaire. Le réticulum est très peu marqué.

La majorité des cellules parenchymateuses est contituée par des mononucléaires opaques (lymphocytes) ; l'on observe également des mononucléaires clairs de petite taille à protoplasma à peine visible, de grands mononucléaires avec un corps cellulaire large, faiblement coloré, quelques polynucléaires neutrophiles, des formes intermédiaires (mono- à noyau échancré et à protoplasma renfermant quelques granulations neutrophiles), des éléments à disque parfaitement arrondi, légèrement granuleux, fortement éosinophiles, à noyau simple ou double, sombre, homogène ; des mono- et des polynucléaires à granulations éosinophiles vraies, disposés par petits groupes de quatre ou cinq à la périphérie de certains lobules, principalement au voisinage des vaisseaux, quelques mononucléaires neutrophiles, de rares mononucléaires basophiles et enfin des globules rouges à noyau.

Il existe un assez grand nombre de mitoses à détails indistincts.

Les cellules de charpente sont très nombreuses, la plupart formées par un noyau vésiculeux, ovalaire, entouré d'une couche protoplasmique presque invisible. Ces éléments à grands noyaux clairs sont très abondants à la périphérie des lobules ; ils forment autour de la substance corticale une zone plus faiblement colorée, analogue sans doute à la zone marginale externe de Prenant.

D'autres cellules de réseau sont constituées par des cellules géantes étoilées à un seul noyau vésiculeux, énorme, renfermant quelques filaments chromatiques très fins et un gros nucléole ou pseudo-nucléole fortement coloré.

On voit aussi quelques cellules géantes, simples lames protoplasmiques, contenant deux ou trois noyaux clairs.

Enfin, çà et là on observe de grosses cellules épithélioïdes.

Les corpuscules de Hassall sont très nombreux ; plusieurs sont formés d'une masse centrale amorphe entourée de strates épithélioïdes renfermant des débris de noyaux ; cette masse se colore en vert par la thionine, exactement comme les globules rouges ; d'autres corpuscules renferment une ou deux grosses cellules centrales très réfringentes ; quelques-uns, transformés en de véritables kystes, ne contiennent qu'une substance grenue et des débris cellulaires.

Il existe sur une des préparations un élément formé au centre d'un très gros noyau clair arrondi ne contenant que quelques grains chromatiques, et, à la phériphérie, d'un disque protoplasmique très large coloré en rouge par l'éosine, présentant une série de *stries concentriques ;* ce disque est lui-même entouré par deux cellules plates d'apparence endothéliale : on est en présence d'un corpuscule de Hassall jeune.

Enfin, quelques corpuscules sont entourés d'un grand nombre de noyaux vésiculeux clairs, allongés, appartenant à des cellules épithélioïdes du réticulum plus ou moins fusionnées entre elles.

Les vaisseaux intra et extralobulaires sont très nombreux et remplis de globules sanguins.

XLIX. — *Jeune homme de 25 ans, mort d'une* PNEUMONIE DOUBLE *survenue au cours d'une* SCARLATINE, *à la fin de la période de desquamation.*

Le thymus est remplacé par une masse fibro-graisseuse renfermant de nombreux îlots lymphoïdes isolés ou réunis en amas et des traînées de cellules lymphatiques très irrégulièrement réparties.

Les îlots sont nettement réticulés ; ils sont formés presque exclusivement par des lymphocytes, mais ils contiennent aussi quelques mononucléaires moyens, de très rares grands mono-, quelques polynucléaires neutrophiles, quelques belles cellules géantes mononucléaires étoilées, des plaques protoplasmiques renfermant deux ou trois noyaux, de grands noyaux vésiculeux appartenant à des cellules de charpente, et enfin quelques cellules allongées de nature conjonctive.

Les corpuscules de Hassall, en très petit nombre, doivent être recherchés avec soin.

Ils n'ont pas plus de 50 à 100 µ de diamètre ; ils sont formés d'une coque endothéliale mince entourant tantôt une grosse cellule réfringente frappée de nécrose, tantôt une grosse boule sphérique colloïde, plus rarement deux à trois cellules vésiculeuses ; on trouve néanmoins un beau corpuscule de type « pseudo-cartilagineux ».

Il existe des pneumocoques dans l'intérieur des vaisseaux.

L. — *Lapin de 1,800 gr. ayant reçu sous la peau 1 centim. cube d'une culture de* PNEUMOCOQUES, *mort vingt-quatre heures après l'injection.*

Le thymus, bien conservé, laisse voir à l'œil nu quelques hémorrhagies punctiformes, mais ne présente ni atrophie, ni sclérose, ni surcharge graisseuse.

Les deux substances (corticale et médullaire) sont bien différenciées.

Entre les lymphocytes, très abondants, serrés les uns contre les autres, on aperçoit des mononucléaires clairs de taille moyenne, de grands mononucléaires, quelques poly- et mononeutrophiles, de rares monoéosinophiles à grains fins, des plasmazellen, beaucoup de grands noyaux clairs (de cellules de charpente), des plaques protoplasmiques polynucléées.

Il existe quelques corpuscules de Hassall petits, mais très nets, les uns formés de deux ou trois grosses cellules réfringentes soudées ensemble, en voie de nécrose ; d'autres comprenant, au centre, un noyau vésiculeux, plissé, à grains chromatiques assez foncés, et tout autour un disque rond et large présentant des stries concentriques très fines, et entre ces stries un noyau aplati : sans ce noyau, on croirait à une cellule unique à protoplasma strié, alors qu'il s'agit en réalité d'une cellule entourée d'une coque épithélioïde très finement stratifiée.

On voit des pneumocoques dans l'intérieur des vaisseaux et même en dehors de ceux-ci, dans quelques polynucléaires issus par diapédèse.

LI. — *Chat* CHARBONNEUX. *Jeune chat de trois mois, a reçu à trois reprises différentes 1 centim. cube d'une culture charbonneuse : les deux premières fois sous la peau, à huit jours d'intervalle, les 2 et 10 juillet ; la troisième fois dans la saphène interne, le 13 juillet. La mort n'est survenue que le 17 juillet, quinze jours après le début de l'expérience, quatre jours après la dernière injection. Le sang de l'animal a été examiné presque quotidiennement. Vingt-quatre heures après les deux premières inoculations, il renfermait de nombreuses bactéridies ; le surlendemain et les jours suivants, il n'en contenait presque plus ; à la suite de l'injection intraveineuse seule, l'organisme s'est laissé envahir par les microbes. Cette culture, si peu virulente pour cet animal, a tué un cobaye en moins de vingt-quatre henres et un lapin en trente-six heures.*

Le thymus est volumineux ; les lobules ont un contour net et régulier ; les deux substances (corticale et médullaire) sont bien différenciées.

Dans les espaces interlobulaires, on aperçoit de nombreuses vésicules adipeuses ; on distingue, en outre, en certains endroits, des groupes de noyaux identiques à ceux que nous avons déjà signalés dans une de nos précédentes observations (obs. XV), c'est-à-dire des noyaux ayant, à un faible grossissement, la forme d'un petit cercle tout à fait incolore au centre, teinté en bleu très pâle à la périphérie, présentant à un fort grossissement l'apparence d'une vésicule claire ne contenant que quelques grains de chromatine très fins accolés à la membrane nucléaire.

Le protoplasma qui entoure ces noyaux est coloré en rose, ses limites sont indécises. On ne trouve pas de globules rouges au voisinage de ces éléments, contrairement à ce que nous avons observé dans notre premier cas.

Les lobules ne sont pas sclérosés, mais le réticulum est un peu épaissi par un exsudat fibrineux ; il se colore fortement.

Dans les mailles circonscrites par ce dernier, on rencontre des lymphocytes, des mononucléaires clairs de toutes tailles, des mononucléaires à disque homogène éosinophile, des polyneutrophiles, quelques plasmazellen et enfin un petit nombre de mononucléaires à granulations éosinophiles, à granulations neutrophiles et à granulations basophiles.

On observe, en outre, des cellules de charpente étoilées à noyau vésiculeux ovalaire, des plaques protoplasmiques renfermant deux ou trois noyaux, de longues traînées protoplasmiques épithélioïdes contenant des noyaux tout à fait semblables, de grandes cellules polygonales à noyau gros, plissé, rétracté, à protoplasma assez fortement coloré par l'éosine ; des cellules identiques à celles-ci, mais à protoplasma rouge, épais, présentant des stries concentriques légères (ébauches de corpuscules).

Plusieurs de ces éléments sont en dégénérescence graisseuse. La caryolyse est assez accentuée.

Il existe une quantité énorme de corpuscules de Hassall, volumineux, presque tous kystiques, la plupart composés, mesurant un dixième de millimètre à un demi-millimètre de diamètre et plus.

Les corpuscules kystiques contiennent des débris de lamelles, des boules colloïdes, des fragments de noyaux, des lymphocytes et des polynucléaires intacts, etc.

Parfois leur paroi est formée par des plaques cellulaires d'apparence pseudo-cartilagineuse ; d'autres fois, au contraire, elle est constituée par quelques strates épithélioïdes ; dans certains cas enfin, elle est réduite à une simple coque endothéliale très mince, interrompue par places, de sorte qu'à ce niveau le contenu du kyste est en rapport direct avec le parenchyme glandulaire.

D'autres corps concentriques sont formés d'une grosse cellule centrale unique entourée de quelques cellules plates, d'autres enfin sont en bulbe d'oignons.

Les vaisseaux, dont la paroi externe est manifestement épaissie, renferment de nombreuses bactéridies.

LII. — *Lapin inoculé avec le bacille découvert par* M. H. Roger (236 a) *chez des malades atteints de* DYSENTERIE NOSTRAS, *bacille très virulent susceptible de reproduire, chez le lapin, tous les symptômes de la maladie et même des abcès du foie. L'animal a reçu 1 centim. cube de culture dans les veines ; il est mort vingt-quatre heures après l'injection.*

Le thymus, un peu atrophié, est fortement congestionné.

Les lobules sont séparés les uns des autres par des vésicules adipeuses ; ils ont conservé leur forme normale ; quelques-uns sont un peu dissociés par des hémorrhagies interstitielles très petites.

Le réticulum est légèrement épaissi. Les vaisseaux sont remplis de globules sanguins ; on ne trouve aucun corpuscule de Hassall.

La glande ne renferme guère que des lymphocytes, les autres formes cellulaires sont rares ; on voit cependant quelques mononucléaires à protoplasma translucide, faiblement teinté, quelques polyneutrophiles, un certain nombre de cellules épithélioïdes à disque rouge foncé (éosine), des cellules géantes mononucléaires, de grands noyaux vésiculeux appartenant à des cellules de charpente, et enfin un nombre infime de mononucléaires éosinophiles et de mononeutrophiles.

LIII. — *Lapin inoculé avec le* MÊME MICROBE, *mort au bout de vingt-quatre heures.*

Le thymus est petit, très congestionné.

Les lobules, bien limités, sont séparés les uns des autres par de très larges travées conjonctives; ils sont un peu sclérosés et parcourus par un réticulum légèrement épaissi, parfaitement coloré, à mailles monocellulaires dans la substance corticale, paucicellulaires dans la zone centrale. Dans ces mailles, on trouve des lymphocytes, des mononucléaires clairs de toute taille, et comme dans le cas précédent, un nombre infime de formes granuleuses (polynucléaires neutrophiles, monoéosinophiles et mononeutrophiles).

A la périphérie des lobules, on voit de longues traînées de cellules à noyau central un peu sombre, à disque large bien arrondi, se colorant fortement par l'éosine.

Enfin, dans la substance médullaire existent de très beaux corpuscules de Hassall tout à fait comparables à ceux de l'homme, les plus beaux que nous ayons vu chez le lapin.

La plupart sont constitués par des lamelles épithélioïdes imbriquées autour d'une ou plusieurs cellules vésiculeuses nécrosées ; d'autres, également nombreux, forment des kystes assez volumineux remplis d'une substance grenue amorphe et de débris de noyaux.

LIV. — *Lapin ayant reçu dans les veines 1 centim. cube d'une culture de* BACTERIUM COLI, *mort au bout de quarante-huit heures.*

Le thymus, volumineux, presente des hémorrhagies punctiformes multiples disséminées dans tout le parenchyme, surtout abondantes dans la substance corticale. Malgré la présence de ces foyers hémorrhagiques et malgré l'existence d'une forte congestion vasculaire, la lobulation est très nette.

Il n'y a pas trace de sclérose ; les cellules sont fortement tassées les unes contre les autres.

Entre les lymphocytes, on aperçoit des mononucléaires à corps protoplasmique presque incolore, des mono- à disque rouge clair éosinophile, de rares polyneutrophiles, des formes intermédiaires, des nids de trois à quatre mono- à granulations éosinophiles, quelques mononeutrophiles, de grands noyaux vésiculeux appartenant à des cellules de charpente, des cellules géantes polynucléaires, quelques figures de cinèse.

Les corpuscules de Hassall font totalement défaut ; il existe cependant, sur l'une des préparations, une figure très spéciale formée par un anneau de grosses cellules cubiques d'apparence endothéliale limitant une lumière extrêmement étroite ; peut-être est-ce un capillaire altéré, peut-être est-ce un corpuscule.

Dans les vaisseaux, on trouve de nombreux amas de bacterium coli.

LV. — *Lapin inoculé avec le* MÊME MICROBE, *mort au bout de trente-six heures.*

Le thymus a le même aspect, présente les mêmes lésions que dans le cas précédent.

Sur des préparations obtenues par frottis, on aperçoit des lymphocytes, des grands mono-, des poly- et des mononeutrophiles, un ou deux mono- et polyéosinophiles à granulations fines, et enfin quelques monobasophiles.

LVI. — *Lapin ayant eu trois* SAIGNÉES *successives : la première, de 20 centim. cubes le 13 juillet ; la deuxième, de 10 centim. cubes, le 18; la troisième, de 5 centim. cubes, le 25. Extirpation du thymus le 30 ; mort spontanée le 7 août.*

Le thymus est extrêmement atrophié. Les lobules, très petits, sont réduits à l'état de simples îlots sclérosés, entourés par des bandes épaisses de tissu conjonctif rempli de gros vaisseaux.

Dans les îlots, on trouve des lymphocytes, des mononucléaires clairs, des polyneutrophiles, de rares mononeutrophiles et des cellules de charpente. Les leucocytes granuleux sont, en somme, rares ; il est vrai que la glande est extrêmement atrophiée.

On aperçoit un corpuscule formé d'une coque mince et d'une masse centrale bleu violacé, semée de quelques grains chromatiques ; un autre corpuscule est constitué par une grosse cellule vésiculeuse entourée d'une ou deux cellules plates.

Les parois des vaisseaux sont très épaisses ; quelques capillaires présentent un endothélium gonflé, cubique.

LVII. — *Lapin ayant reçu sous la peau 1 centim. cube d'huile* PHOSPHORÉE, *mort en vingt heures.*

Le thymus, assez volumineux, est un peu congestionné ; il ne présente aucun foyer hémorrhagique. Les lobules, bien limités, ne sont pas entourés de graisse. Le réticulum n'est pas épaissi.

Contre toute attente, les dégénérescences cellulaires ne sont pas très accentuées ; il existe bien dans quelques cellules de fines gouttelettes graisseuses et des noyaux en chromatolyse, mais ces lésions destructives sont, en somme, rares. Ce qui frappe surtout à l'examen de cette glande, c'est l'abondance extrême des leucocytes granuleux : on voit, en effet, un grand nombre de mono- et de polyéosinophiles et pseudo-éosinophiles, de mono- et de polyneutrophiles, de leucocytes à granulations mixtes et même quelques mastzellen et quelques monobasophiles.

Toutes ces formes cellulaires se groupent surtout à la périphérie des lobules, autour des vaisseaux, mais les neutrophiles s'observent également dans la substance médullaire.

Bien entendu, les lymphocytes forment toujours la partie fondamentale de la glande ; on aperçoit également des mononucléaires clairs, des formes intermédiaires entre les mono- et les poly- ordinaires, et aussi entre les mono- et les polyéosinophiles (ce sont des éléments à noyau échancré), des cellules de charpente étoilées (quelques-unes visibles en totalité), des plaques protoplasmiques polynucléées.

Les corpuscules de Hassall sont peu nombreux et très petits ; plusieurs sont formés de lamelles imbriquées en bulbe d'oignon entourant une masse centrale amorphe, réfringente ; d'autres sont constitués par des cellules épithélioïdes fusionnées, disposés autour d'une cellule vésiculeuse en voie de nécrose.

Enfin il existe de très beaux éléments de 20, 30 ou 50 μ de diamètre, comprenant un noyau central incolore et un corps protoplasmique large, rouge foncé, strié concentriquement ou présentant une série de grains rouge vif disposés en couronnes autour du noyau.

Quelques-uns de ces éléments sont entourés d'une cellule plate d'apparence endothéliale : ce sont des corps concentriques jeunes.

Tous les vaisseaux sont remplis de globules sanguins.

LVIII. — *Autre lapin ayant reçu sous la peau la même quantité d'huile* PHOSPHORÉE.

Les lésions du thymus sont identiques à celles que nous venons de décrire ; pourtant, les dégénérescences cellulaires sont un peu plus marquées.

LIX. — *Lapin intoxiqué par* L'OXYDE DE CARBONE, *soumis trois fois par semaine pendant quatorze jours, à des inhalations de mélanges d'air et de gaz d'éclairage, suspendues à l'apparition des premiers symptômes convulsifs. Mort spontanée le quatorzième jour.*

Le thymus, profondément altéré, est presque entièrement détruit par des hémorrhagies énormes, diffuses, en nappes. Les parties intactes de la glande contiennent des lymphocytes, des mononucléaires clairs à protoplasma étroit, de grands mononucléaires, de rares polyneutrophiles, quelques mono- et polyéosinophiles, quelques monobasophiles, et enfin de grandes cellules de charpente.

On aperçoit quelques éléments de 20 μ de diamètre, à gros noyau vésiculeux et à disque protoplasmique étroit, foncé, strié; on voit enfin de petits corpuscules de Hassall formés de quelques strates épithelioïdes.

LX. — *Lapin déthymé après six jours de* JEUNE, *mort vingt-quatre heures après l'opération.*

Le thymus est très petit, très mince, mais cependant très appréciable.

Les lobules sont séparés les uns des autres par des cloisons conjonctives plus épaisses que normalement.

Des faisceaux conjonctifs pénètrent dans l'intérieur même des lobules, en quelques points seulement. Les parois vasculaires sont manifestement sclérosées.

Il existe un nombre réellement très grand de leucocytes granuleux et surtout de monoéosinophiles et pseudo-éosinophiles et de mononeutrophiles; les polyéosinophiles, les polyneutrophiles et les monobasophiles sont beaucoup moins abondants.

Tous ces éléments se voient admirablement au milieu de la masse des lymphocytes, des mononucléaires clairs non granuleux, infiniment moins nombreux, et des cellules de charpente à grand noyau vésiculeux.

Les corpuscules de Hassall, peu nombreux, sont presque tous formés d'une cellule unique; le plus souvent cette cellule vésiculeuse, réfringente est entourée d'une coque endothéliale mince, parfois elle est constituée par un gros noyau grisâtre de 10 à 15 μ de diamètre renfermant de gros grains de chromatine, et par un protoplasma fortement strié, rouge vif, véritable coque stratifiée. L'élément tout entier mesure de 15 à 25 μ de diamètre.

LXI. — *Lapin de 1,870 gr. soumis à un* JEUNE *complet, absolu; mort spontanée le septième jour; l'animal ne pèse plus que 1,180 grammes.*

Comme dans le cas précédent, le thymus est remarquable par l'abondance des leucocytes granuleux qu'il renferme : poly- et monoéosinophiles et pseudo-éosinophiles, mononeutrophiles et polyneutrophiles. Les monobasophiles sont même plus nombreux chez ce deuxième lapin que chez le premier, et il existe quelques mastzellen.

LXII. — *Fœtus de lapin de 10 centim. né avant terme; la mère* JEUNAIT *depuis quatre jours.*

Le thymus est bien développé ; la lobulation est très nette ; par contre, les substances corticale et médullaire se distinguent mal l'une de l'autre. Dans les cloisons conjonctives interlobulaires se trouvent de très gros vaisseaux. Le réticulum est à peine visible. La glande est surtout formée de lymphocytes à noyau très sombre et de petits mono- à noyau très clair, à protoplasma translucide, très étroit ou nul ; mais elle contient également des mononucléaires clairs de toutes tailles, de grands mono- à protoplasma homogène fortement éosinophiles (très nombreux), quelques polynucléaires neutrophiles, des formes intermédiaires, peut-être des globules rouges à noyau, un polyéosinophile et de grands noyaux allongés appartenant à des cellules de charpente.

Il existe aussi de grandes cellules rondes à noyau clair et à protoplasma étroit, sombre, granuleux ; autour de l'une d'elles on aperçoit une très mince enveloppe stratifiée ; ces cellules, très vraisemblablement, prennent part à la formation des corps concentriques.

Ceux-ci sont fort peu abondants ; le seul réellement net que nous ayons rencontré était formé d'une coque stratifiée épaisse, colorée en rouge, entourant des débris de noyaux bleuâtres (coloration à l'hématoxyline-éosine).

LXIII. — *Lapin mort en trois jours par* ASPHYXIE PROGRESSIVE *(ligature expérimentale de la trachée).*

Le thymus, petit, atrophié, est en pleine régression. Plusieurs lobules sont subi en totalité la transformation graisseuse, les autres sont manifestement sclérosés.

Ils contiennent des lymphocytes, des mononucléaires clairs à protoplasma étroit, de grands mononucléaires, de rares polyneutrophiles, des cellules épithélioïdes minces, larges, étalées, des nids de mononucléaires à disque homogène éosinophile non granuleux, et beaucoup de grands noyaux vésiculeux appartenant à des cellules de charpente. On ne voit aucun corps concentrique.

En somme, ce thymus ne présente aucune lésion appréciable : c'est un thymus sain en involution ; tout au plus convient-il de signaler une forte congestion, sans hémorrhagies.

LXIV. — *Fœtus de lapin de 10 centim. né avant terme, probablement par* INSUFFISANCE DE L'HÉMATOSE ; *la mère avait subi trois jours auparavant, un rétrécissement expérimental de la trachée.*

Le thymus est bien développé, bien lobulé, fortement vascularisé.

Il contient des lymphocytes, des mononucléaires à protoplasma clair très étroit, de grands mononucléaires, quelques polyneutrophiles, des monoéosinophiles à granulations fines et un polyéosinophile à grosses graulations, des globules rouges à noyau, des cellules de charpente et quelques cellules d'apparence épithélioïde.

On n'aperçoit qu'un ou deux corpuscules de Hassall formés d'un noyau très altéré et de quelques strates épithélioïdes ne renfermant aucun noyau.

CHAPITRE V

De quelques lésions spéciales du thymus et des rapports existant entre ces lésions et certains états morbides.

§ 1er. — Absence ou lésions destructives du thymus.

A. **Absence du thymus.** — L'absence du thymus dans les premiers âges de la vie est rare.

Bischoff le premier, mentionne cette anomalie chez un enfant né en état de mort apparente et qui ne put être ranimé.

Friedleben rapporte 4 cas semblables : le premier observé chez un enfant mort d'apoplexie à la suite d'un accouchement laborieux ; le deuxième chez une fillette de 5 ans morte de tuberculose ; le troisième chez un enfant du même âge mort de noma ; le quatrième chez une fillette de 6 ans et 3 mois morte de sclérose cérébrale.

Trisetheau, chez un enfant de 7 mois profondément cachectique, mort de tuberculose pulmonaire, constate à la place du thymus un ruban de tissu conjonctif long de 5 centim. 5, large d'un demi-centimètre, adhérent à quatre ou cinq ganglions trachéo-bronchiques caséeux.

Enfin, A. Clark (53) relate le cas d'un enfant de 6 mois qui, en pleine santé, fut pris sans cause apparente d'œdème des quatre membres sans albuminurie. Trois mois plus tard survint dans chaque fosse sus-épineuse une ecchymose « de l'étendue d'un florin » ; l'enfant mourut quelques jours après ; à l'autopsie, on constata une anomalie de l'un des reins et l'absence complète du thymus.

B. **Athrophie du thymus. Sclérose.** — L'atrophie du thymus a été signalée, comme nous l'avons vu, dans l'inanition, le surmenage et certaines conditions physiologiques (sommeil hibernal, etc.).

D'après Hérard, le volume de la glande dépend exclusivement de l'embonpoint du sujet. D'après Friedleben, le thymus est petit chez les enfants mal nourris et cachectiques. Seydel (256) donne cette atrophie comme le seul signe constant de la mort par alimentation insuffisante ou vicieuse ; il insiste sur l'importance de cette constatation en médecine légale.

Hansen, en se basant sur les résultats de 108 autopsies, admet que le thymus conserve ses dimensions normales quand la mort est consécutive à une maladie aiguë, rapide ; il s'atrophie, au contraire, au cours des affections cachectisantes de longue durée.

Farret insiste sur la régression de l'organe chez les athrepsiques et les cachectiques ; il ajoute : « Toutes les fois que nous avons trouvé des thymus petits, ils étaient dégénérés ; la substance glandulaire était fort réduite de volume et remplacée par du tissu fibreux... Les corpuscules de Hassall présentaient fréquemment une dégénérescence kystique. »

Mettenheimer, Dwornitschenko constatent également l'influence des maladies consomptives sur le volume du thymus.

Durante rapporte un cas de sclérose intense de la glande chez un nouveau-né mort cachectique, avec conservation parfaite de l'appétit. Il n'existait aucune lésion dans les autres viscères. Le thymus pesait 1 gr. 50, les lobules étaient considérablement réduits de volume et présentaient un aspect alvéolaire dû à l'épaississement des trabécules normaux. Les cellules épithélioïdes étaient beaucoup plus nombreuses que les cellules lymphoïdes.

Dans les alvéoles, on trouvait des corpuscules de Hassall enveloppés d'une coque endothéliale très nette : les uns très volumineux, multicellulaires ; les autres un peu moins gros, séparés de leur coque endothéliale par des cellules lymphoïdes. Dans les trabécules limitant les alvéoles, on observait des traînées de cellules lymphatiques et de nombreux capillaires.

Nous rappellerons que le thymus est souvent sclérosé dans la syphilis, la tuberculose et d'autres maladies infectieuses.

Enfin, dans ces dernières années, l'atrophie précoce de la glande a été signalée par Blondel dans la chlorose, par Pitres dans les myopathies essentielles de l'enfance.

C. **Hémorrhagies du thymus.** — On a souvent observé des

hémorrhagies du thymus chez des enfants morts au cours de l'accouchement ou peu de temps après la naissance (Friedleben, F. Weber, etc.).

Durante a publié deux cas d'infarctus hémorrhagique : l'un chez un enfant mort-né de 4,220 gr., l'autre chez un enfant de 2,400 gr., né avant terme à huit mois, mort subitement le troisième jour. Le thymus du premier pesait 21 gr., celui du deuxième 20 gr. Chez tous deux, la plus grande partie de la glande était détruite par des hémorrhagies, les corpuscules de Hassall étaient plus gros que normalement, la plupart en dégénérescence colloïde ; il n'y avait pas d'autres lésions.

Des hémorrhagies du thymus ont été notées par Dwornitschenko dans l'asphyxie et l'intoxication phosphorée, par Friedleben dans la tuberculose, par Péan dans un cas de rougeole hémorrhagique, et par nous-même dans la plupart des maladies infectieuses (variole, infections expérimentales, etc.).

D. **Valeur et signification de ces diverses lésions.** — Toutes les lésions que nous venons de décrire (atrophie, sclérose, infarctus hémorrhagique) sont ou légères ou intenses ; quand elles sont très marquées, elles entraînent la disparition plus ou moins complète de la glande. Ces lésions sont-elles consécutives aux maladies dans lesquelles elles ont été observées, ou au contraire sont-elles primitives et tiennent-elles sous leur dépendance quelques-uns des troubles morbides constatés ?

Pour certains auteurs, les altérations destructives du thymus, et à plus forte raison l'absence totale de la glande, sont incompatibles avec la vie ; la lésion du thymus est primitive, la maladie est la conséquence de cette lésion.

Nous ne pourrons discuter cette théorie que lorsque nous aurons déterminé le rôle physiologique du thymus.

§ 2. — Hypertrophie, persistance ou réviviscence du thymus.

Friedleben, Hahn et Thomas, Sanné considéraient comme rare l'hypertrophie simple du thymus, sans lésions de la glande et sans altérations du voisinage.

Friedleben disait n'avoir trouvé dans la littérature que 11 cas de ce genre réellement authentiques, coexistant presque tous avec des malformations congénitales incompatibles avec la vie.

De nos jours, au contraire, tous les auteurs sont d'accord pour reconnaître la fréquence extrême de cette lésion ; les observations se sont tellement multipliées qu'il serait fastidieux de les rapporter toutes.

La question a d'ailleurs fort bien été traitée par Romme et surtout par Bonnet (31 a). Nous puiserons dans le travail de ce dernier auteur la plupart des renseignements qui vont suivre.

Tout récemment, M. Lamouroux a observé un cas d'hypertrophie du thymus chez un fœtus anencéphale atteint en même temps d'inversion viscérale.

Des cas analogues ont été publiés à différentes époques ; ils n'offrent qu'un intérêt secondaire.

A. **Hypertrophie du thymus et mort subite.** — Les cas les plus importants et les plus nombreux concernent des enfants morts subitement sans cause appréciable, et contre toute attente : la mort est quelquefois réellement subite et se produit sans symptômes prémonitoires par syncope ou par apnée ; parfois, elle est précédée d'un ou plusieurs accès de suffocation ; d'autres fois elle succède à une dyspnée progressive, continue, paroxystique, d'une durée très variable ; plus rarement elle survient au cours d'un état cachectique spécial, *la diathèse lymphatique* de Paltauf (206), caractérisée essentiellement par l'hypertrophie de tous les appareils lymphatiques (ganglions, rate, plaques de Peyer, amygdales, thymus, etc.) ; plus rarement encore elle est consécutive à l'emploi d'un médicament ordinairement inoffensif : injection de sérum antidiphtérique [R. Paltauf (207 c), Combe (56 bis), Escherich (88 c), Galatti (99 bis)] ; applications de compresses salicylées [Escherich (88 c)], etc... ; une fois enfin (cas de Perrin de la Touche), elle s'est produite chez un nouveau-né bien constitué qui ne parvint pas à respirer spontanément.

Chez l'adulte également, la persistance ou la reviviscence du thymus a été notée dans certains cas de mort subite survenus chez des basedowiens, chez des sujets anesthésiés par le chloroforme ou l'éther, chez des individus bien portants à l'occasion d'un bain froid.

Dans la maladie de Basedow, Bonnet relève : 1 cas de Markham, 2 de Hale White, 1 de Codd.

Chez les sujets anesthésiés, il cite les cas, beaucoup plus nombreux, de Kruse et Kühne, R. Paltauf (207 b), Kundrat, Bayer, Heusler, Goodhart (106 a), Schnitzler, Lejars, Ezio Benvenuti, Surrel et Glück.

Le plus souvent, dit-il, la mort arrive à la fin de la chloroformisation ou de l'éthérisation, ou même quelque temps après l'opération chirurgicale; elle est surtout fréquente à la suite d'interventions pratiquées chez des basedowiens ou des goitreux (Allen Starr).

Enfin, en ce qui concerne les individus bien portants, morts à l'occasion d'un bain froid, Bonnet signale les observations de Paltauf (207 a), Nordmann (200 bis), Recklinghausen, Dwornitschenko.

En résumé, l'hypertrophie du thymus a été constatée dans des cas de mort subite extrêmement variés. On s'est tout naturellement demandé s'il existait une relation entre cette hypertrophie et les accidents observés.

Pour quelques auteurs, le thymus détermine la mort en comprimant la trachée, les vaisseaux ou les nerfs; pour d'autres, il est incapable d'exercer une compression efficace et par conséquent de provoquer des troubles morbides appréciables; pour d'autres, enfin, il n'agit pas *mécaniquement*, mais il *agit :* sa lésion anatomique engendre un trouble fonctionnel, et c'est ce trouble qui entraîne la terminaison fatale.

Toutes ces opinions sont trop exclusives. Il nous semble bien probable, en effet, que dans des états pathologiques si différents, la mort relève de causes multiples; l'hypertrophie du thymus est-elle une de ces causes? C'est ce que nous devons rechercher.

Asthme thymique (1). — Une première catégorie de faits comprend tous les cas de mort subite chez l'enfant consécutifs à un ou plusieurs accès de suffocation. Ces cas ont été décrits sous les noms les plus divers : asthme infantile, asthme aigu, asthme de Millar, asthme thymique, convulsion interne du larynx, spasme de la glotte, etc.

(1) Pour la rédaction de ce chapitre et surtout pour la partie *historique*, nous avons fait de larges emprunts à Ollivier, Guersent, Blache, Ch. West Rilliet et Barthez, Sanné, Marfan (178 b), Bonnet (31 a), etc...

Richa en 1723, Verdries en 1726, émettent les premiers l'hypothèse que l'hypertrophie du thymus est une des causes principales de l'asthme infantile. P. Frank fait jouer le même rôle à l'hypertrophie de cet organe et à celle des ganglions bronchiques.

Millar, en 1769, décrit sous le nom d' « asthme aigu » une dyspnée « rémittente et intermittente distincte du croup, fréquente chez les jeunes enfants jusqu'à la puberté, à début brusque souvent nocturne, caractérisée par des accès de suffocation accompagnés d'une espèce de croassement analogue à celui qu'on remarque dans quelques attaques d'hystérie ».

La description de Millar, comme le fait remarquer Guersent, se rapporte à plusieurs dyspnées symptomatiques de différentes phlegmasies du larynx, de la trachée artère et même des poumons ; l'auteur a eu surtout en vue le faux croup ou laryngite striduleuse.

Wichmann et Dreysig, Michaelis, Royer-Collard, Double voient dans l'asthme de Millar une affection dyspnéique aiguë des organes respiratoires sans lésions appréciables.

Jurine considère l'asthme infantile comme un « catarrhe nerveux suffocant, » expression déjà employée par Lieutaud.

Guersent pense que la plupart des dyspnées paroxystiques de l'enfance sont symptomatiques de lésions des appareils respiratoire ou circulatoire; il remarque la fréquence et l'extrême gravité de ces accidents chez les enfants rachitiques « dont le thorax est mal conformé ».

Avant les travaux de ces derniers auteurs, Hamilton en 1813, Clarke (54) en 1815, Cheyne en 1819, avaient décrit l'affection qui nous occupe comme une « convulsion partielle localisée dans le larynx ». Eberhard, en 1817, l'avait dénommée « singularis infantum apnæa periodica ».

Par la suite, la plupart des médecins anglais et allemands se rallient à la théorie d'Hamilton. Il en est ainsi de Cox, Porter, Pretty, North, et, en France, de Gardien et Capuron qui étudient la maladie sous le nom d'*affection ou contraction spasmodique du thorax et de la glotte.*

Il faut arriver au fameux mémoire de Kopp, paru en 1830, pour voir renaître la théorie thymique de l'origine des accidents.

Dans une réunion de naturalistes allemands tenue à Heidelberg en

1829, Kopp, reprenant et complétant les idées de Richa et Verdries, soutint que la compression de la trachée et des gros vaisseaux par le thymus hypertrophié, pouvait entraîner une dyspnée et une suffocation intermittente.

« Au début ou à la fin de chaque accès, l'enfant, dit-il, pousse un cri aigu, perçant, ressemblant à celui de la coqueluche, du croup : ce cri est pathognomonique. Pendant l'accès, il survient souvent des convulsions et des évacuations involontaires, la mort peut se produire par asphyxie, apoplexie ou cessation de l'influx nerveux (on dirait aujourd'hui inhibition). Dans l'intervalle des accès, les battements du cœur sont à peine perceptibles, la langue reste convulsée contre les dents comme pendant les crises elles-mêmes (ce dernier symptôme n'a jamais été constaté par d'autres auteurs) ; la mort ne survient jamais après le premier accès. »

La publication du mémoire de Kopp a suscité un grand nombre de travaux, les uns favorables, les autres défavorables aux idées exposées dans cet ouvrage.

Allan Burns, Hirsch (de Kœnigsberg), Fingerhut, Kyll adoptent les conclusions de Kopp. Ces auteurs se préoccupent des moyens de diagnostiquer l'hypertrophie du thymus. Allan Burns prétend que la glande peut être perçue par le palper dans la région cervicale inférieure ; Kyll soutient que l'auscultation dans la région du manubrium permet de reconnaître des signes de compression du côté des poumons ; Fingerhut insiste sur la matité rétrosternale et l'existence d'une dyspnée continue avec paroxysmes surtout intenses dans le décubitus dorsal.

Par contre, Caspari, Pagenstescher, Conradi, Schneider, Brück (38), Pitschaft, Wunderlich, Brunn, Kornmaul, Hecker (123) combattent la théorie de Kopp en se basant surtout sur la périodicité des accidents, incompatible avec l'idée d'une compression continue.

Haugsted (121), en 1832, fait remarquer que l'augmentation du volume du thymus n'est ordinairement pas la seule lésion, qu'il existe le plus souvent un vice de conformation de l'appareil circulatoire, « déterminant les accidents de dyspnée et de suffocation ». C'est aussi l'avis d'Ollivier, qui insiste sur la persistance du trou de Botal et les troubles de l'hématose qui en sont la conséquence.

Cependant, les auteurs anglais continuent à décrire la maladie sous le nom de spasme de la glotte ou de « laryngismus stridulus ».

Marsh invoque une lésion du pneumogastrique. H. Ley considère l'affection comme une paralysie des dilatateurs de la glotte due à la compression des pneumogastriques ou des récurrents par des ganglions hypertrophiés.

En France, Monneret, Blache, Barrier adoptent la théorie convulsive.

Constant, le premier en France, publie en 1835 une observation personnelle sous le nom de névrose du larynx.

La deuxième observation française, parue en 1843, est due à Rilliet et Barthez.

Valleix rattache la maladie à l'éclampsie infantile; de même Pidoux qui la considère comme une convulsion interne.

Trousseau déclare que les accidents résultent d'une convulsion partielle non seulement du larynx, mais encore de tous les muscles respiratoires et en particulier du diaphragme : d'où le nom de « spasme phréno-glottique », donné plus tard par Bouchut à cet état morbide.

Hérard, en 1847, développe les idées de Trousseau : il nie formellement l'existence de l'asthme thymique ; il dit que la maladie résulte toujours d'un spasme de la glotte ou du diaphragme ou des deux simultanément, et que l'adénopathie trachéo-bronchique produit des symptômes différents.

Rilliet et Barthez sont moins exclusifs : ils se rallient à la théorie du spasme glottique, mais ils admettent que le thymus hypertrophié peut donner lieu à des accidents.

Elsässer, en 1843, rattache l'éclampsie infantile et le spasme de la glotte au rachitisme crânien, principalement au ramollissement de l'occipital, qui ne protégerait plus suffisamment le cerveau contre les violences extérieures.

Kassowitz pense que le rachitisme agit par l'hyperémie inflammatoire qui des os du crâne, *ramollis ou non*, se propage aux méninges et à l'écorce et entraîne des phénomènes d'excitation cérébrale.

Ch. West, en 1848, remarque que la convulsion laryngée coïncide fréquemment avec des troubles digestifs et estime que ces deux accidents sont en partie liés à la dentition.

Il admet néanmoins l'existence de l'asthme thymique, dont il rapporte un cas.

Reed, dans un travail très documenté, insiste également sur la coexistence fréquente des troubles digestifs et du spasme glottique.

A cette époque donc, le rôle du thymus est considéré comme nul ou à peu près. Presque tous les auteurs concluent à l'origine nerveuse de l'affection et ils en cherchent la cause dans le rachitisme, les troubles intestinaux, etc. En 1879, Hahn et Thomas reproduisent les conclusions de Hérard et repoussent absolument la théorie de l'asthme thymique ; il en est de même de Sanné.

De nos jours, une réaction en sens inverse s'est produite à la suite de deux observations publiées par Grawitz, en 1888.

Cet auteur admet, avec Kopp, que la mort résulte de la compression de la trachée.

Scheele, à la suite d'expériences cadavériques, considère ce mécanisme comme douteux ; il montre, en effet, qu'il faut un poids de deux livres pour aplatir une trachée d'enfant.

Benecke pense que l'hypertrophie du thymus ne peut exercer une compression efficace dans la position normale de la tête, mais que cette compression est possible et devient même subitement mortelle lorsque la tête est rejetée brusquement en arrière. Farret croit surtout à la compression nerveuse, en particulier à celle du phrénique.

R. Paltauf, en 1889, envisage la question d'une tout autre manière.

Pour lui, comme nous l'avons déjà dit, l'hypertrophie du thymus s'accompagne de l'hyperplasie de tous les tissus lymphatiques ; les enfants atteints de cette « diathèse lymphatique » sont des cachectiques, à la merci de la moindre excitation susceptible de retentir sur les centres cardiaques dégénérés.

Il est inutile d'insister sur ce que cette théorie a d'exagéré et d'excessif.

Tout récemment, la théorie nerveuse a été remise en honneur par Ganghofner et Comby. Ganghofner insiste sur les relations qui existent entre le spasme de la glotte et la tétanie, Comby pense que les névroses de l'enfance sont liées à une auto-intoxication d'origine gastro-intestinale, ce qui explique leur coexistence fréquente avec le rachitisme.

Enfin, Escherich (88 d) s'est efforcé de concilier la théorie nerveuse avec la théorie thymique. Il considère le spasme glottique essentiel comme relevant toujours d'une tétanie plus ou moins latente ; il fait remarquer que cet accident est surtout fréquent chez les enfants lymphatiques (présentant une hypertrophie des ganglions lymphatiques, du thymus, etc.), et il conclut que le spasme, comme la tétanie, ont vraisemblablement pour point de départ une auto-intoxication d'origine thymique, due elle-même à un état pathologique particulier, à une sorte de « diathèse lymphatique ».

Etude analytique. — La question, comme on le voit, est extrêmement complexe, elle est loin d'être résolue ; mais si l'on analyse d'un peu près les observations publiées, on voit que quelques-unes relèvent de l'asthme thymique ; que d'autres doivent être rattachées à l'état lymphatique de Paltauf ; que d'autres dépendent du spasme glottique essentiel, quelle que soit d'ailleurs la cause de celui-ci ; que d'autres enfin s'expliquent par un phénomène d'inhibition :

Un enfant, ordinairement très jeune, à peine âgé de quelques mois, s'endort bien portant et meurt pendant son sommeil. A l'autopsie, on ne trouve aucune lésion asphyxique, tous les organes sont sains, seul le thymus est hypertrophié.

La mort résulte-t-elle de cette hypertrophie ? Cela est peu probable, car cette lésion est inconstante.

L'enfant a-t-il été étouffé accidentellement par ses couvertures maladroitement disposées ou, comme on l'a dit souvent, par sa mère couchée auprès de lui, plongée dans un sommeil profond, parfois même en état d'ivresse ?

L'absence de lésions asphyxiques ne permet guère d'admettre un étouffement véritable. Il est beaucoup plus probable, ainsi que le dit Vibert, que la mort est le résultat d'une véritable inhibition nerveuse : l'enfant, surpris dans son sommeil par une compression accidentelle du thorax et de l'abdomen ou par l'obturation involontaire de la bouche et du nez, succombe à un arrêt réflexe de toutes les fonctions ou seulement des fonctions respiratoires.

Dans d'autres cas, un enfant bien portant est pris brutalement en pleine santé d'un accès de suffocation ; il résiste à ce premier accès, se rétablit entièrement, mais succombe à une seconde ou troisième crise. Ici encore, il nous semble impossible d'expliquer la mort par l'hypertrophie du thymus « agissant en tant que tumeur ».

La mort est la conséquence d'un accès de spasme glottique essentiel, que celui-ci relève de la tétanie, du rachitisme, d'une auto-intoxication d'origine digestive ou d'une auto-intoxication d'origine thymique. Nous verrons un peu plus loin ce que l'on doit penser de cette dernière opinion.

Dans d'autres circonstances, c'est à l'occasion d'un examen médical que la mort survient ; le médecin cherche à examiner la gorge de l'enfant, celui-ci se défend, rejette brusquement la tête en arrière et meurt. Il est possible d'admettre avec Benecke que, dans ce mouvement intempestif, la trachée se trouve subitement comprimée par le thymus hypertrophié, mais la mort est tellement rapide que cette compression nous paraît agir par inhibition nerveuse plutôt que par asphyxie. Ce mécanisme de l'inhibition est le seul qui puisse expliquer certains cas de mort subite observés à l'ouverture d'abcès rétro-pharyngiens au moment où le bistouri attaque la muqueuse pharyngée, ou encore au début de la thoracentèse, alors que le trocart arrêté par une côte n'a pas encore pénétré dans la cavité pleurale.

Le hasard nous a fait assister coup sur coup à trois accidents de ce genre (deux cas d'abcès rétro-pharyngiens, et un cas d'empyème) : les enfants étaient très affaiblis, profondément cachectiques, le thymus avait un volume moyen.

D'autres fois, les accidents ont une allure bien différente : on voit peu à peu s'établir une dyspnée continue entrecoupée de paroxysmes plus ou moins violents : si l'enfant vient à mourir, et c'est le cas le plus fréquent, on trouve un thymus volumineux. Ici, le doute n'est pas possible : la maladie résulte manifestement de l'hypertrophie de la glande ; celle-ci se comporte comme une véritable tumeur du médiastin. A cette forme seule nous réserverons le nom d'asthme thymique ou d'asthme de Kopp, tout en faisant remarquer que la description de cet auteur se rapporte bien plutôt au spasme essentiel de la glotte qu'aux accidents de compression permanents dus à l'hypertrophie du thymus.

Une observation de Barthez (13) met remarquablement en lumière les symptômes dépendant du spasme de la glotte et ceux relevant de l'hypertrophie du thymus : ces deux ordres de symptômes se trouvaient réunis chez le même malade (il s'agissait d'un des propres enfants de Barthez). Cette observation est assez instructive pour que nous n'hésitions pas à la reproduire tout au long.

Observation. — L'enfant, du sexe masculin, est venu à terme, après un accouchement prompt et assez facile, sauf un temps d'arrêt au passage externe. Au moment de la naissance, il avait une coloration générale un peu violette, assez peu intense pour qu'on n'ait pas jugé convenable de laisser saigner le cordon. Le cri était fort et prolongé, mais il avait un timbre grave et sonore tout particulier. Au bout de peu d'instants, comme on tenait l'enfant couché sur le dos, sa respiration parut s'embarrasser, sa figure devint violette ; il restait la bouche ouverte, presque sans respirer. On enleva quelques mucosités qui obstruaient le pharynx, on releva l'enfant et sa respiration se rétablit.

Somme toute, lorsqu'on l'habilla, il était d'une couleur rose foncé, avait le corps gras et ferme ; la figure était en proportion plus volumineuse que le reste du corps et bouffie. L'enfant était d'ailleurs tranquille, dormait bien, criait fort peu et avalait facilement de l'eau sucrée.

Dans la journée, je crus m'apercevoir d'un peu de difficulté dans la respiration, qui devenait légèrement bruyante aux deux temps, avec une coloration plus foncée de la figure toutes les fois que le décubitus était dorsal.

Les deux nuits suivantes et le jour intermédiaire ne présentèrent que peu de phénomènes différents. L'enfant était tranquille, dormait beaucoup, criait peu, prenait le sein assez facilement, et toutes ses fonctions s'exécutaient bien. Cependant sa figure et ses mains restaient très bouffies et d'une coloration plus foncée que le tronc et les extrémités inférieures, qui étaient d'un rose clair et naturel. En outre il survint, à de rares intervalles, une inspiration sifflante et aiguë, mais longue et unique, l'expiration restant insonore ou quelquefois un peu bruyante. Ces phénomènes étaient tous plus tranchés lorsque l'enfant était étendu sur le dos.

Au commencement du troisième jour, ces légers symptômes s'accrurent et allèrent en s'aggravant pendant toute cette journée et la suivante. Alors l'enfant ne put plus teter ; dès qu'on le mettait au sein, il se retirait, jetait la tête en arrière, devenant violet foncé et ouvrant la bouche très grande, puis il poussait des cris qui étaient immédiatement suivis d'inspirations sifflantes, aiguës, grêles, un peu moins longues qu'elles n'étaient les jours précédents, assez brusquement arrêtées et séparées par une expiration insonore ou légèrement stertoreuse ; quelquefois les inspirations sifflantes se succédaient au nombre de deux ou trois sans expirations intermédiaires, et dans deux ou trois des crises les plus fortes, l'œil gauche fut porté convulsivement en haut et en dehors. Plusieurs fois, comme on insistait maladroitement pour le faire teter, il y eut quelques moments pendant lesquels la respiration était tout à fait suspendue. Alors l'enfant restait la bouche ouverte, la tête portée en arrière ; le visage se gonflait et se colorait, puis venaient les cris suivis des inspirations sifflantes. D'autres phénomènes accompagnaient les précédents. Ainsi, soit pendant le sommeil, soit à la fin des crises de suffocation, que la face fût ou non violette, on entendait souvent un stertor sec, ronflant, à l'inspiration et à l'expiration, diminutif de celui qui existe dans le cas de compression de la trachée ou des grosses bronches. Il durait quelques minutes et se représentait fréquemment.

A partir de ce moment et pendant quelques jours, il fut tout à fait impossible de donner à teter et même de laisser l'enfant couché sur le dos ou sur le côté. On devait le tenir presque assis, et il ne pouvait boire quelques cuillerées d'eau laiteuse que dans cette position : il était placé dans son lit sur un plan incliné presque vertical, mais il dormait fort peu et il fallait presque toujours le tenir dans les bras. Il supportait assez bien le décubitus ventral ; c'était seulement dans cette position qu'il souffrait d'être couché horizontalement.

En outre, il était impossible d'exercer aucune compression sur le ventre. Il fallut enlever la bande qui maintenait l'ombilic. A la moindre pression exercée sur l'abdomen, l'enfant s'agitait, poussait des cris et était pris d'une crise. Il fallait le changer sans l'incliner et presque sans le mouvoir. Toute cause de contrariété amenait immédiatement des cris suivis de suffocation.

Le quatrième jour de la naissance, je donne une cuillerée à café d'ipécacuanha suivie, après cinq quarts d'heure, de vomissements glaireux assez abondants et d'une selle bien digérée. A la suite, il y a un sommeil assez tranquille. Le soir, je répète la prise de sirop qui est suivie des mêmes effets. En outre, j'administre 0,10 d'oxyde de zinc dans les vingt-quatre heures et je fais des frictions sur le devant de la poitrine avec la pommade d'iodure de potassium additionnée d'extrait de belladone ; enfin un bain de dix minutes est donné.

Dès le jour même, je puis constater une amélioration légère dans tous les symptômes. Outre le sommeil tranquille, qui a lieu à deux reprises, les accès de suffocation sont moins longs et moins violents ; dans leur intervalle il y a un hoquet fréquent. La figure est amincie par le bas, mais les paupières, le front et les mains sont toujours infiltrés et bleuâtres. L'auscultation et la percussion du cœur et de la poitrine ne donnent que des symptômes négatifs. Cependant il semble que la percussion indique une légère diminution de sonorité au-dessous de la fourchette sternale (nous n'insistons pas sur ce symptôme, parce qu'il a été douteux et parce que l'état normal sous ce rapport n'a encore été suffisamment décrit par aucun auteur). Le cou n'est pas gonflé, le corps thyroïde n'est pas volumineux.

Jusqu'au septième jour, les symptômes allèrent en diminuant ; les crises étaient moins longues, moins fréquentes et moins intenses, et même, le sixième et le septième jour, il n'y en eut pas. La figure et les mains étaient dégonflées et ne conservaient plus que quelques sugillations violettes. Les fonctions s'exécutaient bien. L'enfant buvait au biberon avec assez d'avidité, mais il préférait la cuiller ; il ne pouvait pas encore prendre le sein, parce qu'il était indispensable de le tenir constamment dans le décubitus vertical.

Le traitement (sauf le vomitif) avait été continué jusque-là, mais le septième jour on le suspendit ; et la nuit suivante les accidents se montrèrent de nouveau, moins intenses que dans l'origine, mais avec les mêmes caractères. La reprise du traitement (oxyde de zinc, pommade iodée et belladonée, bains) fut suivie d'une amélioration rapide, et le onzième jour les accès avaient de nouveau disparu.

A ce moment, l'enfant dort presque constamment d'un sommeil tranquille, sa figure est rosée, naturelle, complètement débouffie. Lorsqu'il est éveillé, il promène ses yeux de côté et d'autre, bâille de temps en temps, ne jette pas un cri et paraît être tout à fait à son aise; il peut rester couché sans souffrir ni témoigner d'impatience. Depuis deux jours déjà il a pu prendre le sein et il tette avec avidité; mais quelquefois il avale de travers, et alors il a une crise très atténuée et très courte. De temps à autre aussi il a un peu de hoquet, et à longs intervalles une inspiration sifflante et prolongée.

De nouveau on se relâche de la rigueur du traitement en même temps que l'on diminue l'alimentation par le biberon pour donner le sein presque exclusivement. Un peu de constipation en est la suite, et le douzième jour les accidents se montrent de nouveau et plus intenses qu'à la rechute précédente. La bouffissure de la face reparaît avec coloration rouge terne plus foncée; le décubitus horizontal est de nouveau impossible; la respiration est courte et souvent stertoreuse; le hoquet et les accès d'inspiration sifflante après les cris, se font entendre assez fréquemment.

Une cuillerée à café d'huile d'amandes douces n'ayant pas amené de garde-robes douze heures après son administration, une seconde détermina quatre ou cinq selles après trente-six heures de constipation absolue. Depuis ce moment, les accidents diminuent d'intensité et s'éloignent, puis, à des intervalles irréguliers, ils se montrent de nouveau et cèdent dès qu'on fait prendre un peu de sirop d'ipécacuanha.

Pendant ce temps, l'enfant se développe et se fortifie; son corps est gras et assez ferme; la peau est devenue très blanche, d'une manière égale sur toutes les parties du corps. A partir du vingt-cinquième jour après la naissance, il n'y eut plus de crises. Cependant, assez souvent après les cris et au moment où l'enfant commence à téter, l'inspiration est sifflante; le sifflement est tantôt court et répété, tantôt prolongé et unique, mais nullement convulsif. Peu à peu ces symptômes eux-mêmes s'évanouissent, et au moment où nous écrivons ces lignes, l'enfant, âgé de quatre mois, n'en présente plus de traces; il a même eu un catarrhe trachéo-bronchique qui a duré une douzaine de jours, qui a déterminé une pâleur anémique et de l'amaigrissement promptement disparus, mais sous l'influence duquel aucun des accidents primitifs ne s'est montré de nouveau.

Remarques. — Les symptômes qui nous frappent dans cette observation sont principalement : la bouffissure et la coloration violetté bornées à la face et aux membres supérieurs ; l'augmentation ou la disparition de ce dernier phénomène suivant la position de l'enfant; le stertor à l'inspiration et à l'expiration ; la suspension momentanée de la respiration ; l'inspiration sifflante, le hoquet ; la convulsion des yeux.

Plusieurs de ces symptômes prouvent l'existence d'une cause de compression située à la partie inférieure du cou et supérieure de la poitrine. Nous ajoutons que cette compression peut rendre compte de la plupart des phénomènes suivant l'organe sur lequel elle s'est exercée.

La bouffissure et la coloration violette, exactement limitées à la face et aux membres supérieurs, sont non seulement une preuve irréfragable de l'existence d'une compression, mais aussi elles démontrent qu'elle était exercée sur la veine cave supérieure, au-dessus et en dehors du cœur.

La respiration stertoreuse, c'est-à-dire l'espèce de ronchus grave perçu à l'inspiration et à l'expiration, démontre l'existence d'un obstacle direct opposé au passage de l'air dans la trachée ou dans les grosses bronches. Les cerceaux cartilagineux sont si peu résistants à cet âge, que l'on peut peut-être expliquer aussi par leur compression l'embarras de la respiration et même sa suspension momentanée.

Ces symptômes peuvent, il est vrai, résulter de la présence des mucosités dans le tube aérien ; mais leur apparition exclusivement après les cris ou pendant le décubitus dorsal, lorsque la figure devenait violette, prouve qu'il faut les rattacher à la même cause que les autres phénomènes. On sait d'ailleurs qu'un stertor analogue peut se faire entendre dans les cas où les ganglions bronchiques hypertrophiés compriment le tube aérien. On peut varier d'opinion sur la cause de ce bruit et l'attribuer à la compression exercée plutôt sur les nerfs que sur la trachée et les bronches ; mais il est impossible de nier l'existence de la compression.

C'est aussi par la lésion des nerfs que l'on peut expliquer la sonorité du cri et son timbre spécial au moment de la naissance aussi bien que le sifflement inspiratoire aigu, à peu près pareil à celui du spasme de la glotte, mais moins saccadé et moins convulsif. On peut croire, avec les docteurs H. Ley et Hourmann, que la compression des nerfs récurrents a eu pour résultat la paralysie des muscles dilatateurs de la glotte plutôt que le spasme des muscles constricteurs. Il suffit, en effet, que les muscles dilatateurs cessent de se contracter pour que le courant de l'air inspiré rapproche les lèvres de la glotte et produise le sifflement.

Est-ce à dire cependant qu'il n'y ait eu rien là de spasmodique ? Le hoquet qui prouve le spasme du diaphragme, la convulsion des yeux, l'apnée si commune dans la convulsion interne, et qui indique la contracture des muscles respirateurs, l'influence si évidente des antispasmodiques, sont sans doute des raisons de croire à l'existence de cette dernière affection. Cependant, le hoquet est si fréquent en dehors de toute convulsion générale, que son existence n'implique pas celle d'une affection convulsive ; la convulsion des yeux, très rare et bornée à un strabisme divergent et momentané, peut bien être expliquée par la congestion céphalique ; et enfin, l'apnée peut résulter de la même cause que l'inspiration sifflante et non convulsive. Quoi qu'il en soit, si l'on veut voir dans ces symptômes quelque chose de spasmodique, il peut paraître rationnel d'éliminer toute idée d'affection convulsive générale et d'admettre un spasme local, c'est-à-dire déterminé par la même lésion organique qui a produit tous les autres symptômes.

En effet, si cette inspiration sifflante avait le même timbre que celle qui caractérise la convulsion du larynx et du diaphragme, elle en différait en ce qu'elle était moins prolongée et en ce qu'elle n'avait pas ce caractère saccadé qui indique l'éclampsie du diaphragme.

En tout cas, ce sifflement spasmodique ou paralytique était le résultat d'une lésion locale. Cette lésion elle-même, quelle était-elle ? L'intégrité des bruits respiratoires et cardiaques ne permet pas de supposer que l'altération siégeait dans le poumon et dans le cœur. D'ailleurs, les limites si précises de la bouffissure et de la coloration violette mettent hors de cause l'organe central de la circulation. Nous ne pouvons donc pas croire à la persistance du trou de Botal, ni au mélange du sang artériel et veineux.

Une tumeur siégeant au bas du cou ou à la partie supérieure de la poitrine est la seule lésion à l'existence de laquelle il paraisse permis de penser, et cette tumeur ne peut guère être constituée que par l'hypertrophie du corps thyroïde, des ganglions bronchiques ou du thymus.

Le premier de ces organes n'était pas volumineux ; il a suffi d'examiner le cou pour s'en assurer. L'hypertrophie aiguë des ganglions bronchiques rendrait compte d'une bonne partie des phénomènes, qui sont en effet ceux que nous avons indiqués comme étant la conséquence de la phtisie bronchique. Mais rien ne prouve ni n'explique le développement anormal de ces ganglions que nous n'avons jamais trouvés volumineux chez l'enfant nouveau-né. L'apparition immédiate des accidents graves sous l'influence de tout retard de la circulation supérieure et leur disparition rapide dans les circonstances opposées indiquaient dans le volume de la tumeur un changement très rapide auquel ne se prêtent pas les ganglions lymphatiques.

Aussi il est plus rationnel d'expliquer les symptômes par le gonflement d'un organe spongieux comme le thymus qui, sous l'influence d'une stase sanguine, peut augmenter ou diminuer rapidement de volume.

On comprendra très bien l'effet que nous voulons indiquer ici, si l'on se rappelle le gonflement momentané du corps thyroïde produit par les cris et les efforts chez quelques personnes qui ont cet organe habituellement volumineux.

Presque tous les phénomènes peuvent être ainsi facilement compris. Le thymus trop volumineux, parcouru par des veines de gros calibre, susceptible de s'accroître et de diminuer rapidement, s'appuie sur la veine cave supérieure, sur la trachée et les grosses bronches, et touche au pneumogastrique. D'autre part, le décubitus horizontal et dorsal, les cris, la compression du ventre, la constipation même ont pour effet de retarder le cours du sang dans la veine cave supérieure, de congestionner tous les organes dont les veines déversent le sang dans ce vaisseau principal.

De là l'augmentation momentanée du volume du thymus qui, devenant lui-même un agent de compression de la veine, déterminait les symptômes effrayants que nous avons décrits.

Ainsi se trouvent parfaitement expliquées la nécessité du décubitus vertical, la possibilité du décubitus ventral, l'influence favorable des vomitifs, des purgatifs et des fondants.

Toute position qui permettait au sang de revenir facilement au cœur était celle que devait préférer l'enfant. Les évacuants facilitaient aussi le mouvement de la circulation, et l'iodure de potassium activait la résolution naturelle de la glande.

Les antispasmodiques ont aussi paru avoir une action utile, notamment lors de la première rechute, où ils furent presque seuls employés ; et cette action est peut-être une des meilleures preuves que l'on puisse invoquer à l'appui de cette opinion qu'une partie des phénomènes était de nature convulsive.

Quoi qu'il en soit, ce fait nous semble indiquer que la maladie connue sous le nom d'*asthme thymique* n'est peut-être pas aussi chimérique que l'ont dit quelques pathologistes. Il faut seulement ne pas la confondre avec la convulsion interne qui s'en rapproche par quelques symptômes ; l'une appartient aux enfants naissants, l'autre se montre à l'âge où l'on observe toutes les espèces de convulsions.

Les cas de Marfan, de Rabé, de Piédecocq, que nous nous bornerons à signaler, sont également des exemples remarquables d'asthme thymique vrai. On retrouve dans ces trois observations les symptômes attribués par Barthez à la compression exercée par le thymus hypertrophié; Marfan note expressément l'aplatissement de la trachée.

On conçoit que, dans des cas de ce genre, Allan Burns (p. 9-11) ait proposé l'extirpation complète de la glande et que, plus tard, certains chirurgiens aient eu l'idée d'attirer celle-ci hors du thorax et de la fixer dans la région cervicale inférieure. Cette opération d'ectropexie a été exécutée pour la première fois par Rehn, cité par Siegel chez un enfant de 2 ans et demi, et plus tard par Kœnig dans un cas du même genre.

Il est possible que dans le cas de Perrin de la Touche, dont nous avons parlé plus haut, l'hypertrophie du thymus ait empêché la respiration de s'établir; c'est l'avis de Bonnet, mais il nous semble difficile de nous prononcer sur ce cas unique.

Dans tous les cas où l'hypertrophie du thymus coïncide avec une hyperplasie générale de tout le système lymphatique, la mort relève d'une cachexie spéciale et c'est un peu prématurément qu'on a voulu substituer au terme de « diathèse lymphatique » celui de « diathèse thymique ».

Enfin, il est toute une série de faits dans lesquels la mort ne peut s'expliquer par l'hypothèse d'une compression, ce sont ceux où elle est consécutive à l'emploi de médications variées (injection de sérum antidiphtérique, applications de compresses salicylées, etc.)

Que l'on accuse le sérum d'avoir produit la terminaison fatale, cela est à la rigueur possible, car les accidents sérothérapiques graves, bien qu'extrêmement rares, ne sont pas douteux; mais que l'on cherche à incriminer les autres médications, cela est inadmissible : elles sont réellement trop anodines.

Ce sont les cas de ce genre qui ont fourni le plus sérieux appui à la théorie « de la mort subite par trouble fonctionnel du thymus » ; mais cette théorie, pour être bien comprise, nécessite la connaissance des fonctions de cette glande; nous l'étudierons donc plus tard.

Chez l'adulte, comme chez l'enfant, tous les cas de mort subite avec hypertrophie du thymus ne relèvent vraisemblablement pas d'une seule et unique cause.

Chez les basedowiens on peut avec une égale vraisemblance attribuer la mort subite à une altération bulbaire, thyroïdienne ou cardiaque, d'autant plus que dans 2 cas de Bezançon (cités par Bonnet), l'augmentation de volume du thymus n'est pas notée.

Chez les sujets anesthésiés, cette lésion fait très souvent défaut; la mort peut être due à une impureté du chloroforme, à la longue durée de l'anesthésie, à un état de shock, à une intoxication chloroformique, et enfin, lorsqu'il s'agit d'une opération sur le corps thyroïde, à une intoxication d'origine thyroïdienne (Poncet, Debove).

Bonnet lui-même, qui se fait le défenseur de la théorie de la mort subite par reviviscence du thymus, ne signale que 4 cas de morts rapides post-opératoires sur 18 cas de reviviscence relevés par lui, dans lesquels le genre de mort est nettement indiqué. Cette proportion est réellement faible.

Enfin, chez les individus porteurs d'un gros thymus morts à l'occasion d'un bain froid, il est très possible que la terminaison fatale ait eu pour cause un phénomène d'inhibition réflexe à point de départ cutané, gastrique ou autre.

La mort subite n'est pas le seul accident qui ait été attribué à l'hypertrophie ou à la réviviscence du thymus.

Cette lésion a été constatée dans diverses maladies et a été considérée par nombre d'auteurs comme la cause déterminante des troubles morbides observés.

B. **Hypertrophie du thymus et stridor congénital.** — Bonnet considère comme absolument certain que le « stridor congénital » des nouveau-nés est dû à une hypertrophie du thymus.

Pendant notre année d'internat dans le service de M. Variot, nous avons eu l'occasion d'observer un exemple typique de cette singulière maladie.

Le petit malade, dont notre maître a publié l'histoire (287), présentait une sorte de cornage inspiratoire, véritable gloussement, accompagné d'un certain degré de tirage sus et sous-sternal. L'introduction dans le larynx d'un tube court Sevestre-Bayeux faisait immédiatement cesser le stridor et les troubles respiratoires concomitants ; le calme persistait quinze à vingt minutes après l'extraction du tube : la cessation de ces symptômes est incompatible avec l'hypothèse d'une trachéo-sténose d'origine thymique, car il est bien évident que le tube était beaucoup trop court pour franchir l'obstacle trachéal supposé, et s'il l'eût franchi, il est bien certain que les accidents se seraient reproduits aussitôt après l'extraction. Nous n'avons pas à rechercher ici si cette maladie relève d'une paralysie bilatérale des crico-aryténoïdiens postérieurs, comme le veut Robertson, ou si elle est sous la dépendance d'un spasme phrénoglottique intermittent, comme le croit avec beaucoup plus de vraisemblance Variot; mais ce que nous pouvons affirmer, c'est qu'elle ne résulte nullement d'une compression de la trachée par le thymus hypertrophié.

C. **Persistance ou reviviscence du thymus dans les maladies du corps thyroïde.** — La reviviscence du thymus a été notée dans le goitre exophtalmique par Rendu (229 b), Jonhstone, Hale White, Möbius (194 a), Marie, Joffroy, Schnitzler, Mackensie et Edmunds (175 bis), Gayme et Murray (199 a), etc.

Bonnet a pu relever 29 cas dans lesquels cette augmentation de volume est expressément signalée ; elle coïncide le plus souvent avec une hyperplasie des appareils lymphatiques.

Cette même lésion a été observée par Bourneville (cité par Marie), Souques, Stilling dans le myxœdème; par Verdan, Gluck, Güterbrock, Orcel, Pic dans le goitre simple (dans le cas d'Orcel et dans celui de Pic, il y avait en même temps inversion viscérale).

D. **Persistance ou reviviscence du thymus dans l'acromégalie.** — Enfin Klebs et Marie ont insisté sur la fréquence de cette altération dans l'acromégalie. D'après Percy Furnwall, sur 17 cas où le thymus avait été recherché, celui-ci existait 10 fois, dont 4 fois nettement hypertrophié.

Nous dirons bientôt, à propos de la physiologie, la valeur qu'il convient d'attacher à la réviviscence du thymus dans ces diverses maladies.

E. **Structure du thymus hypertrophié.** — L'hypertrophie du thymus a été peu étudiée au point de vue anatomo-pathologique.

D'après Paltauf, l'hypertrophie porterait dans tous les cas exclusivement sur l'élément lymphatique.

Pour d'autres auteurs, Marie, Mackensie, Edmunds, Soupault, il y aurait (du moins dans le goitre exophtalmique) une hyperplasie véritable. Soupault signale une prolifération épithéliale (?) évidente : la structure de la glande réviviscente serait identique à celle de la glande des nouveau-nés.

Klebs admet que le thymus dans l'acromégalie fabrique des cellules vasoformatives.

Enfin, dans certains cas de mort subite on a signalé dans le thymus la présence d'abcès plus ou moins volumineux.

QUATRIÈME PARTIE

PHYSIOLOGIE DU THYMUS

Il est à peu près impossible, dans l'état actuel de nos connaissances de déterminer d'une façon précise les fonctions du thymus. Nous ne parlerons pas des opinions physiologiques anciennes, qui presque toutes reposent sur des erreurs anatomiques grossières. Nous nous bornerons à analyser les théories que l'étude du développement, de l'anatomie et de la pathologie du thymus, jointe aux recherches expérimentales, ont permis de considérer comme probables, sinon comme absolument certaines.

CHAPITRE PREMIER

Rôle hématopoiétique du thymus.

Le fait le plus évident qui se dégage de l'ensemble de ces recherches est que le thymus est un organe hématopoiétique.

§ 1er. — Preuves anatomiques et histologiques.

Le thymus a la même origine entodermique et plus tard la même structure lymphoïde que les amygdales, les plaques de Peyer, les ganglions, la rate et d'une façon générale que tous les tissus adénoïdes. Il est donc rationnel de penser que ses fonctions sont également identiques à celles de ces organes, et que par conséquent il joue un rôle dans l'hématopoïèse.

Cette opinion, soutenue pour la première fois par Hewson et adoptée par His et Afanassiew, a été confirmée par les auteurs modernes.

Les leucocytes « en division indirecte » observés par Schedel et Flemming, les « cellules éosinophiles » signalées par Schaffer, les « éléments gentianophiles » décrits par Prenant, démontrent d'une façon évidente que le thymus fabrique des globules blancs.

Peut-être est-il susceptible de former également des globules rouges nucléés, si l'on s'en rapporte aux figures signalées par Schaffer.

Par contre, rien dans les examens histologiques ne permet d'attribuer à cet organe un rôle dans la formation des hématies non nucléés.

§ 2. — Preuves expérimentales.

Les recherches expérimentales nous donnent, sur les fonctions hématopoiétiques du thymus, des renseignements beaucoup moins précis que les simples constatations histologiques.

Hewson, en pratiquant la ligature en masse des vaisseaux lymphatiques de la glande, a noté dans le suc, dont ces vaisseaux étaient gorgés, des *noyaux* (lymphocytes) identiques à ceux du parenchyme thymique : il conclut que le thymus a pour fonction de fabriquer ces éléments et de les lancer dans la circulation où ils sont destinés à former les noyaux des globules rouges.

Friedleben, en 1858, a observé, à la suite de l'extirpation du thymus, une diminution du nombre des globules rouges et une augmentation de celui des globules blancs.

Tarulli et Lo Monaco, en 1894-95, ont fait les mêmes constatations ; ils ont vu en outre que la quatité de l'hémoglobine était diminuée, que la leucocytose augmentait progressivement pendant cinq à six semaines et qu'enfin, quelques jours après l'opération, il se produisait un apport très notable de cellules éosinophiles dans le sang ; mais toutes ces altérations étaient transitoires ; au bout d'un ou deux mois, l'équilibre était ordinairement rétabli.

Chez la grenouille, Abelous et Billard ont également observé une diminution du nombre des globules rouges et une augmentation de celui des blancs.

Par contre, les expériences de Langerhans et Saveliew, chez le chien et le lapin, celles de Carbone chez le lapin, sont tout à fait négatives. C'est à peine si Carbone a noté une légère diminution de l'hémoglobine, très transitoire et inconstante, ne persistant jamais au delà du quinzième ou vingtième jour.

Nous-même, chez nos lapins et nos chats opérés, n'avons obtenu que des résultats contradictoires ; en général, l'opération était suivie d'une anémie légère, mais la leucocytose subissait des variations tout à fait irrégulières ; le plus souvent il y avait augmentation des leucocytes ; mais, avec beaucoup d'observateurs, nous avons remarqué la grande variabilité du nombre des globules blancs chez les lapins normaux en dehors de toute condition pathologique ou expérimentale.

Braunschweig, dans une série d'expériences destinées à exalter les fonctions des organes hématopoiétiques, a recherché avec soin dans le thymus des signes de rénovation cellulaire. Or, ni par des prises de sang plus ou moins rapprochées et plus ou moins abondantes, ni par l'extirpation de la rate suivie ou non de saignée, ni par l'injection de substances toxiques telles que la toluyendiamine, il n'a observé, chez des animaux très jeunes ou adultes (chien, chat, cobaye, rat), de modifications dans la forme, le volume et la structure intime du thymus.

Cinq fois seulement sur 15 cas, il a trouvé des figures mitotiques, mais en nombre sensiblement égal à la normale.

Ainsi donc, d'après Friedleben, Tarulli et Lo Monaco, Abelous et Billard, l'extirpation du thymus est suivie d'une anémie notable et d'une leucocytose marquée : d'où l'opinion que cet organe intervient dans la formation des éléments figurés du sang.

Au contraire, d'après Langerhans et Saveliew, d'après Carbone et nous-même, la déthymisation n'entraîne aucune modification sanguine : d'où l'opinion inverse, confirmée indirectement par les recherches de Braunschweig, que le thymus n'exerce aucun rôle hématopoiétique.

Non seulement ces deux conclusions se contredisent l'une l'autre, mais elles sont elles-mêmes, toutes deux, en contradiction avec les résultats fournis par l'étude de l'anatomie fine de la glande.

L'hypoglobulie post-opératoire semble indiquer que le thymus est un centre de production des globules rouges : les recherches histologiques prouvent le contraire.

Inversement, l'histologie montre d'une façon évidente que le thymus fabrique des globules blancs : logiquement, la déthymisation devrait entraîner de l'hypoleucocytose et non, comme dans les expériences précédentes, de l'hyperleucocytose ou l'absence de toute modification dans le nombre des leucocytes.

Pour expliquer ces contradictions, on est obligé d'admettre que l'anémie qui succède à l'extirpation du thymus ne résulte pas de la suppression d'un centre hématopoiétique, mais qu'elle relève d'une autre cause, par exemple de la perte de sang qui accompagne l'opération ou encore de l'état de dépression, de shock qui s'observe souvent après un tel traumatisme.

Si, dans les expériences de Carbone, l'anémie a presque toujours été insignifiante, cela tient peut-être au procédé employé par l'auteur pour mettre à nu le thymus, procédé à ciel ouvert lui permettant de faire une hémostase plus sérieuse.

D'autre part, l'absence de toute modification dans le nombre des globules blancs, ou au contraire l'hyperleucocytose notée par quelques observateurs après l'extirpation de la glande, n'indiquent pas forcément que le thymus n'a aucune action sur la formation de ces éléments. A l'âge où les animaux sont opérés, tous les organes hématopoiétiques sont en pleine activité; si l'un d'eux est supprimé, les autres le remplacent immédiatement.

La destruction d'une partie de la moelle des os entraîne la prolifération des parties laissées intactes ; l'opération n'est pas suivie d'une diminution dans le nombre des globules blancs, la réaction compensatrice de la moelle suffit à rétablir l'équilibre, elle produit même de l'hyperleucocytose.

A la suite de l'ablation du thymus, des phénomènes identiques s'observent : chez tous nos animaux opérés, nous avons trouvé une moelle des os rouge et proliférée.

Si Braunschweig n'a pu exalter les fonctions hématopoiétiques du thymus, cela tient sans doute à l'insuffisance des moyens employés. Il est probable, en effet, que le thymus, dont les fonctions tendent à disparaître peu de temps après la naissance, est plus difficilement excitable que les autres organes hématopoiétiques dont le rôle persiste toute la vie.

En recourant à des excitants plus énergiques de l'hématopoièse, à des agents plus actifs de la leucocytose, nous avons obtenu une réaction évidente du thymus.

Ces agents, nous les avons trouvés dans les microbes et leurs toxines.

§ 3. — Preuves pathologiques.

Les maladies infectieuses et les infections expérimentales réalisent journellement ce que la saignée, la splénectomie et certaines intoxications sont incapables de produire.

Sous l'influence de ces causes morbides, l'organisme attaqué fait appel à toutes les puissances, à toutes les réserves dont il peut disposer : on voit apparaître dans le thymus de nombreuses figures de mitose et surtout un grand nombre d'éléments identiques à ceux de la moelle des os : mononucléaires neutrophiles, éosinophiles, basophiles, plasmazellen, globules rouges à noyau, etc.

Cette néoformation cellulaire prouve jusqu'à l'évidence le rôle hématopoiétique du thymus. Ce rôle est encore démontré par la fréquence avec laquelle l'organe s'hypertrophie dans les maladies des appareils hématopoiétiques (en particulier dans la lymphadénie aiguë) et dans certains états morbides caractérisés par l'hyperplasie de tous les appareils lymphatiques (état lymphatique de Paltauf).

La fréquence extrême du lymphadénome du thymus plaide également en faveur de cette manière de voir.

Le rôle hématopoiétique du thymus n'est donc pas douteux, mais il est transitoire. D'après Afanassiew, il ne s'exerce que pendant la vie intra-utérine.

Nous venons de voir que dans certaines conditions pathologiques il se prolonge bien au delà.

A l'état normal, il persiste probablement jusqu'au moment où la glande entre en régression : après la naissance, en effet, Schedel, Flemming, Prenant ont constaté que le thymus présentait encore de nombreuses figures de division indirecte.

Doit-on, avec Bischoff, considérer le thymus comme remplissant pendant la vie intra-utérine le rôle exercé plus tard par la rate; doit on avec Hermann, Landois, Brücke, l'envisager comme un ganglion fœtal?

Il est possible que le thymus soit à la fois une rate et un ganglion, mais il est surtout, d'après nos recherches personnelles, une moelle des os cervicale; il fabrique des myélocytes, des globules blancs du sang, mais il ne joue vraisemblablement aucun rôle dans la formation des globules rouges.

CHAPITRE II

Action du thymus sur la nutrition, la croissance, le système nerveux, le cœur.

Certains auteurs, tels que Friedleben, Tarulli et Lo Monaco, etc., estiment que le thymus n'est pas simplement un organe hématopoiétique, mais qu'il exerce en même temps, aux premiers âges de la vie, une action sur la nutrition, la croissance, le système nerveux, le cœur.

Cette théorie repose sur des faits expérimentaux que nous étudierons plus loin, et sur des données physiologiques et pathologiques que nous connaissons déjà et que nous rappellerons brièvement.

§ 1er. — Preuves physiologiques et pathologiques.

Chez la grenouille d'été (Ver Ecke) et chez les animaux hibernants pendant la saison chaude (Haugsted, etc.), chez les jeunes sujets bien nourris (Hérard) et chez les enfants morts d'une maladie aiguë à évolution rapide (Hansen), le thymus est volumineux et gorgé de suc.

Au contraire, chez la grenouille pendant l'hiver, les animaux hibernants pendant la période de sommeil, les jeunes animaux surmenés (Wharton et Gerber), les enfants athrepsiques (Farret) ou inanitiés (Friedleben, Seydel), les enfants morts d'une maladie cachectisante (Friedleben, Farret, Hansen, Mettenheimer, Dwornitschenko), la glande est petite, atrophiée ou sclérosée ; parfois même, chez des enfants bien constitués, ne présentant aucune lésion viscérale, ayant succombé peu de jours après la naissance (Durante), ou nés en état de mort apparente (Bischoff, Durante), l'organe est plus ou moins détruit par des infarctus hémorrhagiques (Durante) ou fait totalement défaut (cas de Bischoff).

Ainsi donc, un thymus petit, atrophié, partiellement détruit ou absent, s'observe dans des conditions physiologiques caractérisées essentiellement par une suspension plus ou moins complète des échanges nutritifs (sommeil hibernal), et dans divers états pathologiques qui tous s'accompagnent de troubles nutritifs graves (surmenage, inanition, maladies cachectisantes, athrepsie), ou déterminent la mort immédiatement ou peu de temps après la naissance (absence ou lésion destructive grave du thymus). Au contraire, la glande est bien développée toutes les fois que la nutrition est normale ou altérée depuis un temps très court (sujets bien nourris, maladies aiguës, etc.).

Ceci posé, il s'agit de déterminer si les troubles nutritifs et la mort sont la cause de l'altération du thymus ; si celle-ci, au contraire, engendre les accidents observés, ou si enfin il n'existe aucune relation entre ces phénomènes morbides et la lésion thymique.

Durante estime que la destruction plus ou moins complète du thymus est incompatible avec la vie, mais les observations de Clark (53), de Friedleben, de Trisetheau établissent que des enfants ont pu vivre sans thymus (6 mois, 5 ans, 5 ans, 6 ans et 3 mois, 7 mois) sans présenter de troubles particuliers, sauf une double ecchymose sus-claviculaire dans le cas de Clark, le seul dans lequel les causes de la mort soient difficiles à établir ; dans tous les autres cas, en effet, les enfants ont succombé à des maladies banales, tout à fait accidentelles (apoplexie pendant l'accouchement, tuberculose, noma, sclérose cérébrale, tuberculose).

Il est donc bien probable que dans le cas de Bischoff et dans ceux de Durante, l'absence ou les hémorrhagies destructives du thymus n'ont pu occasionner la mort : celle-ci, comme les hémorrhagies elles-mêmes, relève vraisemblablement de l'accouchement.

Farret, Durante, Mettenheimer supposent que l'athrepsie et certains états cachectiques de l'enfance « sans lésions viscérales » résultent de l'atrophie du thymus.

Friedleben, Clark, etc., pensent au contraire que la lésion de la glande est consécutive à ces diverses affections.

Cette dernière opinion nous semble beaucoup plus vraisemblable. En tête de toutes ces maladies, on trouve toujours une mauvaise hygiène, une alimentation défectueuse et souvent même une tare héréditaire grave (alcoolisme, tuberculose, syphilis des parents, misère physiologique). Sous l'influence de ces différents facteurs, l'état général périclite, la nutrition est profondément troublée, tous les viscères s'atrophient au même titre que le thymus ; tout au plus peut-on supposer que le ralentissement progressif et la viciation de toutes les fonctions de l'économie, conséquence de cette atrophie viscérale totale, hâtent la terminaison fatale.

C'est par le même mécanisme que l'inanition et le sommeil hibernal déterminent la régression du thymus; il serait absurde, en effet, de supposer que, dans ces différents états, l'atrophie de la glande cause la dénutrition.

Au lieu de dire avec Bonnet : « tous les faits de ce genre prouvent que le thymus joue un rôle dans la nutrition », nous renverserons les termes de cette proposition et nous dirons : « tous ces faits démontrent que l'état de la nutrition a une influence manifeste sur le volume du thymus, comme d'ailleurs, à un degré variable, sur celui de tous les autres viscères, mais ils ne prouvent nullement que le thymus intervient dans l'acte nutritif lui-même ». Cette intervention est peut-être réelle, mais ne peut être mise en évidence par de semblables arguments. La démonstration du rôle actif du thymus dans la nutrition exige des preuves plus convaincantes. Nous allons les rechercher dans l'expérimentation.

§ 2. — **Preuves expérimentales.**

Deux sortes d'expériences sont susceptibles d'élucider la question : l'extirpation du thymus, et inversement l'ingestion, l'injection d'extrait ou la greffe.

A. **Extirpation du thymus.** — Friedleben a montré que l'ablation du thymus chez les animaux jeunes déterminait un amaigrissement rapide contrastant avec une exagération manifeste de l'appétit et produisait une diminution de l'acide carbonique éliminé ; néanmoins, les animaux parvenaient à se rétablir, à moins que la déthymisation ne fût suivie d'une splénectomie totale ; dans ce cas, la mort survenait par épuisement.

D'après MM. Thiroloix et G. Bernard (cités par Ambrosini), les jeunes lapins déthymés maigrissent et meurent en trois ou quatre semaines avec de l'hypothermie et des convulsions; à l'autopsie, on trouve des noyaux d'apoplexie pulmonaire.

Tarulli et Lo Monaco ont constaté, après l'extirpation du thymus chez de très jeunes chiens, une grande voracité, un ralentissement de la croissance, des troubles trophiques de la peau (poils rudes, hérissés, s'arrachant facilement), des anomalies dans le développement du squelette, de l'apathie, une diminution de la force musculaire, une moindre résistance à la fatigue et aux maladies intercurrentes.

Au bout de deux ou trois mois, le poids augmentait brusquement, et les différences observées entre les animaux opérés et les animaux témoins cessaient tout à coup.

L'opération n'entraîne donc que des troubles transitoires; elle n'est jamais suivie de mort.

Chez des chiens un peu plus âgés (3 à 4 mois), Tarulli et Lo Monaco n'ont observé aucun trouble notable; chez des poussins de 2 à 5 jours, ils ont noté du tremblement, de la faiblesse des membres, de la torpeur et la mort au bout d'une semaine environ.

Abelous et Billard, chez la grenouille, ont vu survenir, après l'ablation des deux glandes, une faiblesse progressive aboutissant peu à peu à une paralysie véritable; peu de temps après l'opération, la peau présentait une décoloration manifeste, mais ce symptôme, très fugace, ne durait guère plus de vingt-quatre heures; les téguments se cicatrisaient mal; au niveau et tout autour de la plaie apparaissaient tardivement des ulcérations et du sphacèle; enfin, quatorze jours au plus après le début des accidents et quelquefois beaucoup plus tôt, une paralysie progressive emportait l'animal.

A la suite de l'ablation d'une seule glande, les animaux devenaient moins résistants à la fatigue mais ne succombaient pas. En recueillant sur une grenouille déthymée une certaine quantité de sérosité et en l'injectant à une autre grenouille privée depuis peu de temps de ses deux thymus ou de l'un d'eux seulement, Abelous et Billard ont précipité l'apparition des symptômes paralytiques et hâté la terminaison fatale.

Contrairement aux auteurs précédents, Langerhans et Saveliew et plus tard Carbone n'ont obtenu que des résultats négatifs. Les expériences de Langerhans et Saveliew ont porté sur des chiens et des lapins, celles de Carbone sur un seul chien et 4 lapins.

Ce dernier a eu recours à un manuel opératoire spécial dont nous avons déjà dit un mot. Il conseille, pour faciliter l'opération, d'inciser longitudinalement le manubrium sur la ligne médiane; il met en garde contre la blessure du pneumogastrique qui provoque instantanément de la cyanose, et dit que l'antisepsie la plus rigoureuse est nécessaire pour éviter une médiastinite.

Sur huit lapins, d'un poids moyen de 1,000 gr., issus de la même mère, Carbone a extirpé le thymus à quatre d'entre eux; chez les quatre autres, la glande a été mise à nu par le même procédé opératoire, mais n'a pas été enlevée; chez tous, les téguments se sont réunis par première intention; au bout de quarante-huit heures, le rétablissement était à peu près complet.

Les deux groupes de lapins ont été placés dans les mêmes conditions d'habitat et de nourriture; à aucun moment ils n'ont présenté de différence dans l'état général de la nutrition, l'appétit, la croissance, la vivacité, la beauté du poil, la respiration, le pouls.

Chez tous, la courbe marquant l'augmentation de poids a subi des oscillations identiques (phases d'augment suivies de phases de déclin, et ainsi de suite); l'auteur ignore les motifs de ces variations, mais celles-ci ne dépendent certainement pas de l'extirpation du thymus puisqu'elles s'observent aussi bien sur les animaux témoins que sur les animaux déthymés. Chez les quatre lapins opérés, il s'est produit une azoturie très passagère; chez le chien, cette azoturie a été beaucoup plus forte, puisqu'elle durait encore vingt jours après l'opération.

Carbone attribue ce symptôme à l'excitation du pneumo-gastrique au cours de l'intervention. Il rappelle, en effet, qu'Artaud et Butte ont constaté expérimentalement qu'une irritation de ce tronc nerveux entraînait une azoturie souvent très marquée et très durable.

L'auteur ajoute que l'ablation de la glande avait été beaucoup plus difficile chez le chien, et que par conséquent l'irritation du pneumogastique avait dû être beaucoup plus forte.

Nous-même, sous la direction de M. H. Roger, avons opéré un certain nombre de chats et de lapins; voici le manuel opératoire auquel nous avons eu recours. Les téguments sont incisés sur la ligne médiane depuis le manubrium jusqu'au voisinage du corps thyroïde; une incision semblable divise les aponévroses cervicales jusqu'au voisinage du corps thyroïde et permet de récliner à droite et à gauche les muscles sous-hyoïdiens; pour donner un peu plus de jour, il est parfois nécessaire de couper le chef sternal du sterno-mastoïdien.

Le thymus apparaît alors dans la profondeur, mais il est encore très difficilement abordable.

On attend que l'animal fasse un violent effort d'expiration; cet effort a pour résultat de faire saillir hors du thorax une portion un peu plus grande de la glande. On la saisit avec une pince à forcipressure et on soutient sans tirer. A l'aide d'une sonde cannelée, on détruit doucement les adhérences qui unissent aux parties voisines la portion sous-jacente de l'organe; sur celle-ci, on place une seconde pince, au-dessous de la première, et on attire légèrement au dehors; une troisième pince est mise de la même façon au-dessous de la seconde, et ainsi de suite; l'extrémité inférieure de la glande s'énuclée ainsi tout naturellement; le plus souvent l'énucléation ne porte que sur l'un des deux lobes, l'autre est extrait ensuite par le même procédé.

Quand toute la glande se trouve hors de la poitrine, elle tient encore par son extrémité antérieure; quelques coups de sonde cannelée suffisent à la libérer entièrement; l'hémorrhagie est insignifiante.

Chez le chat, on ne doit pas oublier d'enlever les lobes cervicaux, ce qui est très facile, mais ils remontent quelquefois très haut, au delà du corps thyroïde; il est donc parfois nécessaire d'agrandir l'incision cutanée.

Si, au lieu de procéder comme nous venons de le dire, on exerce des tractions exclusivement sur la partie supérieure du thymus, celui-ci se déchire fatalement, son extrémité postérieure se rétracte dans le thorax, et il devient extrêmement difficile de la rattraper; on s'expose à saisir les poumons, à ouvrir le péricarde, les plèvres médiastines, les gros vaisseaux de la base du cœur, les auricules qui s'offrent continuellement entre les mors de la pince; le champ opératoire est couvert de sang, l'opération est manquée; l'animal peut mourir immédiatement par hémorrhagie ou par suite de la formation d'un pneumothorax; s'il survit, il conserve une partie du thymus et devient par conséquent inutilisable. C'est l'hémorrhagie qui tue le plus souvent; le lapin, en effet, résiste merveilleusement au pneumothorax simple et *même double*; le chat succombe parfois au pneumothorax simple, il ne supporte jamais un pneumothorax double.

Quelquefois, l'opération semble marcher à merveille, la glande s'énuclée avec facilité, elle est presque tout entière hors du thorax, lorsque brusquement l'animal est pris d'une angoisse respiratoire et meurt presque subitement: on ne trouve, à l'autopsie, ni pneumothorax, ni hémorrhagie, le cœur continue à battre pendant un certain temps, et cependant la respiration artificielle ne parvient presque jamais à ranimer l'opéré. Dans la plupart des cas de ce genre, on remarque que le pneumogastrique ou un autre filet nerveux (un nerf cardiaque, le plus souvent) a été pincé accidentellement en même temps que le thymus; la mort résulte vraisemblablement d'une inhibition réflexe consécutive à l'irritation de ces nerfs.

Nos expériences ont porté sur huit chats et treize lapins. Nous ne tenons pas compte de tous les cas où l'expérience a été manquée pour un motif quelconque (extirpation incomplète, mort opératoire, mort par infection, etc.); en réalité, nous avons déthymé une trentaine d'animaux.

Première expérience. — On extirpe le thymus à un jeune *chat* âgé d'une quinzaine de jours; l'opération s'effectue sans incident, on enlève assez facilement la totalité de la glande.

Les téguments se réunissent par première intention. Après quelques jours de prostration et d'abattement, l'animal se rétablit, il tette avec avidité; mais, au bout de quelque temps, on constate qu'il se développe moins bien que son frère pris comme témoin; il augmente de poids, mais très lentement; il est moins vif, moins alerte, son poil est hérissé. Bientôt il cesse de croître, il maigrit, sans présenter aucun trouble appréciable; il n'a pas de diarrhée. Enfin, un mois après l'opération, il meurt par épuisement.

Le tableau suivant fait ressortir la différence extrême qui s'est produite dans l'augmentation de poids de l'opéré et du témoin.

	Opéré	Témoin
6 juillet 1900 (jour de l'opération).	485 gr.	A peu près le même poids (poids exact égaré).
13 —	525	Id.
25 —	600	865 gr.
28 —	635	890
30 —	615	930
1er août	595	965

		OPÉRÉ	T MOIN
5 août	....	545 gr.	1,070 gr.
9 —	....	445	1,090
10 —	(Mort)	430	1,090
17 —	....		1,255
21 —	....		1,375

A l'autopsie, on ne note rien de spécial.

La cicatrice opératoire est à peine visible.

L'extirpation des deux thymus cervical et thoracique est complète. Il n'y a pas de suppuration, on ne note aucune lésion viscérale. Tous les organes sont atrophiés, ils présentent une diminution de poids très appréciable, et pourtant presque tous (cœur, péricarde, mésentère) sont surchargés de graisse.

Le poumon gauche pèse 2 gr.; le droit 3 gr.; le cœur 4 gr; le rein gauche 4 gr. 50; le droit 4 gr.; la rate 1 gr. 50.

Tous ces organes sont normaux, pâles.

Le foie pèse 22 gr; il est également pâle; les lobules, décolorés au centre, sont teintés en rouge à la périphérie, ils sont bien dessinés.

La masse gastro-intestinale, y compris le mésentère et les ganglions, pèse 40 grammes.

Le pancréas pèse 2 gr.; il est extrêmement pâle.

Les capsules surrénales, le corps thyroïde sont très petits, ils pèsent moins d'un gramme.

Le cerveau normal pèse 20 grammes.

Le sang est très pâle.

Il n'existe pas de déformation rachitique des os. La moelle osseuse est rouge, proliférée.

L'examen histologique des différents organes et en particulier de la moelle des os, de la rate, du corps thyroïde, ne révèle aucune altération.

Des tubes de gélatine, d'agar et de sérum ensemencés avec le sang du cœur restent stériles (il ne pousse ni aérobies ni anaérobies).

Il est bien évident que, dans cette expérience, l'extirpation du thymus seule peut expliquer l'arrêt de la croissance et la mort.

Deuxième expérience. — On extirpe le thymus à un jeune *chat* de 2,310 gr., âgé de quelques mois, et à une *chatte* adulte âgée d'un an environ. On conserve comme témoin le chat de l'expérience précédente, qui pèse alors 1,255 grammes.

	JEUNE CHAT OPÉRÉ	CHATTE ADULTE OPÉRÉE	ANCIEN TÉMOIN RESTÉ COMME TÉMOIN
17 août	2.310 gr. (opération)	3.135 gr. (opération)	1.255 gr.
21 —	1.915	2.800	1.375
22 —	2.030	2.835	1.430

	JEUNE CHAT OPÉRÉ		CHATTE ADULTE OPÉRÉE		ANCIEN TÉMOIN RESTÉ COMME TÉMOIN
24 août	2.085 gr.	(opération)	2.920 gr.	(opération)	1.485 gr.
29 —	2.120		2.925		1.510
31 —	2.170		3.035		1.590
5 septembre...	2.305		3.080		1.795
11 — ...	2.325		3.200		1.895
14 — ...	2.335		3.310		2.005
17 — ...	2.465		3.430		2.130
21 — ...	2.520		3.500		2 140
1er octobre....	2.640		3.630		2.280
8 —	2.745		3.600		2.395

L'opération se passe sans incident ; on n'est pas sûr cependant d'avoir enlevé tout le thymus à la chatte.

L'intervention est suivie d'une diminution de poids immédiate considérable (attribuable au traumatisme seul) ; le chat met dix-neuf jours à reprendre son poids normal, la chatte un peu plus de trois semaines.

Du 17 avril au 8 octobre, le chat a augmenté de 435 gr. ; la chatte de 465 gr. ; le témoin de 1,140 grammes.

Mais en tenant compte de la perte de poids primitive, due à l'opération, qui est de 395 gr. pour le chat et de 335 gr. pour la chatte, on peut admettre que celui-là a, en réalité, augmenté de 435 gr. + 395 gr. = 830 gr., et celle-ci de 465 gr. + 335 gr. = 800 grammes.

Le témoin s'est donc développé mieux et plus vite que les opérés ; pour la chatte, cela s'explique aisément, car elle était déjà adulte ; pour le chat, il est très probable que l'extirpation du thymus a joué un rôle dans le ralentissement de la croissance.

Par la suite, les différences existant entre les chats déthymés et le témoin se sont complètement effacées; les deux opérés se portent à merveille.

Troisième expérience. — Sur une portée de *cinq chats*, nés le 7 août, on enlève le thymus le 7 septembre à deux d'entre eux, les trois autres sont conservés comme témoins.

L'opération ne marche pas très bien.

Chez α, les trois quarts du thymus seulement sont enlevés ; chez β, un petit fragment de l'organe rentre dans le thorax.

Deux des trois témoins, δ et ε, sont très chétifs ; la mère, d'ailleurs, est très vieille, elle a mis bas très fréquemment et elle éprouve de la difficulté à nourrir ses cinq petits.

Les témoins δ et ε ne tardent pas à mourir d'athrepsie ; les deux opérés, au contraire, survivent ; l'un d'eux seulement (β), chez qui l'ablation de la glande a été presque complète, se développe un peu plus lentement que l'autre et que le témoin survivant ; il a présenté un petit abcès très superficiel au niveau de la plaie cutanée.

En somme, cette expérience est mauvaise, nous ne la citons qu'à cause du ralentissement léger de la croissance observé chez β, ralentissement que nous croyons tout à fait indépendant de la légère infection cutanée qui s'est produite les premiers jours.

	α OPÉRÉ : ablation des 3/4 du thymus.	β OPÉRÉ : un petit fragment rentre dans le thorax.	γ TÉMOIN	δ TÉMOIN	ε TÉMOIN
7 sept.	390 gr.	400 gr.	370 gr.	335 gr.	285 gr.
11 —	345	415	425	310	340
14 —	475	425 (Petit abcès superficiel au niveau de la plaie.)	480	335	350 (Mort d'athrepsie.)
17 —	540	445	540	375	
19 —	570	470	580	390	
21 —	590	475	575	380	
24 —	605	530 (Guérison complète de l'abcès.)	605	395	
26 —	630	535	640	370 (Mort d'athrepsie.)	
28 —	645	550	700		
1er oct.	670	520	740		
3 —	715	540	760		
5 —	730	520	785		
8 —	760	515	835		
10 —	820	555	900		
15 —	910	595	1.010		
17 —	940	740	1.010		
19 —	970	830	1.050		
22 —	1.095	840	1.145		
2 nov.	1.185	770 (Vomissements.)	1.215		
7 —	1.300	835 (Guérison.)	1.420		
12 —	1.470	1.010	1.520		

Aujourd'hui, les deux opérés sont en aussi bonne santé que le témoin.

Quatrième expérience. — Autre portée de cinq chats nés le 17 août.

Ablation du thymus à trois d'entre eux le 11 septembre ; les deux autres sont conservés comme témoins.

	α OPÉRÉ Extirpation peut-être complète Pneumothorax gauche.	β OPÉRÉ SANS INCIDENT On n'est pas sûr d'avoir tout enlevé. Le thymus était très petit, le thymus extrathoracique invisible.	γ OPÉRÉ Extirpation presque complète. Pneumothorax gauche.	δ TÉMOIN	ε T MOIN
	—	—	—	—	—
11 sept.	375 gr. (opérat.)	425 gr. (opérat.)	380 gr. (opérat.)	345 gr.	460gr
14 —	355	425	380	365	490
17 —	405	470	385	410	510
19 —	455	500	425	450	580
21 —	485	545	450	475	610
24 —	570	655	525	555	705
26 —	585	685	570	570	760
28 —	650	740	615	600	805
1 oct.	700	810	675	660	885
3 —	740	865	700	690	935
5 —	785	880	725	725	950
8 —	825	940	780	735	1.050
10 —	905	1.020	850	810	1.140
15 —	980	1.070	915	910	1.190
17 —	990	1.105	925	930	1.230
19 —	1.040	1.130	960	955	1.245

Dans cette expérience, les opérés se sont comportés comme les témoins, ils n'ont pas paru souffrir de l'ablation du thymus.

L'un d'eux, malgré son très jeune âge, avait un thymus très petit en voie de régression.

Chez tous trois, l'opération n'a pas été très complète, ce qui explique peut-être les résultats négatifs.

CINQUIÈME EXPÉRIENCE. — Extirpation complète du thymus, le 12 juin 1899, à un *lapin* de 1,720 grammes.

Le 6 juillet, l'animal opéré pèse 1,770 gr. ; le 12, 1,580 gr. ; le 14, 1,470 gr. ; e 26, 1,630 gr. ; le 11 août, 1,810 gr. ; le 18, 1,840 gr. : le 26 juillet 1900, 2,945 grammes.

Pendant les deux premiers mois qui ont suivi l'opération, l'animal a cessé de se développer, il a très notablement maigri ; plus tard, la croissance a recommencé à s'effectuer d'une façon normale.

SIXIÈME EXPÉRIENCE. — Extirpation du thymus et des glandules rétro-sternales, le 12 juin 1899, à un *lapin* de 1,750 grammes.

Le 6 juillet, l'animal pèse 1,290 gr. ; le 12, 1,225 gr. ; le 14, 1,185 gr. ; le 15, 1,080 grammes.

L'animal meurt le 15 ; l'extirpation était très complète. Il n'y avait aucune suppuration.

Septième expérience. — Extirpation complète du thymus, le 26 mai, à un *lapin* de 1,705 grammes.

Le 9 juin, il meurt.

Pas de suppuration.

Huitième expérience. — Extirpation complète du thymus, le 17 juillet 1899, à un *lapin* de 1,765 grammes.

Le 26, l'animal pèse 1,590 gr. ; le 11 août, 1,670 gr. ; le 18, 1,700 grammes.

L'animal continue à augmenter de poids. On le tue le 20 janvier 1900. On ne trouve pas de thymus, les glandules rétrosternales sont très développées, la moelle osseuse est rouge, les os ne sont pas friables.

Neuvième expérience. — Extirpation complète, le 17 juillet 1899, à un *lapin* de 1,710 grammes.

Le 26, l'animal pèse 1,575 grammes.

Le 2 août, il meurt sans suppuration.

Dixième expérience. — Extirpation complète, le 26 juillet 1899, à un *lapin* de 1,710 grammes.

Le 5 août, mort sans infection.

Onzième expérience. — Extirpation complète, le 26 juillet, à un *lapin* de 1,695 grammes.

Le 11 août, l'animal pèse 1,745 grammes.

Il a été perdu de vue ensuite.

Douzième expérience. — Extirpation complète, le 14 octobre 1899, à un *lapin* de 1,990 grammes.

Le 26 janvier, l'animal pèse 1,190 grammes.

Il meurt très amaigri.

On ne trouve aucune lésion opératoire.

Les glandules rétrosternales sont très développées.

Les os sont friables, la moelle osseuse est très rouge.

Treizième expérience. — Extirpation complète, le 26 janvier 1900, à un *lapin* de 1,970 grammes.

Le 28, mort, vraisemblablement par suite du shock opératoire.

Quatorzième expérience. — Extirpation très complète, le 29 janvier 1900, à un *lapin* de 2,280 grammes.

L'animal maigrit d'abord, puis se rétablit complètement.

Le 29 juin, il pèse 2,560 grammes. En septembre, il recommence à maigrir :
Le 14 septembre, il pèse 1,910 gr. ; le 17, 1,775 gr. ; le 18, 1,735 grammes.
Un examen du sang pratiqué à ce moment montre une anémie notable.
N. = 3,472,000 ; R. = 1,741,300 ; G. = 0,49 ; B. = 12,680.
Le 19 septembre, mort sans aucun signe d'infection, par cachexie simple.
Rien de particulier à l'autopsie.

QUINZIÈME EXPÉRIENCE. — Extirpation complète, le 6 juillet 1900, à un lapin de 1,995 grammes.

Le 31 juillet, l'animal pèse 2,175 gr. ; le 10 août, 2,170 gr. ; le 13, 2,385 gr. ; le 22, 2,325 gr. ; le 14 septembre, 2,100 grammes.

L'animal meurt le 14 septembre, sans infection.

A l'autopsie, il ne reste plus trace du thymus ; les glandules rétrosternales sont très développées, le corps thyroïde est rouge, volumineux ; la moelle des os est très rouge ; le foie et la rate sont congestionnés ; les poumons sont également le siège d'une légère congestion le long des bords postérieurs.

SEIZIÈME EXPÉRIENCE. — Extirpation du thymus le 17 août 1900, chez un lapin de 1,870 grammes.

Le 22 août, l'animal pèse 1,775 gr. ; le 14 septembre, 1,710 gr. ; le 19, 1,825 gr. ; le 21, 1,785 gr. ; le 26, 1,870 gr. ; le 1er octobre, 1,980 gr. ; le 10, 2,390 gr. ; le 13 janvier 1901, 2,170 grammes.

Mort accidentellement le 13 janvier.

Pas de lésions. Moelle osseuse normale.

DIX-SEPTIÈME EXPÉRIENCE. — Extirpation du thymus chez un lapin saigné à plusieurs reprises.

Le 13 juillet, l'animal pèse 2,030 gr. ; saignée de 20 centim. cubes.
Le 18, — 1,880 — 10 —
Le 25, — 1,890 — 5 —

L'écoulement du sang est très difficile.

Le 30 juillet, l'animal pèse 1,690 gr. ; il est déthymé sans aucun incident. Il ne se produit aucune hémorrhagie. Le thymus est très petit, rougeâtre.

Le 7 août, mort sans infection.

DIX-HUITIÈME EXPÉRIENCE. — Extirpation du thymus chez un lapin inanitié.

Le 12 juillet, l'animal pèse 2,410 gr. ; début du jeûne.

Le 18, l'animal pèse 1,640 gr. ; extirpation du thymus ; reprise de la nourriture.

Le 21, mort. Pas de lésions infectieuses ou autres.

En résumé, tous ou presque tous nos opérés maigrissent et subissent un arrêt de développement pendant les premiers jours ou quelquefois les premières semaines qui suivent l'opération.

Chez quelques-uns, ces symptômes vont en s'aggravant et la mort survient tantôt précoce, tantôt tardive ; chez d'autres, les troubles sont transitoires, fugaces ; chez d'autres, enfin, les accidents sont absolument nuls et font tout à fait défaut.

Nous aurons tout à l'heure à nous demander si les différents symptômes observés relèvent bien de la suppression du thymus, mais déjà nous pouvons faire remarquer que la mort qui se produit très tardivement, plusieurs mois après le rétablissement complet de l'animal, ne peut manifestement résulter de la déthymisation, car on ne comprendrait pas que celle-ci, jusque-là bien tolérée, entraînât brutalement la terminaison fatale ; de même, la mort qui survient quarante-huit heures au plus après l'opération s'explique très suffisamment par le shock opératoire et l'intensité du traumatisme.

Avant de tirer une conclusion quelconque de ces diverses expériences, nous exposerons les résultats obtenus à la suite de l'ingestion, de l'injection d'extrait ou de la greffe du thymus ; ces recherches, en effet, sont comme la contre-épreuve de celles que nous venons d'exposer.

B. **Ingestion. — Injection d'extrait. — Greffe du thymus.** — D'après Abelous et Billard, la greffe ou l'injection d'extrait de thymus de veau ou de grenouille produit chez une grenouille saine des accidents de strychnisation et une accentuation de la pigmentation cutanée ; chez une grenouille déthymée, elle ralentit les phénomènes paralytiques et supprime, pour un moment, la décoloration de la peau, mais elle n'empêche pas la mort.

Chez le chien, d'après Charrin et Ostrowski, l'introduction sous la peau, pendant un mois environ, de 3 ou 4 gr. de thymus ne produit aucun trouble fonctionnel. Dans un cas seulement, ces auteurs ont observé des déformations costales « analogues à celles que M. Bouchard a signalées chez les jeunes filles à l'âge où le thymus achève sa résorption ». Les mêmes auteurs ont noté parfois chez les lapins de l'azoturie et de la phosphaturie.

Minkowski et presque en même temps que lui Th. Cohn ont observé chez des animaux soumis à l'ingestion du thymus des modifications urinaires, indices d'un ralentissement des oxydations.

D'après Bonnet, à qui nous empruntons ces détails, ils ont constaté dans les urines une grande quantité d'allantoïne, provenant de l'oxydation incomplète des bases nucléiniques, spécialement de l'adénine, destinées normalement à former de l'acide urique.

Bonnet ajoute que, d'après Spitzer, la macération de thymus agissant sur la xanthine et l'hypoxanthine ne fournit pas d'acide urique (contrairement aux macérations de foie ou de rate), mais qu'elle exerce, au contraire, une action évidente vis-à-vis de l'adénine.

Enfin, Svehla a injecté à des chiens des extraits aqueux à 10 p. 100 de thymus d'enfant, de veau, de porc, de mouton, de chien. Il a observé une accélération du pouls, qu'il attribue à une action directe de l'extrait thymique sur le cœur, un abaissement de la tension artérielle, qui n'est pas empêché par la section des splanchniques, des pneumogastriques, du bulbe ou des injections d'atropine et qu'il rapporte, en conséquence, à une paralysie des vaso-constricteurs.

A doses très élevées, il a vu survenir de l'agitation, du collapsus, des signes d'asphyxie aiguë avec dyspnée intense et mort plus ou moins rapide. A l'autopsie, les poumons étaient œdématiés et ecchymotiques.

C. Interprétation des résultats fournis par ces diverses expériences. — Pour juger de la valeur des différents résultats obtenus à la suite de l'ablation ou au contraire de l'ingestion, de l'injection d'extrait et de la greffe du thymus, nous réunirons tous les symptômes observés dans un tableau d'ensemble, de façon à pouvoir les comparer les uns avec les autres.

Tableau comparatif.

CONSÉQUENCES DE L'EXTIRPATION DU THYMUS	CONSÉQUENCES DE L'INGESTION, DE L'INJECTION D'EXTRAIT ET DE LA GREFFE DU THYMUS
I.— Expériences négatives (absence de tout symptôme appréciable).	
1° LANGERHANS et SAVELIEW (*chien et lapin*).	CHARRIN et OSTROWSKY (dans quelques cas : *chien et lapin*).
2° CARBONE (*chien et lapin*).	
3° H. ROGER et GHIKA (dans quelques cas : *chat et lapin*).	

II. — Expériences positives.

A. — Symptomes indiquant des troubles de la nutrition

1° **Amaigrissement** (*chez les mammifères*).— Friedleben, Thiroloix et Bernard, Tarulli et Lo Monaco, H. Roger et Ghika (dans quelques cas).

2° **Diminution de l'acide carbonique exhalé**, indice d'un ralentissement dans les oxydations (*chez les mammifères*).— Friedleben.

3° **Voracité** (*chez les mammifères*).— Friedleben, Tarulli et Lo Monaco.

4° **Arrêt de la croissance** (*chez les mammifères*).— Tarulli et Lo Monaco, H. Roger et Ghika (dans quelques cas).

5° **Anomalies dans le développement du squelette** (*chez les mammifères*).— Tarulli et Lo Monaco, Roger et Ghika (dans un cas).

Modifications urinaires, indices :

a) d'une assimilation insuffisante ou d'une désassimilation exagérée, azoturie, phosphaturie (*chez le lapin*).— Charrin et Ostrowsky.

b) ou d'un ralentissemement dans les oxydations (*chez les mammifères*).— Minkowsky, Th. Cohn, Spitzer.

Déformations costales (*chez un seul chien*). — Charrin et Ostrowsky.

B. — Symptomes d'origine nerveuse

1° **Troubles moteurs de dépression** :

a) Affaiblissement, moindre résistance à la fatigue (*chez les mammifères*).— Tarulli et Lo Monaco, Roger et Ghika (dans quelques cas).

b) Tremblement, faiblesse des membres, torpeur (*chez les poussins*).— Tarulli et Lo Monaco.

c) Paralysie véritable (*chez la grenouille*).— Abelous et Billard.

2° **Troubles moteurs d'excitation** : convulsions terminales (*chez le lapin*).— Thiroloix et G. Bernard.

3° **Troubles trophiques** :

a) De la peau, des poils (*chez les mammifères*).— Tarulli et Lo Monaco.

Troubles moteurs d'excitation :

a) Excitation (*chez le chien*).— Svehla.

c) Véritable strychnisation (*chez la grenouille*).— Abelous et Billard.

De la peau (*chez la grenouille*). — Abelous et Billard.	
c) Des parois vasculaires (?), tendance aux hémorrhagies (*chez la grenouille*). — Abelous et Billard.	
4° **Diminution de la pigmentation cutanée** (*chez la grenouille*).— Abelous et Billard.	**Augmentation de la pigmentation cutanée** (*chez la grenouille*).— Abelous et Billard.
5° **Troubles de la calorification,** hypothermie (*chez les lapins*).— Thiroloix et Bernard.	**Troubles cardio-vasculaires.** Accélération du pouls, abaissement de la tension artérielle, collapsus (*chez les mammifères*).— Svehla.

C. — Modes de terminaison

1° **Disparition de tous les accidents et retour à l'état normal au bout d'un temps variable** (*chez les mammifères*).— Tarulli et Lo Monaco, H. Roger et Ghika (dans quelques cas).	1° **Disparition de tous les accidents et retour à l'état normal au bout d'un certain temps si la dose d'extrait thymique est modérée** (*chez les mammifères*).— Tarulli et Lo Monaco.
2° **Ou, au contraire, mort plus ou moins rapide.** (*Chez les mammifères*). — Thiroloix et G. Bernard, H. Roger et Ghika (dans quelques cas). (*Chez les poussins*). — Tarulli et Lo Monaco. (*Chez la grenouille*). — Abelous et Billard.	2° **Ou, au contraire, mort par asphyxie, si la dose est trop forte** (*chez les mammifères*). — Tarulli et Lo Monaco.

Ce tableau nous montre, tout d'abord, que les mêmes expériences, pratiquées par les mêmes auteurs ou par des auteurs différents, tantôt ne donnent lieu à aucun trouble morbide, tantôt, au contraire, déterminent des accidents extrêmement accusés. Comment expliquer des résultats si contradictoires?

L'*âge* nous paraît jouer le rôle le plus important dans la variabilité des résultats obtenus. Tarulli et Lo Monaco ont constaté qu'à partir du troisième ou du quatrième mois, les chiens supportaient sans dommage l'extirpation du thymus. Svehla a remarqué que plus les animaux étaient jeunes, plus ils étaient sensibles aux injections d'extrait thymique. Le seul de nos chats qui ait présenté des troubles rapidement mortels avait été déthymé quelques jours seulement après sa naissance. La plupart de nos lapins, au contraire, et ceux de Carbone, opérés tardivement (ils pesaient déjà 1 kilogr. et plus) n'ont presque pas souffert.

L'âge, cependant, n'est pas le seul facteur dont l'influence se fasse sentir sur les suites opératoires. Il arrive quelquefois que, dans une même portée, certains sujets tombent gravement malades, tandis que les autres conservent une bonne santé.

Ces faits sont plus difficilement explicables ; cependant, si l'on se rappelle que, chez les mammifères, les troubles constatés sont le plus souvent transitoires, on est en droit de supposer qu'à un certain moment le thymus absent est remplacé dans ses fonctions par un autre organe, que chez certains individus cette suppléance s'effectue de très bonne heure, tandis que chez les autres elle est plus tardive.

Si cette hypothèse est exacte, et nous verrons plus loin ce que l'on doit en penser, il devient évident que les troubles observés après l'extirpation du thymus résultent bien de cette extirpation, qu'ils sont la conséquence de la suppression d'une fonction, fonction éphémère et peu importante chez les animaux supérieurs, plus importante déjà chez le poulet nouveau-né qui succombe presque toujours aux suites de l'opération, plus importante enfin chez la grenouille qui ne résiste pas plus de quinze jours à l'ablation de la glande.

L'amaigrissement, la voracité, l'arrêt de la croissance, les anomalies dans le développement du squelette consécutifs à l'extirpation du thymus, et d'autre part le ralentissement des oxydations et les déformations costales observés chez les animaux hyperthymisés montrent que la glande exerce une action favorable sur la nutrition et le développement des jeunes sujets.

Par contre, l'azoturie et la phosphaturie signalés par Charrin et Ostrowsky chez des lapins hyperthymisés sont en contradiction avec les résultats précédents.

L'affaiblissement, la moindre résistance à la fatigue, les troubles trophiques, les troubles de la calorification observés chez les mammifères déthymés ; le tremblement, la faiblesse des membres, la torpeur constatés dans les mêmes conditions chez le poussin ; les accidents paralytiques, les troubles trophiques, la diminution de la pigmentation cutanée consécutifs chez la grenouille à l'ablation des deux thymus ; et d'autre part, les symptômes d'excitation déterminés chez les mammifères par l'hyperthymisation, l'état tétanique et l'augmentation de la pigmentation cutanée que présente la grenouille soumise au même traitement : tous ces symptômes semblent indiquer que le thymus, par l'intermédiaire du système nerveux, exerce une influence sur la motilité, la trophicité, les centres thermiques, etc. ; cette action est beaucoup plus marquée chez la grenouille que dans les espèces supérieures.

Les convulsions observées par Thiroloix et G. Bernard chez des lapins déthymés ne sont pas en contradiction avec les signes de dépression signalés dans les mêmes conditions par tous les autres auteurs, car elles ne surviennent qu'à la période d'agonie et s'expliquent suffisamment par l'asphyxie terminale.

Enfin, les expériences d'hyperthymisation de Svehla montrent que le thymus exerce peut-être une action sur le système cardio-vasculaire ; il convient, toutefois, de faire remarquer qu'aucun auteur n'a signalé de troubles circulatoires chez les animaux déthymés.

Ces différentes fonctions du thymus sont encore très problématiques, il est donc extrêmement difficile de dire comment elles s'exercent.

§ 3. — **Mode d'action du thymus** (LE THYMUS EST UNE GLANDE A SÉCRÉTION INTERNE).

Seydel, frappé surtout de l'atrophie de l'organe dans l'inanition et les maladies cachectisantes, estime que le thymus constitue une réserve de matériaux nutritifs destinés à subvenir aux besoins de l'organisme dans le cas d'alimentation insuffisante ou de consommation exagérée. Hansen est du même avis.

Les expériences des physiologistes, et surtout celles d'Abelous et Billard, nous permettent d'envisager le mode d'action de la glande d'une tout autre manière.

L'hyperthymisation, chez la grenouille, produit les mêmes effets que l'injection d'un poison strychnisant ; l'extirpation de la glande, au contraire, a la même action qu'un poison curarisant ; or, ce dernier existe bien réellement, puisque l'injection de la sérosité péritonéale d'une grenouille déthymée et très malade à une autre grenouille également déthymée mais encore bien portante, accélère l'apparition des phénomènes paralytiques.

Tout se passe donc comme si le *thymus sécrétait une substance douée de propriétés excito-motrices capable de neutraliser des produits toxiques à action paralysante, fabriqués en d'autres points de l'économie.*

Les recherches d'Abelous et Billard nous montrent donc que le thymus est une glande à sécrétion interne, au même titre que le corps thyroïde, les capsules surrénales, etc...

Les expériences de Svehla sur les mammifères nous permettent de conclure dans le même sens.

A. **Le thymus agit par sa sécrétion interne**. — Il est donc probable que le thymus n'agit que par sa sécrétion interne ; chez la grenouille, cette sécrétion exerce une influence principalement sur la motilité et la pigmentation cutanée ; chez le poussin, elle porte surtout son action sur la nutrition et la motilité ; chez les mammifères, elle agit plus particulièrement sur la nutrition et la circulation.

Elle est excito-motrice, excito-cardiaque, vaso-dilatatrice ; elle régularise la pigmentation cutanée, la thermogenèse ; elle favorise la nutrition et la croissance, en augmentant l'assimilation d'après Durante, en modérant la désassimilation d'après Owen : cette dernière opinion nous semble plus vraisemblable ; elle cadre mieux avec le ralentissement des oxydations constaté par Minkowsky et Cohn dans leurs expériences d'hyperthymisation.

L'action sur la motilité, le cœur, les vaisseaux, la calorification, la pigmentation et enfin l'action trophique s'exercent vraisemblablement par l'intermédiaire du système nerveux ; l'action sur la nutrition et la croissance est peut-être une action directe sur les tissus, mais elle peut également se faire à distance par l'intermédiaire des nerfs. Si cela était, le mode d'action du thymus serait singulièrement simplifié : par sa sécrétion interne, la glande agirait exclusivement sur le système nerveux (central ou périphérique) comme un régulateur de la motilité, de la circulation, de la nutrition, de la pigmentation, etc.

B. **Mécanisme intime de la sécrétion du thymus.** — Nous

ne connaissons pas le mécanisme intime de la sécrétion du thymus. Ver Eecke localise le processus dans les corpuscules de Hassall; nous avons exposé plus haut sa théorie, qui jusqu'ici n'a reçu aucune confirmation.

C. **Composition du liquide sécrété.** — Nous ignorons également la composition chimique du liquide de sécrétion.

Baumann nous dit seulement que le thymus renferme de la thyroïdine. Les anciens auteurs savaient que le thymus chez les jeunes sujets laissait écouler par expression un suc abondant blanc laiteux, qu'ils considéraient comme un liquide de sécrétion véritable. Friedleben (après Haugsted, etc.) nous a laissé une analyse détaillée de la composition chimique de ce suc, analyse reproduite par A. Dahms et Farret; mais il est bien évident que le liquide ainsi obtenu est un mélange de cellules lymphatiques, de lymphe, un extrait de thymus d'ailleurs très incomplet. Nous ne parlerons donc pas plus longuement de ces recherches.

D. **Viciation de la sécrétion interne du thymus et conséquences pathologiques de cette viciation.** — Sans connaître la nature exacte de la sécrétion interne du thymus, les auteurs ont admis que cette sécrétion pouvait être viciée quantitativement ou qualitativement : c'est par ces troubles sécrétoires, conséquences d'altérations anatomiques diverses, que le thymus engendrerait les différents troubles morbides que nous avons étudiés plus haut; il existerait donc des maladies par insuffisance thymique, par hyperthymisation, par viciation qualitative de la sécrétion interne de la glande.

1° MALADIES PAR DÉFAUT OU INSUFFISANCE DE LA SÉCRÉTION. — Les *myopathies essentielles*, d'après Pitres, ne sont qu'une « dystrophie musculaire par défaut ou altération de la sécrétion interne du thymus, de même que le myxœdème est une dystrophie du tissu conjonctif par défaut de la sécrétion de la thyroïde, et l'acromégalie une dystrophie du tissu osseux dépendant d'un vice de la sécrétion de la pituitaire ».

Cependant Pitres n'a obtenu aucun résultat de l'opothérapie thymique dans un cas de myopathie. Macalister, au contraire, aurait eu un succès.

La *chlorose*, pour Blondel, résulte d'une insuffisance thymique et ovarienne; pendant toute la durée de la période de croissance, l'organisme fabriquerait des substances toxiques que le thymus d'abord, l'ovaire ensuite, seraient chargés de détruire; si la régression du thymus est précoce et le développement de l'ovaire tardif, ces poisons s'accumulent dans l'économie et la chlorose éclate : cette maladie, dit Blondel, est considérablement amendée par la médication thymique.

Enfin, d'après Durante, Blondel, Stoppato, l'*athrepsie* et certains *états cachectiques de l'enfance* relèvent également d'une insuffisance thymique. Stoppato dit s'être très bien trouvé de l'emploi du thymus de veau dans le traitement de l'athrepsie; cette médication a échoué dans le traitement du rachitisme.

2° Maladies par excès de la sécrétion thymique. — Inversement, l'hyperthymisation a été considérée comme la cause de l'*asthme thymique* et d'une façon générale de *tous les cas de mort subite avec hypertrophie du thymus*.

Le spasme de la glotte, les phénomènes d'inhibition qui, dans les cas de ce genre, provoquent la terminaison fatale, résulteraient d'une auto-intoxication d'origine thymique dépendant elle-même d'une sorte de diathèse lymphatique; cette auto-intoxication créerait une excitabilité spéciale du système nerveux susceptible de déterminer, sous l'influence des causes occasionnelles les plus légères, une syncope réflexe mortelle; les sujets hyperthymisés seraient en « imminence de mort subite » (Bonnet).

Cette théorie par laquelle Escherich explique le spasme essentiel de la glotte et la tétanie s'applique, d'après Bonnet, à tous les cas de mort par hypertrophie du thymus.

Arndt (8) suppose que l'hyperthymisation peut même engendrer de l'épilepsie symptomatique : il a vu deux malades, porteurs d'un gros thymus, mourir d'épilepsie, et il n'hésite pas à attribuer ces accidents à de l'asthme thymique.

Svehla accorde une importance plus considérable encore à l'hyperthymisation, puisqu'il la croit capable de causer directement la mort, sans l'intervention d'aucun acte réflexe.

Enfin, dans toutes les affections où l'hypertrophie du thymus a été notée concurremment avec la lésion d'un autre organe, tel que le corps thyroïde, le corps pituitaire, etc., les auteurs se sont demandé si la viciation de la sécrétion interne du thymus, conséquence de son hypertrophie, jouait un rôle dans la pathogénie des accidents observés.

Mais ici, la question est beaucoup plus complexe : dans tous ces états morbides, la lésion du thymus, bien que fréquente, est inconstante ; celle du corps thyroïde ou du corps pituitaire ne fait au contraire jamais défaut ; on en a conclu que l'altération du thymus était secondaire et ne pouvait s'expliquer que par l'existence de relations fonctionnelles entre cet organe et les glandes lésées primitivement.

A priori, il n'est pas impossible que ces relations existent, nous avons dû les invoquer plus haut pour expliquer les résultats contradictoires observés après l'extirpation du thymus : si, chez certains animaux, cette opération n'est suivie d'aucun trouble appréciable ; si, chez les autres, ces troubles sont le plus souvent transitoires, cela tient sans doute à ce que le thymus est suppléé par d'autres organes.

Le fait que cette glande, dont les fonctions sont liées manifestement au développement de l'individu, disparaît à une époque où ce développement est à peine commencé et où, par conséquent, ces fonctions sont encore utiles, plaide également en faveur de cette suppléance.

Nous aurons donc à rechercher si le rôle joué par les lésions du thymus dans la pathogénie de ces diverses affections confirme l'existence de ces relations fonctionnelles et nous verrons également, en nous aidant de l'expérimentation, si le corps thyroïde et le corps pituitaire sont les seules glandes qui présentent quelques rapports avec le thymus.

CHAPITRE III

Relations fonctionnelles entre le thymus et certaines glandes de l'économie.

§ 1er. — Thymus et corps thyroïde.

L'hypertrophie du thymus a été fréquemment signalée, comme nous l'avons déjà dit, dans le goitre simple, le myxœdème, le crétinisme, le goitre exophtalmique, c'est-à-dire dans des maladies où le corps thyroïde est toujours altéré.

Dans le goitre simple, le myxœdème et le crétinisme, il est bien évident que l'altération du corps thyroïde, quelle qu'en soit d'ailleurs la cause, est la première en date. Les symptômes observés dans ces différentes affections sont des symptômes d'insuffisance thyroïdienne.

L'hypertrophie concomitante du thymus ne peut s'expliquer que de deux façons : ou bien elle n'a aucun rapport avec les troubles morbides observés, elle coexiste par hasard avec la lésion du corps thyroïde ; ou au contraire elle est secondaire à cette dernière lésion, elle est compensatrice de l'insuffisance thyroïdienne, ce qui reviendrait à dire que la sécrétion interne du thymus aurait des propriétés analogues à celles du suc thyroïdien.

La présence dans le thymus (signalée par Baumann) d'une certaine quantité de thyroïdine est un argument sérieux en faveur de cette manière de voir.

Dans le goitre exophtalmique, le rôle du thymus est plus difficile à interpréter. Certains auteurs estiment que, sous l'influence d'une cause encore inconnue (nerveuse, toxique, infectieuse), le corps thyroïde est lésé le premier et tient sous sa dépendance tous les troubles morbides observés.

Ils ne s'entendent d'ailleurs pas sur la nature de cette lésion : pour les uns, il y a hyperthyroïdisation ; pour d'autres, insuffisance thyroïdienne ; pour d'autres enfin, viciation qualitative de la sécrétion.

D'autres auteurs considèrent la maladie comme d'origine nerveuse, ils l'attribuent à une altération du grand sympathique ou du bulbe et pensent que le corps thyroïde n'est atteint que tardivement, mais joue un certain rôle dans la pathogénie des accidents.

Quant au thymus, sa lésion, pour Edmunds, est contemporaine de celle du corps thyroïde ; la cause qui donne naissance à la maladie altère simultanément l'une et l'autre glande.

Marie, et après lui Joffroy, pensent au contraire, que l'hypertrophie du thymus est secondaire et que l'hyperthymisation, conséquence de cette hypertrophie, est destinée à combattre les troubles occasionnés par la lésion thyroïdienne.

Le mécanisme de cette compensation peut être envisagé de différentes manières : si l'on suppose la sécrétion thyroïdienne exagérée, on est forcé d'admettre que le thymus agit comme antagoniste du corps thyroïde ; or, nous avons vu que dans le myxœdème, l'hypertrophie thymique ne pouvait s'expliquer que par l'hypothèse contraire ; il ne peut donc y avoir hyperthyroïdisation simple, d'autant plus que, souvent, le myxœdème vient compliquer le goitre exophtalmique, ce qui serait tout à fait incompréhensible si l'un était dû à une insuffisance, l'autre à un excès de la sécrétion thyroïdienne.

On ne peut admettre davantage que le corps thyroïde est insuffisant et que par conséquent le thymus vient le suppléer, car l'insuffisance thyroïdienne donne lieu aux accidents du myxœdème et par conséquent ne peut produire ceux du goitre exophtalmique.

On est donc obligé de supposer que la sécrétion du corps thyroïde, manifestement exagérée, est surtout viciée qualitativement et par conséquent réellement insuffisante ; l'hypertrophie du thymus supplée à cette pseudo-insuffisance, mais comme les propriétés de cette glande ne sont pas absolument identiques à celles du corps thyroïde, la suppléance est imparfaite ; l'hyperthymisation produit même, d'après certains auteurs, quelques-uns des symptômes caractéristiques de la maladie tels que la tachycardie (James Eving), les troubles de la nutrition (Gayme), les altérations de la pigmentation cutanée (vitiligo, teinte bronzée, etc...) (Bonnet) (?)

Tous ces faits sont loin d'être démontrés et, comme pour le myxœdème et le goitre simple, on peut également supposer que l'hypertrophie du thymus ne se rencontre que par hasard dans le goitre exophtalmique et qu'elle n'a aucun rapport avec cette maladie.

Les expériences physiologiques ne confirment que dans une très faible mesure les données de la pathologie sur l'existence de relations fonctionnelles entre le thymus et le corps thyroïde.

A la suite de la thyroïdectomie, Hofmeister a observé d'une façon constante, chez le chien, l'hypertrophie du thymus.

Cadéac et Guinard ont fait les mêmes constatations chez deux agneaux.

Gley, chez des lapins, a noté parfois une augmentation du volume de la glande ; chez des chiens nouveau-nés, il n'a obtenu que des résultats négatifs. Il pense donc que le thymus est incapable de suppléer le corps thyroïde absent.

Pour Cadéac et Guinard, cette suppléance est possible, mais elle est insuffisante pour empêcher la mort.

L'opothérapie thymique, préconisée par David Owen dans la maladie de Basedow et, après lui, dans toutes les affections du corps thyroïde, réalise elle-même une véritable expérience.

Taty et Guérin, Kinnicut, Bertram Abrahams nient tout à fait l'influence de cette médication dans le goitre exophtalmique.

Solis-Cohen, au contraire, pense qu'elle est susceptible d'améliorer l'exophtalmie, le goitre, les troubles nerveux, l'état général et même la tachycardie et la pression artérielle. Ces derniers faits sont bien extraordinaires s'il est vrai, comme le dit Svehla, que l'hyperthymisation produit une accélération du pouls et une paralysie des vaso-constricteurs. Cependant, Ch. Todd signale les mêmes modifications du côté du pouls et de l'exophtalmie.

D'après Maude, presque tous les symptômes s'amendent, sauf l'exophtalmie et le goitre. Dans un cas de Mickulicz, le traitement thymique aurait évité au malade une trachéotomie.

Pour Mackensie, la nutrition seule est améliorée.

Dans le goitre simple, Mickulicz a obtenu neuf améliorations sur 10 cas; Reinbach dix-huit améliorations et trois guérisons sur 30 cas; Kinnicut et Abrahams ont eu également plusieurs succès.

Dans le crétinisme, Thomson, Bramwell ont parfois constaté

un mieux sensible. Dans le myxœdème, les effets du traitement ont toujours été nuls.

Les résultats obtenus sont, comme on le voit, extrêmement contradictoires ; il est impossible de tirer la moindre conclusion de faits aussi disparates.

§ 2. — Thymus et corps pituitaire.

Nous avons dit que dans l'acromégalie, la réviviscence du thymus coexiste fréquemment avec l'hypertrophie du corps pituitaire. Klebs pense que le thymus fabrique des cellules vasoformatives qui, lancées dans le torrent circulatoire, s'arrêtent dans les vaisseaux périphériques, détermiment à ce niveau une prolifération vasculaire et par suite l'hypertrophie des extrémités, caractéristique de la maladie.

Cette théorie est inadmissible car la réviviscence du thymus est inconstante.

Il est donc infiniment plus probable, ainsi que l'admet Marie, que l'affection relève plutôt de l'altération de l'hypophyse et que l'hypertrophie du thymus est simplement destinée à compenser cette altération. On peut également supposer que cette hypertrophie est une lésion banale, accidentelle.

§ 3. — Thymus et rate.

Friedleben a cru remarquer que la rate subissait une brusque augmentation de volume au moment où le thymus commençait à s'atrophier ; il a constaté d'autre part que les animaux déthymés présentaient la même voracité que les animaux splénectomisés et, enfin, que l'ablation du thymus n'entraînait la mort que si elle était suivie de l'extirpation de la rate.

Schaffer a signalé une sorte de balancement dans le nombre des globules rouges à noyau contenu dans l'un et l'autre organe.

Landenbach a vu le thymus s'hypertrophier à la suite de la splénectomie.

Braunschweig conteste les faits avancés par Friedleben ; il

déclare, en se basant sur des recherches de Vierordt, que pendant les six premiers mois chez l'homme, l'accroissement du thymus et celui de la rate marchent parallèlement et que, plus tard, le thymus s'atrophie, tandis que la rate continue à se développer. Il n'a, d'autre part, observé aucune modification dans l'aspect extérieur et la structure du thymus chez des animaux splénectomisés. Mais Bonnet fait remarquer avec raison que ses animaux mouraient quatre ou cinq jours après l'opération et que, de plus, ils étaient relativement âgés : or, nous savons l'importance de l'âge dans toutes les expériences relatives au thymus.

Avellis a vu une rate rudimentaire chez un enfant mort d'hypertrophie du thymus; il attribue cette hypertrophie au développement insuffisant de la rate et la considère comme compensatrice de l'insuffisance splénique.

§ 4. — Thymus, rate, ganglions, moelle des os.

Il n'est pas douteux qu'il existe des relations fonctionnelles entre le thymus et tous les organes hématopoiétiques. Nous avons suffisamment insisté sur ce sujet ; nous avons vu que la moelle des os était rouge et proliférée chez les animaux déthymés, que l'hypertrophie du thymus coïncidait souvent avec l'hyperplasie des ganglions lymphatiques. Nous ne nous étendrons donc pas plus longuement sur cette question.

§ 5. — Thymus et ovaire.

D'après Blondel, la sécrétion interne du thymus et celle de l'ovaire ont des propriétés très analogues.

Ces deux organes sont tous deux antagonistes du corps thyroïde : l'antagonisme du corps thyroïde et du thymus est prouvé (?) par l'hypertrophie de cette dernière glande dans la maladie de Basedow; l'antagonisme de l'ovaire et du corps thyroïde est mise en évidence par l'action tout à fait opposée qu'ils exercent tous deux sur la menstruation et la croissance : l'opothérapie thyroïdienne diminue l'abondance des règles, le traitement ovarique l'augmente ; la thyroïdectomie ou l'absence congénitale ou acquise du corps thyroïde s'oppose à la croissance, l'ablation des ovaires favorise l'embonpoint.

L'insuffisance thymique et l'insuffisance ovarienne engendrent la chlorose, la médication thymique guérit cette maladie. D'autre part, d'après Charrin et Ostrowsky, l'hyperthymisation provoque de l'azoturie et de la phosphaturie; l'opothérapie ovarienne, d'après Curatulo et Tarulli, produit les mêmes effets. Enfin, l'hyperthymisation est susceptible, d'après Charrin et Ostrowsky, de produire une raréfaction des côtes; l'exagération de la sécrétion ovarique détermine de l'ostéomalacie, affection combattue avec succès par l'ovariotomie (Bonnet). Cependant, les deux sécrétions thymique et ovarienne ne sont pas absolument identiques. « Le suc ovarique favorise davantage les oxydations, le thymus les réserves nutritives » (Bonnet).

De très nombreuses objections peuvent être faites à toutes ces hypothèses.

L'azoturie et la phosphaturie n'ont été constatées par Charrin et Ostrowsky que chez quelques lapins hyperthymisés ; d'autres auteurs, au contraire, ont observé dans les mêmes conditions un ralentissement des oxydations. Des altérations osseuses ont été plus souvent observées après l'ablation du thymus qu'après l'hyperthymisation.

L'antagonisme entre le thymus et le corps thyroïde dans la maladie de Basedow est plus que douteuse, puisque nous avons cru devoir conclure, au contraire, à une certaine similitude fonctionnelle entre ces deux organes. D'autre part, les rapports qui existent entre le corps thyroïde et l'ovaire sont beaucoup plus complexes: il ne s'agit pas d'un antagonisme simple.

Enfin, si l'opothérapie thymique améliore la chlorose, cela ne prouve nullement que celle-ci résulte d'une insuffisance thymique : on sait, en effet, que le repos seul suffit à faire disparaître la plupart des symptômes de cette maladie.

§ 6. — Thymus et testicule.

L'hypothèse de relations fonctionnelles entre le thymus et les testicules ne repose que sur quelques expériences de Calzolari.

Cet auteur a observé, chez le lapin, l'hypertrophie du thymus à la suite de la castration.

§ 7. — Thymus et capsules surrénales.

Enfin Boinet, chez des rats d'égout, a vu dans quelques cas le thymus augmenter de volume après l'ablation des capsules surrénales.

§ 8. — Conclusions sur l'existence de relations fonctionnelles entre le thymus et ces différents organes.

Que conclure de l'ensemble de ces recherches ?

Il est probable que le thymus, lorsqu'il entre en régression, est suppléé dans ses fonctions par la moelle des os, les ganglions, la rate, etc.

Mais faut-il admettre qu'il existe des relations fonctionnelles étroites entre le thymus et tous ces organes ; que vis-à-vis des uns il joue un rôle de suppléance et que par rapport aux autres il exerce une action antagoniste ? Ce serait accorder une bien grosse importance à une glande dont la vie est si éphémère.

La multiplicité des organes, à fonctions essentiellement différentes, dont les lésions pathologiques ou expérimentales entraînent l'altération du thymus, est une preuve suffisante de la non-spécificité de cette altération ; dans tous ces états morbides, le thymus réagit de la même manière : il s'hypertrophie.

Si l'on se rappelle que cet organe fabrique des globules blancs, qu'il intervient dans la nutrition, la croissance, qu'il exerce une certaine action sur les systèmes nerveux et cardio-vasculaire, on comprendra aisément qu'il réagisse dans tous les états morbides où l'hématopoïèse est altérée, où la nutrition, la croissance souffrent, etc., quelles que soient d'ailleurs l'origine et la nature de cette altération ou de cette souffrance.

Il ne réagit pas pour compenser, par des propriétés spécifiques antagonistes ou similaires, la lésion d'un autre organe ; il réagit parce que cette lésion retentit à un degré variable sur tous les tissus et plus particulièrement sur ceux à fonction analogue.

Au cours des maladies aiguës, il devient, avec la moelle des os, etc.., un centre actif de la formation des globules blancs ; peut-être sa sécrétion interne est-elle en même temps augmentée et joue-t-elle un rôle dans la défense de l'organisme.

Au cours de certaines maladies chroniques déterminant un trouble marqué de l'hématopoièse, de la nutrition, de la croissance, etc., il s'hypertrophie ou se revivifie, sa sécrétion interne s'exagère ; celle-ci, dans certains cas, peut remédier en partie à l'altération de l'organisme ; dans d'autres cas, au contraire, elle est cause d'accidents nouveaux relevant de l'hyperthymisation.

Enfin, dans certains états pathologiques, l'organe, frappé mortellement, incapable de réagir, subit des lésions destructives, s'atrophie avant l'heure et détermine peut-être, par sa disparition précoce, d'autres troubles morbides.

Telle est la manière dont nous concevons les fonctions du thymus, les altérations dont cette glande est atteinte au cours d'un grand nombre de maladies, les relations qu'elle présente avec certains organes.

CONCLUSIONS

I. Embryologie. — 1° Le thymus existe chez presque tous les vertébrés.

2° Il se développe aux dépens de l'épithélium des fentes entodermiques branchiales. Le nombre des fentes qui lui donne naissance est d'autant moins grand que l'animal appartient à une classe plus élevée : chez les mammifères, l'organe tout entier dérive de la *troisième fente;* il comprend quatre portions distinctes : *la tête*, qui disparaît de bonne heure ; *la queue*, qui forme la plus grande partie du thymus définitif (thymus cervical et thoracique) ; la *vésicule* thymique, qui prend part à la formation de la tête (Prenant), ou s'annexe au groupe externe des parathyroïdes (Simon et Jacobi), et enfin le *nodule* thymique qui, pour Prenant, constitue la glande carotidienne et, pour Simon et Jacobi, s'unit, comme la vésicule thymique, aux parathyroïdes externes.

3° Au début du développement, le thymus a une structure épithéliale; plus tard, il devient entièrement lymphoïde. La manière dont cette transformation s'effectue a donné lieu à un grand nombre de théories.

Pour quelques auteurs, les éléments lymphatiques venus du dehors refoulent et détruisent les cellules épithéliales primitives (théorie de la *substitution);* pour d'autres, les leucocytes issus des vaisseaux dissocient l'ébauche épithéliale sans la détruire ; les deux variétés de cellules vivent côte à côte (théorie de la *juxtaposition);* pour d'autres, enfin, les cellules épithéliales se transforment directement par bourgeonnement ou cinèse en cellules lymphoïdes (théorie de la *transformation directe).* C'est cette dernière théorie que nous croyons devoir adopter, en nous basant sur nos propres examens.

A un stade plus avancé, les corpuscules de Hassall, éléments caractéristiques de la glande, font leur apparition; pour quelques auteurs, ces corpuscules représentent les restes de l'épithélium disparu ; pour d'autres, ils dérivent de l'endothélium vasculaire ; nos recherches nous permettent de penser qu'ils proviennent des cellules du réticulum, et que le plus souvent celles-ci sont d'origine mésodermique ou mieux endothéliale.

II. Anatomie. — 1° Le thymus définitif se compose de deux lobes, formés chacun d'un certain nombre de lobules, subdivisibles eux-mêmes en lobules fondamentaux.

Ces derniers comprennent deux zones : l'une corticale, sombre et compacte ; l'autre médullaire, claire et lâche.

Prenant admet l'existence d'une troisième zone : la zone marginale externe, claire et étroite.

La rénovation cellulaire a lieu surtout dans la partie centrale et la portion marginale.

Ces trois régions sont d'ailleurs constituées d'une manière identique. Elles renferment toutes trois, mais en proportion différente, les mêmes variétés de cellules, incluses dans les mailles d'un fin réticulum, formé lui-même de cellules étoilées anastomosées.

Les cellules du parenchyme thymique sont identiques à celles des ganglions, de la rate, de la moelle des os : les mononucléaires opaques ou lymphocytes, à noyau sombre, à protoplasma presque invisible, forment la majeure partie de ces éléments ; on trouve également des mononucléaires clairs de toutes tailles, des polynucléaires neutrophiles, beaucoup plus rarement des polynucléaires éosinophiles, des mastzellen, des globules rouges à noyau et des mononucléaires granuleux ou myélocytes (éosinophiles, basophiles, neutrophiles). On voit enfin, principalement dans la substance médullaire, des cellules épithélioïdes, des cellules géantes à un ou plusieurs noyaux, de grandes cellules étoilées à noyau vésiculeux, etc.

Tous ces éléments ou presque tous sont des cellules de charpente.

Quant aux corpuscules de Hassall, ils sont formés essentiellement d'une masse centrale amorphe ou paucicellulaire et d'une coque périphérique plus ou moins stratifiée. Nous ne rappellerons pas tous les aspects sous lesquels ils peuvent se présenter.

2° Le thymus du chat est identique à celui de l'homme ; de même ceux du lapin, du cobaye, du rat ; mais chez ces derniers animaux, les corpuscules de Hassall sont toujours extrêmement peu nombreux, très petits, ils ne sont quelquefois représentés que par une grosse cellule réfringente à protoplasma épais, dense, grenu, et souvent même ils font complètement défaut.

3° Quelques mois ou quelques années après la naissance, le thymus entre en régression; il subit une dégénérescence graisseuse presque complète; le tissu thymique s'atrophie peu à peu, mais il ne disparaît jamais complètement, il forme quelques îlots noyés dans une masse fibro-graisseuse abondante. Au pourtour de ces îlots, les cellules endothéliales et les cellules des tissus adventices prolifèrent et donnent naissance à des cellules épithélioïdes irrégulièrement disséminées ou réunies en amas. Les corpuscules de Hassall persistent jusqu'à un âge avancé; ils manquent chez les sujets très âgés.

III. Pathologie. — 1° Le thymus peut être atteint de diverses affections : inflammation, tuberculose, syphilis, tumeurs épithéliales et conjonctives.

2° Il peut être lésé dans tous les états morbides où le sang et les organes hématopoiétiques sont eux-mêmes altérés (hémophilie, purpura, adénie, cyanose congénitale).

3° Il réagit d'une façon constante dans toutes les infections, l'inanition, certaines intoxications; cette réaction détermine une rénovation cellulaire qui se traduit par la présence de quelques mitoses et l'apparition d'un grand nombre d'éosinophiles, de mastzellen, de myélocytes, de mégacaryocytes et de globules rouges à noyau, etc. : l'organe devient une *véritable moelle osseuse*.

4° Enfin, chez des basedowiens, des acromégaliques, des individus bien portants (enfants ou adultes) morts subitement, on a noté souvent l'hypertrophie ou la reviviscence du thymus; au contraire, chez des athrepsiques, des enfants cachectiques, des nouveau-nés morts peu de temps après la naissance, on a fréquemment constaté l'atrophie, la sclérose ou l'absence complète de la glande.

L'on s'est demandé si, dans ces diverses maladies, la lésion de l'organe était cause ou effet des troubles morbides constatés.

Jusqu'ici, la physiologie n'a pas permis de trancher définitivement la question.

IV. Physiologie. — 1° Le thymus est avant tout un organe hématopoiétique : sa structure, ses réactions pathologiques le prouvent. Il fabrique des globules blancs, mais ne joue vraisemblablement aucun rôle dans la formation des globules rouges.

2° Les expériences d'Abelous et Billard, celles de Svehla montrent, d'autre part, que le thymus est une glande à sécrétion interne. Cette sécrétion favoriserait la nutrition et la croissance, elle serait en même temps excito-motrice, excito-cardiaque, vaso-dilatatrice, etc. Elle pourrait être viciée qualitativement ou quantitativement.

Insuffisante, elle engendrerait, pour quelques auteurs, l'athrepsie (?), la chlorose (?), les myopathies essentielles (?).

Exagérée, elle déterminerait un irritabilité extrême du système nerveux susceptible de provoquer, sous l'influence des causes occasionnelles les plus légères, une syncope réflexe mortelle (?); elle jouerait également un rôle dans la pathogénie du goitre exophtalmique (?) et de l'acromégalie.

Mais ce rôle doit être tout à fait secondaire, car ces deux maladies relèvent vraisemblablement : la première, d'une lésion du corps thyroïde; la seconde, d'une altération de l'hypophyse.

L'expérimentation montre que le thymus est en relation fonctionnelle avec ces deux glandes, comme d'ailleurs avec la rate, l'ovaire, les testicules, les capsules surrénales : il s'hypertrophie lorsqu'un de ces organes est altéré. Cette hypertrophie ne peut être considérée comme réellement *compensatrice;* elle indique une simple *réaction de défense*, réaction en quelque sorte banale.

INDEX BIBLIOGRAPHIQUE [1]

1 * ABELOUS et BILLARD. — a) Sur les fonctions du thymus. Effets de l'ablation du thymus chez la grenouille. *Comptes rendus Soc. Biologie*, 1896, p. 294-301.

— * b) Recherches sur les fonctions du thymus chez la grenouille. *Arch. de physiologie norm. et path.*, 1896, 5e s., VIII, p. 898-907.

2 * ACLAND. — Changes in the thymus gland in a case of hæmophilia and in one of purpura. *Tr. Path. Soc. of London*, 1884-5, XXXVI, p. 491-494.

3 AFANASSIEW. — a) Uber die concentrischen körper der Thymus. *Arch. f. mikr. Anat.*, Bd XIV, H. I, s. 1, 5 mai 1877.

— b) Weitere Untersuchungen über den Bau und die Entwickelung der Thymus und der Winterschlafdrüse der Säugethiere. *Ibid.*, Bd XIV, H. III, 1877, p. 343-390.

4 ALLAN BURNS. — *Observationes on the surgical anatomy of the head and neck*, Edinburgh, 1811, p. 9.

5 * AMBROSINI. — *De l'épithéliome du thymus.* Thèse Paris, 1894.

6 AMMANN. — *Beiträge zur Anatomie der Thymus drüse*, Zurich, 1882.

7 ANDERSSON. — Zur Kenntniss der Morphologie der Schilddrüse. *Arch. f. Anat. u. Entwicklungesichte*, 1894.

8 ARNDT. — *Deut. med. Woch.*, 1890, p. 458.

9 ARNOLD. — *Salsburger med. chirurg. Zeitung*, 1831, st. II, p. 273.

10 * ARTHAUD ET BUTTE. — Note sur l'influence des nerfs vagues sur la sécrétion urinaire. *Soc. de Biologie*, 1888, passim.

11 AVELLIS. — Epikrise eines Falles von nicht ganz plötzlichem Thymustod, verursacht durch (vicariirende). Thymus-Vergrösserung bei rudimentär kleiner Milzanlage. *Arch. f. Laryngol. u. Rhinol.*, 1898, VIII, p. 159-167.

12 BARRIER. — *Traité pratique des maladies de l'Enfance*, 1845, t. II.

13 * BARTHEZ. — In RILLIET et BARTHEZ. *Maladies des Enfants*, Paris, 1853, 2e édition, t. II, p. 518 (note).

14 * BAUM (H.). — Die Thymusdrüse des Hundes. *Deutsche Zeitschr. f. Thiermed.*, 1890-1891, XVII, p. 349-354.

15 BAUMANN (E.). — Uber das Thyroyodin. *Münch. med. Woch.*, 1896.

(1) Les ouvrages consultés ou analysés sont marqués d'un astérisque.

15 *bis* * BAYER. — *Soc. de Chirurgie*, 1895, p. 312.

16 BEDNAR. — *Die Krankheiten d. Neugeborn. u. Saüglinge*, 1852, Bd III, p. 94.

17 BENECKE. — Zur Frage narch der Bedeutung der Thymus-hyperplasie für plötzliche Todesfälle in Kindesalter. *Berl. klin. Wochensch.*, 1894, XXXI, p. 216-220.

18 EZIO BENVENUTI. — *Il Policlinico, Sezione medica*, 1898, p. 77.

19 BERENS. — Angioma of the thymus gland. *Med. News*, 1888, LII, p. 408.

20 BERLIN. — Etwas über die Thymusdrüse. *Arch. f. die holländ. Beiträge zur Natur. u. Heilkunde*, 1858.

21 BERTRAM-ABRAHAMS. — Cité par BONNET (31 b.).

22 * BEZANÇON. — Deux cas de mort subite dans la maladie de Basedow. *Journal de médecine interne*, 1897.

23 BIEDERT. — Ueber Thymusfonction und Thymuskrankheiten. *Centralbl. f. Kinderh.*, 1896, I, p. 223-231.

24 BILLARD. — *Mal. des enfants*, 3e édit., p. 626.

25 BIRCH-HIRCHFELD. — *Lehrbuch der path. Anatomie*, Leipzig, 1877, p. 454.

26 BISCHOFF. — *Entwickelungsgeschichte der Säugethiere und des Menschen* (trad. franç., 1843, p. 295).

27 * BLACHE. — *Dict. de méd. en 30 volumes*. Art. « Larynx », t. XVII, p. 584.

28 * BLONDEL. — Essai d'une théorie nouvelle de la chlorose ; emploi du thymus dans cette affection. *Bull. génér. de thérapeutique*, 1897.

29 * BOINET. — Recherches expérimentales sur les fonctions des capsules surrénales. *Soc. de biol.*, 1899.

30 BOLLAY. — Cité par TRISETHEAU (284).

31 * BONNET. — a) Thymus et mort subite. *Province méd.*, 1899, p. 421.

* — b) Les fonctions du thymus d'après la physiologie et la pathologie. Revue générale. *Gazette des hôpitaux*, 1899, p. 1321 et 1353.

32 BORN. — Uber die Derivaten der embryonalen Schlundbogen und Schludspalten bei Saügethieren. *Arch. f. mikr. anat.*, XXII, 1883.

33 BRAMWELL. — Cité par BONNET. *Gaz. des hôpitaux*, 1899, p. 1354.

34 BRAUN. — Cité par SANNÉ. *Dict. des sc. médicales*, art. « Thymus », p. 448.

35 VON BRAUNSCHWEIG (RICHARD). — *Experimentelle Untersuchungen über das Verhalten der Thymus bei der Regeneration der Blutkörperchen.* Dorpat, 1891, Schanakenburg, 55 p.

36 BRIGIDI. — Myxolipome du thymus. *Commentaires cliniques de Pise*, 1877, p. 49.

37 BRODIE (BENJAMIN). — *Prop. Essay on the Thymus Glands*, p. 94.

38 BRUCK. — *Medicinisches Conversationsblatt zur Hohnbaum und Jahn*, 1831, n° 22.

39 BRÜCKE. — *Vorlesungen über Physiologie*, Wien, 1885.

40 Brunn. — *Casper's Wochenschrift*, 1833, p. 49.

41 Budæus. — De asthmate a scirrhosa intumescentia pulm. et gland. thymi, Ephem. *Acad. Nat. Cur.*, cent. 1 et 2, 1712, p. 220.

42* Cadéac et Guinard. — Quelques remarques sur le rôle du thymus chez les sujets atteints d'une altération du corps thyroïde ou érythroïdés. *Compt. rend. Soc. Biol.*, 1894, 10e s., p. 508.

44 Calzolari. — Recherches expérimentales sur un rapport probable entre la fonction du thymus et celle des testicules. *Arch. ital. de biologie*, 1898-1899, XXX, p. 71-77.

45 Capobianco (F.). — a) Della natura del corpuscoli di Hassall ; contribuzioni alle conoscenze morfologiche del timo. *Boll. d. Soc. dei naturalisti di Napoli*, 1890, IV, p. 209-213.

— b) *Giorn. dell' Assoc. dei naturi et medici di Napoli*, 1891, II, p. 58, 81.

— c) *Arch. de biologie ital.*, t. XVII, fasc. 1, 1892, p. 55-63.

46 Capuron. — *Traité des maladies des enfants*, p. 470.

47* Carbone. — Expériences sur l'extirpation du thymus. *Giornale Acad. medic. di Torino*, 1897, p. 561.

48 Carpenter. — A case of tuberculous abscess of the thymus with thrombosis of the left innominate vein. *Pediatrics*, 1896.

49 Caspari. — Beschreibung der Asthma thymicum. *Heidelberger klin. Annalen*, V, 7, 1831.

50* Charrin. — *Poisons de l'organisme*, Paris, 1897, III, « Poisons des tissus », p. 88.

51 Cheyne. — *Essays on hydrocephalus or water in the brain*, 1819.

52 Chiari (H). — Uber Cystenbildung in der menschlichen thymus, zugleich ein Beitrag zur Lehre von den Dubois'schen Abscesseu. *Zeitschr. f. Heilh.*, 1894. XV, p. 403-425.

— *C. f. r. Verh. der Ges. deustch. Natur. u. Aertze 66. Vers. zu Wien*, 1894, Th. 2, Abth. 2, S. 11.

53* Clark (A). — A case of absence of the thymus gland in an infant. *Lancet*, 1896, II, p. 1077.

54 Clarke. — *Commentaries on some of the most important diseases of children*, 1815.

55 Codd. — *British med. Journal*, 1896, t. I, p. 19.

56 Cohn (T). — Beitrag zur Kenntniss des Stoffwechsels nach Thymusernachrung. *Zeitschr. f. physiol. Chemie*, 1898, XXV, p. 507-510.

56 *bis* * Combe (de Lausanne). — *Semaine médic.*, 1898, Annexe, p. 194.

57* Comby. — Rapports entre le rachitisme et les accidents convulsifs chez les enfants. *J. Méd. infantile*, 1894, p. 187.

58 Conradi. — *Göttinger gelehrte Anzeigen*, 1832, n° 62.

59 Constant. — *Bulletin général de thérapeutique*, février 1835.

60* Cooper (Astley). — *The anatomy of the thymus gland*, London 1832 (traduct. fr. de MM. Pigné et Tobin, in *Journal hebdomadaire de méd. et de chir. prat.*, t. VIII, 1832, p. 134, 183).

61 CORNIL et ALVARÈS. — Mémoire pour servir à l'histoire du rhinosclérome. *Arch. de phys.*, 1885, t. VI, 3e série.

62* CORNIL et RANVIER. — *Traité d'histologie pathologique.*

63 COX. — On a peculiar convulsion in children. *Lond. med. reposit.*, 1825.

64 CRUVEILHIER. — a) *Bull. Soc. anat.*, observ. de DIEUZAIDE, 1860, p. 140. — b) *Anat. pathol.*, p. 4.

65 CUÉNOT. — Étude sur le sang et les glandes lymphatiques. *Arch. de zool. exp.*, 2e série, t. VII, 1889.

65 *bis* CURATULO et TARULLI. — *Annali di ostet. e ginec.*, Milano, 1896, XVIII, p. 737-820.

66* A. DAHMS. — *Etude sur le thymus.* Th. Paris, 1877.

67* DANSAC (MICHEL). — *Bull. Soc. anat.*, mars 1893, nos 7 et 8.

68* DEBOVE. — *Revue de Neurologie*, 1897, p. 91.

69 DEMME. — a) Isolirte primäre Tuberculose der Thymus. *Fortschritte der Medicin*, 1886, n° 9.

— b) Suppurative Entzündung der Thymus mit raschem letalem Ende. *Wien. med. Bl.*, 1890, XIII, p. 164.

70 DEPAUL. — *Bull. de l'Acad. de méd.*, 1851, p. 753.

71 DHORN (A). — *Mittheilungen aus der zool. Station zu Neapel*, Bd V, H. 1, 1884, p. 141.

72 DITTRICH. — Zur Aethiologie des Rhinoscleroms. *Cent. für Bakteriologie und Parasitenkunde*, t. V, 1889.

73 DOUBLE. — Cité par GUERSENT. *Dict. en 30 vol.*, t. IV, p. 283.

74 DREYSIG. — *Diss. de Tussi convulsiva et asthmate acuto infantum Millari*, Wissemberg, 1878; cité par GUERSENT, p. 283.

75 DREWS. — Cité par SCHEDEL (249).

76* DUBOIS. — Du diagnostic de la syphilis considéré comme une des causes possibles de la mort du fœtus. *Arch. génér. de méd.*, oct. 1850, p. 233.

77* DURANTE (G.). — Hémorrhagies et sclérose du thymus chez les enfants nouveau-nés. *Comptes rendus Soc. biologie*, 1896, 10e s., III, p. 282-285.

78 DWORNITSCHENKO. — Ueber die Thymus der Erwachsenen in gerichtlich medicinischer Beziehung. *Viertelj. f. gericht. Med.*, juillet 1897.

79 EBERHARD. — *Relatio de singulari infantum apnœa periodica nonnunquam occurente.* Dissertatio inauguralis, Marburgi, 1817.

80 EBERLE. — *Ueber congenitale Lues der Thymus.* Diss. Zurich, 1894.

81 ECKER. — Art. « Blutgefässdrüsen » In *Wagner's Handwörterbuch der Phys.*, IV, 1853.

82* ECKER. — *Anatomie des Frosches.* Dritte Abtheilung, p. 36, édition 1864.

83 EDMUNDS. — *Tr. Path. Soc. of London*, 1896-97, XLVIII, p. 192-197.

84 EGER. — a) *Zur Pathologie der mediastinal Tumoren*, Breslau 1872. — b) Ueber mediastinal Tumoren. *Arch. f. kl. Chirurgie*, XVIII Bd, 3 Heft, 1875, p. 493.

85 EHRLICH et LAZARUS. — *Die Anœmie*, in *Tr. de pathologie* de NOTHNAGEL, Wien, 1898.

86 Elsæsser. — *Untersuch. üb. d. Verander. im Körper d. Neugeborn. durch Athmen u. Lufteinblasen*, 1853, p. 31.

87 Ertmann (Oskar Alois). — *Uber ein grosszelliges Sarkom der Thymus*, Greifswald, 1898, J. Abel, 29 p., in-8.

88 Escherich. — a) Idiopatische Tetanie im Kindesalter. *Wien. klin. Woch.*, 1890, n° 40.

— b) Rapports du laryngospasme avec le rachitisme. *Revue mensuelle des mal. de l'enfance*, 1894, p. 682.

— c) Considérations sur la diathèse lymphatique des enfants. *Berlin. klin. Woch.*, 1896.

* — d) Art. « Tétanie », in *Traité des maladies de l'enfance* de Grancher, Comby et Marfan.

89 Ewing (J.). — *New York med. Journ.*, t. LXVI, 1897, p. 37.

90 Falcon. — *London med. Gaz.*, 1835, vol. XXI, p. 721.

91 * Farret. — *Contribution à l'étude du thymus chez l'enfant*. Th. Paris, 1896.

92 Fingerhut. — Ueber Hypertrophie der Glandula Thymus. *Casper's Wochensch.*, 1835.

93 Fischelis (Ph.). — Beiträge zur Kenntniss der Entwickelungsgeschichte der Gl. Thyreoïdea und Gl. Thymus. *Arch. f. mikr. Anat.*, XXV, 1885, p. 405-440.

94 Fleischl. — Uber den Bau einiger sogenannten Drüsen ohne Ausführungsgang Sitzungsber d. *k. Akad. d. Wissensch.* LX, 2 Abth., 1869.

95 * Flemming. — a) Zellvermehrung in den lymphoïden Drüsen. *Arch. f. mikr. Anat.*, XXIV, 1885, p. 361.

* — b) Schlussbemerkungen über Zellvermehrung in den lymphoïden Drüsen. *Arch. f. mikr. Anat.*, XXIV, 1885, p. 353.

96 Franck (P.). — *Epitome VI*, 2, p. 175.

97 Friedleben. — *Die Physiologie der Thymusdrüse in Gesundheit und Krankheit.*, Francfort, 1858.

98 Furnivall (Percy). — Sur l'anat. path. de l'acromégalie. *Soc. pathol. de Londres*, 1897.

99 Fürth (Ludwig). — Cité par Sanné (245 an., p. 248).

99 *bis* Galatti. — *Wien. med. Blätter*, 1896, n° 50, p. 787.

100 Ganghofner. — Ueber Tetanie im Kindesalter. *Zeits. f. Heilk.*, Bd XII, 1892, p. 447.

101 Gardien. — *Traité des accouchements*, t. IV.

102 Gayme. — *Essai sur la maladie de Basedow*. Th. Paris, 1898.

103 Gerber. — *Anatomie générale*, London, H. Baillière, 1842.

104* Gley. — Sur la suppléance supposée de la glande thyroïde par le thymus. *Société de biologie*, 1894.

105 Glück. — Thymus persistens bei struma hyperplastica, *Berlin. klin. Wochenschr.*, 1894.

106 Goodhart. — a) *Transact. of Path. Soc. of London*, 1874, vol. XXV, p. 240.

— b) *British med. Journ.*, 1873, page 663.

107 GRANDHOMME. — *Ueber Tumoren des vorderen Mediastinums und ihre Beziehungen zur der Thymusdrüse.* Darmstadt und Frankfort a. M., Alt., 1900.

108 GRAWITZ. — Demonstration eines Falles von Lymphosarcoma thymicum mit lienaler Leukämie. *Deutsche med. Wochenschr.*, 1890, XVI, p. 506.

109 GRÜTZNER. — Cité par TRISETHEAU.

110* GUERSENT. — *Dict. en 30 volumes*, article « Asthme aigu », t. IV, p. 282.

111 GULLAND. — a) The development of adenoïd tissue with special reference to the tonsils and Thymus. IIIe vol. of *Laboratory reports issued by the royal College of Physicians of Edinburgh*, 1891.

— b) The Nature and Varieties of Leucocytes. *Reports of the Labor. of royal College of Physicians of Edinburgh*, vol. III, 1891, p. 128.

112 GUNSBURG. — Notiz über die geschichteten körper der Thymus. *Zeitschr. f. klin. Medic.*, 1857, t. VIII, p. 456-458.

113 GUTERBROCK. — Cité par BONNET (31 b), p. 1326.

114* HAHN et THOMAS. — Du rôle du thymus dans la pathogénie des tumeurs du médiastin. *Arch. de méd.*, 1879, t. I, p. 523.

115 HALE WHITE. — *British med. Journal*, 1886, t. II, p. 151.

116 HAMILTON. — *Hints for the treatment of the principal diseases of infants and children*, 1813.

117 HANSEMANN. — Ein Beitrag zur Entstehung und Vermehrung der Leucyten. *Verh. d. anat. Ges. in München*, 1891.

118 HANSEN. — *Uber die Thymusdrüse und ihre Beziehungen zur Entwicklung der Kinder.* Diss., Kiel, 1894.

119 HARDER. — *Apiarium etc.*, 1687.

120 HILL HASSALL (ARTHUR). — *The Microscopical Anatomy of the Human Body in Health and Disease.* London, 1846.

121 HAUGSTED (FR. CHR.). — a) *Thymi in homine, ac per seriem animalium descriptionis anatomicæ, pathologicæ et physiologicæ.* Havniæ, 1831, fig. XXXIV, et 1832.

* — b) Analyse in *Arch. génér. de méd.*, 1832, 2e série, t. III, p. 102-263.

* — c) De l'évolution du thymus chez l'homme et les mammifères. *Ibidem*, p. 422.

122 HAYEM (G.). — a) Recherches sur l'évolution des hématies. *Archiv. de physiolog., normale et pathol.*, 2e s., t. VI, 1879, p. 230.

* — b) *Du sang et des altérations anatomiques*, Paris, 1889, p. 104.

* — c) Des globules blancs mononucléaires du sang humain. *Comptes rendus de la Soc. de biologie*, 22 avril 1899.

* — d) *Leçons sur les maladies du sang*, Paris, 1900, p. 122.

123 HECKER. — *Neue Annalen*, II.

124 HEDENIUS et SODERBAUM. — Anat. path. du thymus. *Nordiskt medicinskt Arkiv.* Stockholm, 1878, Band X, n° 24 (résumé en français à la fin du livre). Obs. reproduite intégralement par HAHN et THOMAS (113).

125 Heidenhain. — a) Beiträge zur Histologie und Physiologie der Dünndarmschleimhaut. *Pflüger's Archiv*, Bd XLIII, Suppl. 1888.

— b) Tod eines jährigen knabens durch Lymphosarcoma thymicum. *Berlin. klin. Wochenschr.*, 1896, XXXIII, p. 891.

126 Helm. — Uber Thymustod. *Deutsche med. Wochenschr.*, 1898, XXIV, p. 303.

127 Henle. — *Handb. der Anatomie*, 1856-73.

128 Hennig. — a) Die Krankheiten der Thymusdrüse. *Wien. med. Bl.*, 1894, XVIII, p. 39-52.

— b) Tod durch Hyperplasie der Thymus. *Centralbl. f. Gynäk.*, 1898, XXII, 547.

— c) *Handbuch der Kinderkrankheiten*. Nachtrag III, Tübingen, 1893.

129 Henoch. — Cité par Sanné. *Dict. des Sc. médic.*, Art. « Thymus », p. 448.

130* Hérard. — *Du spasme de la glotte*. Th. Paris, 1847.

131* Hermann et Tourneux. — a) Sur l'évolution histologique du thymus chez l'embryon humain et chez les mammifères. *Comptes rendus Soc. de biol.*, 1887-8, s. 4, p. 84-89.

* — b) Thymus : anatomie, histologie, développement, physiologie. *Dict. encyl. des sc. méd.*, 1887, 3e s., t. XVII, p. 415-443.

132 Hertwig (O.). — *Traité d'embryologie*, trad. franç., 1891.

133 Heusler. — *Deutsche med. Woch.*, 1894, p. 740.

134 Hewson. — Account of the use of the spleen, thymus, lymphatic glands, etc. In *Med. and philos. Comment. of Edinburgh*, t. I, p. 99 et dans ses *Œuvres*, 1777.

135 Hirsch. — *Journal d'Hufeland et Osann*, juillet 1835.

136 His. — a) Beiträge zur Kenntniss der zum Lymphsystem gehörigen Drüsen. *Zeitschrift f. wissenschaftliche Zool. von Siebold u. Külliker*, Bd X et XI, Leipzig, 1860-1862.

— b) Ueber die Thymusdrüse. *Verhand. der Natur. f. Geselsschaft in Basel*, 1860.

— c) Mittheil zur Embryologie der Saügethiere und der Menschen. *Arch. f. Anat. u. Phys.*, 1881.

— d) *Arch. des sc. phys. et nat.*, Genève, 1883.

— e) *Anatomie menschlicher Embryonen*, I, 1880 ; III, 1885. Leipzig.

— f) Schlundspalten und Thymusanlage. *Arch. f. Anat. u. Entwicklungsgesch.* Leipzig, 1889, 249-300.

137 Hoffmann. — *Erkrankunger des Mediastinums*, Nothnagel, 1896, XIII, 3 Th., 2 Ab., p. 1-84.

138 Hofmeister. — Zur Physioliogie der Schildrüse. *Schmidt's Jahrh. der ges. Med.*, 1893.

139 Hoyer. — Beitrag zur kenntniss der Lymphdrüsen. *Arch. für mikr. Anat.*, Bd XXXIV, 1889.

140 Isambert, Blache et Ch. Robin. — Observation de leucémie splénique à forme hémorrhagique. *Bull. Acad. méd.*, 25 janvier 1850.

141 Jacobi. — a) Contribution to the anatomy and pathology of the thymus gland. *Tr. Assoc. of Amer. Physicians*, Philad., 1888, III, p. 297-319. Ref. in *Archiv f. Kinderheilk.*, Bd XIII, 1891, p. 94, Lewy.

* — b) La tuberculose du thymus. *Cong. pour l'étude de la tuberculose*, 1888 ; Paris, 1889, I, p. 228-238.

142 Jendrassik. — Anat. Unters. über den Bau der Thymusdrüse. *Sitzungsber. d. k. Acad. d. Wissensch.*, Wien, 1857.

143* Joffroy. — Nature et traitement du goitre exophtalmique. *Progrès médical*, 1894.

143 *bis* Johnstone. — *Journal of ment. sc.*, London, 1883-84, XXX, p. 521-530.

144 Kastschenko. — Das Schicksal der embryonalen Schlundspalten bei Säugethieren. *Arch. f. mikr. Anat.*, Bd XXX, 1887.

145 Kinnicut. — *Amer. Journ. of med. Sc.*, CXIV, 1897, p. 1-23.

146 Klebs. — Ein beitrag zur Pathol. des Risenverchses. *Klin. u. path. anat. Untersuch.*, Leipzig, 1884.

147 Klein. — a) Die Thymusdrüse. *Stricker's Handbuch*, 1871.

— b) *Quarterly Journal of microscopical Sc.*, XXI, p. 114 ; *Wirchow-Hirsch's Jahresbericht*, 1881, I.

— c) *Grundzüge der Histologie*, Leipzig, 1886.

* — d) Neuere Arbeiten über die Glandula thymus ; Zusammenfassendes Referat. *Centralbl. f. allg. Path. u. path. Anat.*, Iena, 1898, IX, p. 679-711.

147 *bis* Kœnig. — Cité par Klein (147 d).

148 Kohn. — Studien über die Schildrüse II. *Arch. f. Mikr. Anat.*, 1897, Bd XLVIII, p. 398.

149 Kölliker. — a) *Mikroskop. Anatomie*. Leipzig, 1850-54.

— b) *Gewebelehre*, Leipzig, 1862.

— c) *Entwickelungsgeschichte*, Leipzig, 1861.

* — d) *Eléments d'histologie*. Trad. fr., Paris, 1855.

* — e) *Embryologie de l'homme*. Trad. fr., Paris, 1882, p. 913.

150 Kopp. — Asthma thimicum in Denkwurdigkeiten. *Aerztlichen Praxis*, Frankfurt-a.-M., 1830.

* — *Gaz. méd. de Paris*, janvier 1836, p. 17.

151 Kornmaul. — *Inaugural Abhandlung über das Asthma thymicum*, Zweibruken.

152 Koster. — *Virchow's Archiv*, 1870, Bd 49, p. 202.

153 Kowalewski. — Cité par Prenant (219 b).

154 Krause. — [Septum vasculaire]. *Handbuch der menslich. Anatomie*, 1876, I, p. 358.

155 Kruse et Cahen. — *Deut. med. Woch.*, 1890, p. 450.

156 Kundrat. — Zur Kenntniss des Chloroformtodes. *Wien. klin. Woch.*, 1895, p. 1-26-44-64.

157 Kuppfer. — Uber die Entwickelung von Milz und Pancreas. *Münchener medicinische Wochenschrift*, 12 juillet 1892, nº 28.

158 Kyll. — Mémoire sur le spasme de la glotte. *Rust's Magazine*, 1837, * Bd 49. Trad. in *Arch. génér. de méd.*, 2e série, t. XIV, p. 91.

159 Lamouroux. — *Soc. anat.*, 21 juillet 1899.

160 Lancereaux. — *Traité d'anatomie pathologique*, t. II, p. 633.

161 Landenbach. — Fonction hématopoiétique de la rate. *Arch. de physiol.*, 1896.

162 Landois.—*Lehrbuch der Physiologie der Menschen*, Wien und Leipzig, 1885.

163 Langerhans et Saveliew.— Beiträge zur Physiologie der Thymusdrüse. *Arch. f. pathol. Anat. u. Phys.*, 1893, CXXXIV, H. 2, p. 344-355. Cité par Bonnet (31 b).

164 Lehmann. Cité par Sanné. *Dict. des sc. médic.*, 3e série, t. XVII, p. 448.

165* Lejars. — *Soc. de chirurgie*, 1897, p. 120.

166 Leroux. — *Etude expér. et cliniq. sur la tuberculose*, obs. XV, XXXIII et XLVIII, p. 9, 20, 31 et 50.

166 *bis* Lesimple. — *Contribution à l'étude des tumeurs primitives du médiastin antérieur.* Th. Paris, 1896.

167 * Letulle. — a) Néoplasmes primitifs du médiastin antér. *Semaine méd.*, 18 septembre 1887, p. 355.

*— b) Thymus et tumeurs malignes primitives du médiastin antérieur. *Arch. génér. de médec.*, décembre 1890.

168 Ley (H.). — *An essay on the laryngismus stridulus*, etc., 1836.

169 Leydig. — *Lehrbuch der Histologie*, Francfort, 1857.

170 Lœwit. — a) Ueber Neubildung und Zerfall weisser Blut körperchen. *Sitz. d. k. A. d. Wiss.*, Wien, XCII.

— b) Die Anordnung von Leukoblasten und Erythroblasten in den Blutzellenbildenden Organen. *Anat. Anzeiger*, 1891, no 12; *Arch. für mikr. Anat.*, Bd XXXVIII, 1891.

— c) Ueber Neubildung und Beschaffenheit der weissen Blutkörperchen. *Beiträge z. path. Anat.*, Bd X, 1891.

171 * Lochte. — Zur Kenntniss der epithelioiden Umwandlung der Thymus. *Centralbl. f. allg. Path. u. path. Anat.*, 1899, X, p. 1-8.

172 Lucae (S.). — *Anatomische Untersuchungen der Thymus in Menschen u. Thieren.* Francfort, 1811-1812.

172 *bis* Ludwig. — Cité par Schedel (249).

173 Lukjanow. — Beiträge zur Morphologie der Zelle. *Arch. für Anat. u. Phys.*, Phys. Abth., 1887.

174 Luschka. — Ueber die drüsenartige Natur der sogenannten Ganglion intercaroticum. *Arch. f. Anat. und Phys.* Anat. Abth., 1862.

175 Mackensié. — On the treatment of Graves's disease by means of thymus gland. *Amer. Journ. of med. Sc.*, 1897, CXIII, p. 132-152. — *Albutt's system of medicin*, vol. IV.

175 *bis* Mackensie et Edmunds. — *Tr. Path. Soc. of London*, 1896-97, XLVIII, p. 192-197.

176 Mallet. — *Bull. Société anat.*, 1889, p. 517.

177 * Marchant (Gérard). — Art. « Thymus » du *Dict. de méd. et de chir. prat.*, t. XXXV, p. 530.

178 * Marfan. — a) Sur un cas d'asphyxie suraiguë mortelle par hypertrophie du thymus chez une fillette de deux mois et demi. *J. clin. et thérap. infant.*, 1894, II, p. 493-496; *Bull. et mém. Soc. méd. hôp.*, 1894, 3e s., XI, p. 361-366.

* — b) Art. « Spasme de la glotte », *Traité des maladies de l'enfance*, Paris, 1897, t. III, p. 886.

179 * Marie (P.). — Sur la reviviscence du thymus dans certaines affections présentant des altérations du corps thyroïde ou de quelque autre glande vasculaire sanguine. *Bull. et mém. Soc. méd. des hôp.*, 1893, 3e s., X p. 136-138.

180 Markham. — *Tr. path. Soc. Lond.*, vol. IX, 1858, p. 153.

181 Marsch. — *Dublin's Hospital Reports and Communications*, t. V. 1831-1832.

182 Mathieu et Sikora. — *Société médicale des hôpitaux*, 2 janvier 1899.

183 Maude. — Mr. A. Thymus gland in the treatment of Graves's disease. *The Lancet*, 1896, p. 173.

184 Maurer. — a) Schildrüse und Thymus der Teleostier. *Morphologisches Jahrbuch*, t. XI, 1885.

— b) Schildrüse Thymus und Kiemenreste der Amphibien. *Morph. Jahrb.*, XIII, 1888.

185 Mayr. — Cité par Ch. Simon, in *Anat.* de Poirier, art. « Thymus ».

186 Meckel. — Ueber die Schildrüse, Nebennieren, etc. Dans ses *Abhandl. aus d. menschl u. vergl. anat. u. phys.* Halle, 1806.

187 Mettenheimer. — Zum Verhalten der Thymusdrüse in Gesundheit und Krankheit. *Jahr. f. Kinderheilk.*, Bd XLVI, 1897.

188 Meuron (P. de). — a) Développement du thymus et de la thyroïde. Comm. à la Soc. de phys. et d'hist. nat. de Genève. *Arch. des sciences phys. et nat.*, 1886; *Recueil zool. suisse*, t. III, 1886.

189 Mewis. — Cité par Trisetheau (284).

190 Michaelis. — Cité par Guersent, p. 283.

191 Mickulicz. — Chloroform oder Aether. *Berl. klin. Wochenschr.*, 1894, XXXI, p. 1035-1039.

192 Millar. — *Observations on the asthma and on the hooping congh.* London, 1769. Trad. fr. par Sentex, Paris, 1808.

193 Minkowski. — a) Uber Stoffwechselprodukte nach Thymusfütterung. *Centralbl. f. innere Med.*, Leipz., 1898, XIX, p. 500.

— b) Uber Stoffwechselprodukte nach Thymusfütterung. *Verhandl. d. Cong. f. innere Med.*, Wiesb., 1898, XVI, p. 271-274.

194 Mœbius. — a) *Schmidt's Jahrb.*, 1881, CXC. 265-292.

— b) Sur la maladie de Basedow. *Deut. Zeit. f. Nerv.*, 1891, I, p. 400.

— c) Cité par Schedel (249).

195 Monguidi (Cariolano). — *Sulla ghiandola timo; ricerche di anatomia normale.* Parma, 1885, L. Battei, 31 p.

196 MONNERET et DELABERGE. — *Compendium* Asthme thymique, t. I, p. 456

197 MÜLLER (W. H.). — *Diss. de thymo*. Leyde, 1706.

198 MÜLLER — *Sitzgb. d. k. Wiener Akad.*, CXVIII, 1889, p. 26 et 65.

199 MURRAY. — a) Acromegaly with goitre and exophtalmic goitre. *Edinburgh med. journal*, 1897, n. s. I, 170-174.

— b) The pathology of the thyroïd gland. *The Lancet*, 18 mars 1899.

200 NICOLAS. — Recherches sur l'épithélium de l'intestin grêle. *Intern. Monatsschrift für Anat. und. Phys.*, VIII, 1891.

200 *bis* NORDMANN. — *Corresp. Blatt f. schweiz. Aertze*, 1889, XIX, p. 202.

201 NORTH. — *Practical observation on the convulsions of infants*, X, 282 p. London, 1826.

202* OLLIVIER. — *Dict. en 30 volumes*, art. « Thymus », Paris, 1844, t. XXIX, p. 631.

203* ORCEL. — Hétérotaxie splanchnique totale avec persistance du thymus. *Lyon médical*, 1888.

204 OWEN. — Thymus feading in exophtalmic goitre. *Brit. med. Journ.*, 1893, 1895, 1896.

205 PAGENSTESCHER. — Ueber das Asthma dententium, das sogenannte Asthma thymicum. *Heidelberger klin. Annalen*, V, 7, 1831.

206 PALTAUF (A.). — Uber die Beziehungen der Thymus zum plötzlichen Tod. *Wien. klin. Woch.*, 1889, II, p. 877, et 1890, III, p. 172.

207 PALTAUF (R.). — a) *Berlin. klin. Woch.*, 1894, p. 793.

— b) Bemerkungen zu dem Falle von plötzlichen Todes eines Kindes nach einer präventiven Injection von Behring Heilserum. *Wien. klin. Woch.*, 1896, IX, p. 297-299.

208 PASTURAUD. — *Bull. Soc. anat.*, 1874, p. 132.

209 PAULITZKY. — *Disquisitiones de stratis glandulæ thymi corpusculis*. Dissert. inaug., Halis, 1863.

210* PAVIOT (J.) et GEREST. — Un cas d'épithélioma primitif du thymus, etc. *Arch. de méd. expérim. et d'anat. pathol.*, Paris, 1896, VIII, p. 606-621.

211 PÉAN. — *Bull. Soc. anat.*, 1857.

212* PERRIN DE LA TOUCHE. — *Société de médecine légale*, juillet 1898.

213* PIC. — Un nouveau cas d'hétérotaxie splanchnique avec persistance du thymus. *Province méd.*, 1895.

214* PIEDECOCQ (J.). — *La mort subite des nourrissons par hypertrophie du thymus*. Thèse Paris, 1894.

215 PIERSOL. — Ueber die Entwickelung der embryonalen Schlundspalten und ihre Derivate bei Säugethieren. *Zeitschrift f. wiss. Zool.*, XLVII, 1888.

216* PITRES. — Sur un cas de myopathie pseudo-hypertrophique. *Gaz. hebd.*, 1899, n° 3.

217 PITSCHAFT. — *Medicinisches Conversationsblatt zur Hohnbaum und Jahn.*, 1832, n° 28.

218 PORTER. — *Valuable observation on the surgical pathology of the larynx and trachea*, VIII, 283 p. Dublin, 1826.

19* PRENANT. — a) Recherches sur le dével. org. et histol. des dérivés branchiaux. *C. rendus Soc. de biol. de Paris*, 1893, p. 546-549.

* — b) Contrib. à l'étude du développ. organique et histologique du thymus, de la glande thyroïde et de la glande carotidienne. *La Cellule*, 1894, t. X, fasc. 1 p. 87-184.

— c) *Anatomie* de POIRIER, t. IV, p. 11.

220 PRETTY. — *London physical and medical Journal*, v. XIV, p. 9.

220 *bis* * RABÉ. — *Société anatomique*, 1897, p. 833.

221 RABL. — Zur Bildungsgeschichte des Halses. *Prager med. Wochenschrift*, 1886, n° 52.

222* RANVIER. — Note in « *Frey Histologie* », trad. fr., p. 513.

223 RECKLINGHAUSEN. — Cité par NORDMANN. *Corresp. Blatt. f. schweiz. Aertze*, 1889.

224 REID. — *On infantile laryngismus, with observations on artificial feeding, as a frequent cause of this complaint and others convulsive diseases of infants*, 1848.

226 REINBACH. — Trait. du goitre par l'ingestion de thymus. *Mittheil. aus d. d. Grenzgebiete d. Mediz. u. Chir.*, 1896.

227 REMAK. — *Untersuchungen über Entwickelung der Wirbelthiere*. Berlin, 1851.

228* RENAUT. — *Traité d'histol.*, t. II, fasc. 1.

229* RENDU. — a) Des tumeurs malignes du médiastin. *Arch. génér. de méd.*, 1875, t. XXVI, p. 445-715.

— b) *Dict. des sc. médicales*, article « Goître exophtalmique », 1883.

230* RETTERER. — a) Contribution à l'étude du cloaque et de la bourse de Fabricius chez les oiseaux. *Comptes rendus de l'Acad. des sc.*, juin et décembre 1885; et *Journ. de l'anat. et de la physiol.*, 1885.

— b) Études sur les amygdales, les plaques de Peyer, le tissu angiothélial, etc. *C. rendus de l'Acad. des sc.*, 1885-1886.

* — *C. rendus de la Soc. de biologie*, 1885; 1886; 1891, n° 38; 1892, n° 12; 1892, Mémoire.

* — *Journal de l'anat. et de la physiol.*, 1885; 1888, t. XXIV; XXIX, n° 1; 1893, p. 553.

231 RIBEMONT. — Cité par CH. SIMON, in *Anatomie* de POIRIER, art. « Thymus »

232 RICHA. — *Constitutiones epidemicæ taurinenses*, 1723.

233 RIEGEL. — *Virchow's Arch.*, 1870.

234* RILLIET et BARTHEZ. — *Maladies des enfants*, t. II, p. 498 et suivantes. Paris, 1853, 2e édition.

234 *bis* ROBIN (CH.). — *Cours d'histologie* professé à la Faculté de médecine, Paris, 1874-1875, cité par A. DAHMS (66, p. 36).

235 ROHM. *Ann. des sc. natur.*, avril 1847.

236* ROGER (H.). — a) Recherches bactériologiques sur l'entérite dysentériforme. *Presse médicale*, 3 janvier 1900.

— b) Réactions cliniques et histologiques de l'organisme dans les infections. *Congrès international de médecine*, Paris, août 1900.

237 * Roger (H.) et C. Ghika. — Recherches sur l'anatomie normale et pathologique du thymus. *Congrès international de médecine*, Paris, août 1900, et *Journ. de physiol. et de pathol. gén.*, 1900, II, p. 712-716.

238 * Roger (H.) et E. Weil. — a) Recherches sur le parasite de la variole. *Presse médicale*, 28 novembre 1900.

— b) Rhinite purulente épizootique du lapin. *Arch. de méd. expér.*, juillet 1901.

239 Rolleston. — The disease and primary tumours of the hymus-Gland. *Clin. Journ.*, London, 1898-1899, XIII, p. 177-184.

240 * Romme. — a) L'asthme thymique et la mort subite chez les nourrissons. *Tribune méd.*, 1893, p. 867.

* — b) De l'hypertrophie du thymus dans la mort subite des nourrissons. *Gaz. hebd. de méd.*, 1894, p. 218.

241 Rosenberg. — Cité pat Trisetheau (284).

242 Rossbach. — Inaugural Dissertation, Iena, 1869.

243 Royer-Collard. — Cité par Guersent, p. 283.

245 * Sanné (A.). — a) Art. « Thymus, Pathologie », *Dict. encycl. d. sc. méd.*, Paris, 1887, 3e s., XVII, p. 443-452.

* — b) *Traité des maladies de l'enfance*, Paris, 1897, t. III, p. 900.

246 * Sappey. — *Traité d'anatomie descriptive*, t. III.

247 * Schaffer (J.). — a) Uber die Thymusaulage bei Petromyzon Planeri; Zweite vorlaüfige Mittheilung über den feineren Bau der Thymus. *Sitzungsb. d. k. Akad. d. Wissensch.*, Math. natur. Cl.; Wien, 1894, C. III, p. 149-156.

* — b) Uber des Varkommen eosinophiler Zellen in der menschlichen Thymus. *Centralbl. f. d. med. Wissensch.*, 1891, XXIX, p. 401-417.

* — c) Kritische Bemerkungen über einige neuere Thymusarbeiten. *Internat. Monatsschr. f. Anat. u. Phys.*, 1894, XI, p. 167-176.

* — d) Uber den feineren Bau der Thymus und deren Beziehungen zur Blutbildung. Vorlaüfige Mittheilung. *Sitzungsber. der. math. naturw. Klasse der. k. Akad. der Wissensch. zu. Wien*, Bd CII, 1893, Abth. III, p. 336.

248 Schaper. — a) Beiträge zur Histologie der glandula carotica. *Arch. f. mikr. Anat.*, XL, 1892.

— b) Ueber die sogenannte Epitelkörper (glandulæ parathyroïdeæ) in der seitlichen Nachbarschaft der Schildrüse und die Umgebung der Arteria Carotis der Saüge und des Menschens. *Archiv f. mikr. Anat.*, 1895, Bd XLVI, p. 239.

249 * Schedel. — Zellvermehrung in der Thymusdrüse. *Arch. f. mikr. Anat.*, 1885, XXIV, p. 352-354.

250 Scheele. — Zur Casuistik der plötzlichen Todesfälle bei Thymus hyperplasie. *Zeitschrift für klin. Medizin*, Bd XVII, suplem., 1890, p. 41, Jahr.

251 SCHLOSSMANN. — *Münchener med. Wochensch.*, 1895, p. 1042.

252 SCHNEIDER. — *Medicinisches Conversationsblatt zur Hohnbaum und Jahn.*, 1830, n° 46.

253 SCHNITZLER. — *Demonstr. in der k. k. Geselsschaft der Aertzte in Wien*, 1894.

254 SCHWARTZE. — *Ueber eosinophile Zellen.* Inaug. dissert., Berlin, 1880.

255 * SÉRARD (Mlle L.). — *De l'hypertrophie du thymus dans la lymphadénie leucémique chez l'enfant.* Thèse Paris, 1900.

256 SEYDEL. — Zur Frage über den plötzlichen Tod bei Thymushyperplasie. *Vrtljschr. f. Gerichtl. Med.*, 1898, 3, XVI, p. 244-251.

257 SIEGEL (E.). — Uber die Pathologie der Thymusdrüse. *Berl. klin. Wochenschr.*, 1896, XXXIII, p. 887-891.

258 * SIMON (CH.). — *Anatomie* de POIRIER, t. IV, p. 558.

259 SIMON (JOHN). — *A physiological Essay on the Thymus Gland.* London, 1845.

259 *bis* SIMON (JULES). — Cité par TRISETHEAU (284).

260 SODERBAUM. — (Voir HÉDENIUS).

261 SOLIS-COHEN. — The treatment of exophtalmic goitre and other vaso-motor ataxies with preparations of the thymus gland and of the adrenals. *Journ. Amer. med. Assoc.*, 1897.

262 SOUQUES. — Cité par BONNET, 31 b.

263 * SOUPAULT. — Maladie de Basedow, etc. *Revue de neurologie*, p. 630, 1897.

264 SPITZER (W.). — Die Ueberführung von Nucleinbasen durch die Sauerstoffübertragende Wirkund von Gewebeauszugen. *Arch. f. gesamm. Physiol.*, 1899.

265 SPŒTH. — Cité par SANNÉ, *Dict. des sc. méd.*, Article « Thymus », p. 448.

266 STANNIUS. — Cité par TOURNEUX et HERMANN, article « Thymus », *Dict. des sc. méd.*, 3e série, t. XVII, p. 436.

267 STEINHAUS. — Les métamorphoses et la gemmation indirecte des noyaux dans l'épithélium intestinal de la salamandra maculosa. *Arch. de physiol.*, 1888.

268 STEUDENER. — *Virchow's Archiv*, Bd LIX, 1874, p. 463.

269 STIEDA. — *Untersuch. über die Entwickelung der gland. Thymus, gland. Thyroïdea u. gl. Carotida*, Leipzig, 1881.

270 STILLING. — Cité par BONNET (31 b, p. 1326).

271 STOPPATO. — Contributo allo studio dell' organoterapia in pediatria (*Il policlinico*, IV, M., 1897).

272 V. DER STRICHT. — a) Division mitosique des érythroblastes et des leucoblastes à l'intérieur du foie embryonnaire des mammifères. *Anat. Anzeiger*, 1891, n° 21.

— b) Nouvelles recherches sur la genèse des globules rouges et des globules blancs du sang. *Arch. de biologie*, t. XII, 1892.

273 STRŒBE. — Zur Histologie der congenitalen Nieren und Lungenssyphilis. Aus dem pathol. anat. Inst. in Freiburg i. B. *Centralbl. f. all. Path. und pathol. Anat.*, Bd II, 1891, n° 24, F. 1011.

274* SULTAN. — Beitrag zur Involution der Thymusdrüse. *Archiv f. pathol. Anat.*, 1896, CXLIV, p. 548-562.

275* SURREL. — *Des accidents qui peuvent compliquer l'intervention chirurgicale dans le goitre exophtalmique*. Thèse Paris, 1897.

276 SUSSDORF (W.). — *Ellenberger's Handburh der verglichen Histologie und Physiologie*, Berlin, 1887.

277 SVEHLA (K.). — a) Experimentella Untersuchung über die Einwirkung der Thymussaftes auf den Kreislauf. *Wien. med. Bl.*, 1896, XIX, p. 149.

— b) Uber die Einwirkung des Thymussaftes auf den Blutkreislauf und über die sogenannte Mors thymica der Kinder. *Wien. med. Bl.*, 1896, XIX, p. 723, 740, 757, 775, 791, 806, 821.

— c) Experimentelle Beiträge zur Kenntniss der innern Secretion des Thymus, der Schildrüse und der Nebennieren von Embryonen und Kindern. *Arch. f. experim. Path. u. Pharmakol.*, 1900, XLIII, p. 321-342.

278 TARULLI (L.) et LO MONACO. — a) Ricerche sperimentali sul timo. *Boll. d. R. Acad. med. di Roma*, 1897, 8, XXIII, p. 311-401.

— b) Sugli effecti della extirpazione del timo. *Att. di XIe Congr. med. internaz.*, Roma, 1894, II, fisiol., p. 19.

279 TATY et GUÉRIN. — *Congrès français des alién. et neurol.*, Bordeaux, 1895.

280* TESTUT. — *Anatomie descriptive*, article « Thymus ».

281* THIROLOIX et G. BERNARD. — In AMBROSINI, thèse Paris, 1894, note, p. 27.

282 THOMSON. — *Traitement du crétinisme par l'ingestion de thymus*. Cité par BONNET, p. 1354.

282 *bis* TODD (CH.). — *British med. Journ.*, 1896, II, p. 195.

283 TOZZETI. — *Raccolta di opuscoli medico-pratici*, Firenze, 1775, t. II, p. 99 et p. 106-163.

284* TRISETHEAU (WILHELM). — *Die Thymusdrüse in normaler und pathologischer Beziehung*. Halle, 1893.

285 TROUSSEAU. — *Journal de médecine*, 1845, cité par RILLIET et BARTHEZ (234).

286 VALLEIX. — *Guide du médecin praticien*, 5e édit., Paris, 1866, t. II, p. 476, cité par RILLET et BARTHEZ (234).

287* VARIOT. — Resp. stridoreuse chez un nouveau-né avec spasme phréno-glottique intermittent. *Journal de clin. et de thér. infant.*, juin 1896, p. 503.

288 VERDAN. — *Pathogénie du crétinisme*. Th. Paris, 1864.

289 VERDRIES. — *Dissertatio de asthmate puerorum*, 1726.

290* VER ECCKE. — Structure et modifications fonctionnelles du thymus de la grenouille. *Bull. Acad. roy. de méd. de Belg.*, 1899, 4e s., XIII, p. 67-86.

291* VERNEUIL. — Globules épidermiques dans le thymus. *Société de biologie*, 1856.

292 VÉRON. — *Comm. Académie*, 1825.

293* VIBERT. — Une cause de mort subite chez les petits enfants. *Ann. d'hyg. publ. et de méd. lég.*, série 3, t. XXXIII, 1895, p. 48.

294 VIERORDT. — Das Massenwochstum der Körperorgane des Menschen. *Arch. f. anat. u. Entwick*, 1890.

295 VIRCHOW. — *Sein Archiv*, Bd III, 1851, p. 222.

296 VOGEL. — Cité par SANNÉ. *Dict. des sc. méd.*, art. « Thymus », p. 451.

297 WALDEYER. — a) Die Rückbildung der Thymus. *Akad. der Wiss. z. Berlin*, 1890, 1, p. 433. Sitzung, vom 8 mai.
— b) *Verh. d. anat. Ges. in München*, 1891.

298 WATNEY (H.). — The minute anatomy of the thymus. *Philos. Transactions*, London, 1883, CLXXIII, p. 1063-1123 et passim.

299 WEBER (de Kiel). — *Beiträge zur path. Anat. der Neugebor.*, 1852, Bd II, p. 72.

300* WEIL (E.). — *Le sang et les réactions défensives de l'hématopoièse dans l'infection variolique*, p. 92. Thèse Paris, 1901.

301 WEISFLAG. — *Ein Beitrag zur Kenntnissder Duboi'schen Thymus Abscesse bei angeborner Syphilis.* Zürich, 1860.

302* WEST (CH.). — *Lectures on the diseases of infancy and childhood*, XXIII, 488 p., 8. London, 1848. Trad. franç. par ARCHAMBAULT. Paris, 1875. Note, p. 547.

303 WHARTON. — *Adenographia*, London, 1756.

304 WICHMANN. — *Ideen zur Diagnostick*, t. II, p. 89.

305 WIEDERHOFER. — *Uber Thymus-abscesse.* Wien, 1852.

306 WILD. — Cité par SANNÉ. *Dict. des Sc. méd.*, article Thymus, p. 448.

307 WILDFANG. — *Die Tuberculose der Thymus.* Diss., Kiel, 1883.

308 WITTICH. — *Virchow's Archiv für pathologische Anatomie*, 1855, Band VIII, p. 447.

309 WUNDERLICH. — *Correspondenzblatt des Würtembergischen ärztlichen Vereins*, 1832, n° 7.

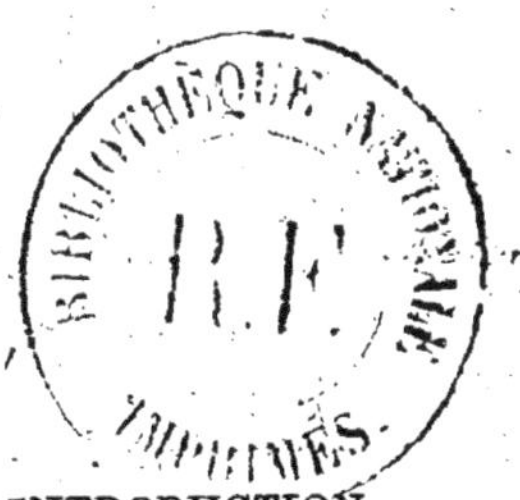

TABLE DES MATIÈRES

IMPRIMERIE A.-G. LEMALE, HAVRE

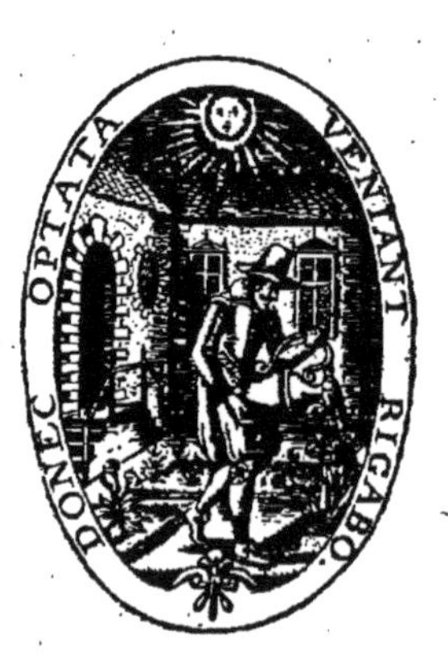

IMPRIMERIE A.-G. LEMALE. — HAVRE

www.ingramcontent.com/pod-product-compliance
Ingram Content Group UK Ltd.
Pitfield, Milton Keynes, MK11 3LW, UK
UKHW020118200726
13856UKWH00002B/606